全国中医药行业中等职业教育"十三五"规划教材

儿科学基础

（供中医、农村医学专业用）

主 编 ◎ 王龙梅

中国中医药出版社
·北 京·

图书在版编目（CIP）数据

儿科学基础 / 王龙梅主编 . —北京：中国中医药出版社，2018.8
全国中医药行业中等职业教育"十三五"规划教材
ISBN 978-7-5132-4969-0

Ⅰ . ①儿…　Ⅱ . ①王…　Ⅲ . ①中医儿科学—中等专业学校—教材　Ⅳ . ① R272

中国版本图书馆 CIP 数据核字（2018）第 089847 号

中国中医药出版社出版

北京市朝阳区北三环东路 28 号易亨大厦 16 层
邮政编码　100013
传真　010-64405750
山东百润本色印刷有限公司印刷
各地新华书店经销

开本 787×1092　1/16　印张 18　字数 371 千字
2018 年 8 月第 1 版　2018 年 8 月第 1 次印刷
书号　ISBN 978 - 7 - 5132 - 4969 - 0

定价　58.00 元
网址　www.cptcm.com

社 长 热 线　010-64405720
购 书 热 线　010-89535836
维 权 打 假　010-64405753

微信服务号　zgzyycbs
微商城网址　https：//kdt.im/LIdUGr
官 方 微 博　http：//e.weibo.com/cptcm
天猫旗舰店网址　https：//zgzyycbs.tmall.com

如有印装质量问题请与本社出版部联系（010-64405510）

李伏君（千金药业有限公司技术副总经理）

李灿东（福建中医药大学校长）

李建民（黑龙江中医药大学佳木斯学院教授）

李景儒（黑龙江省计划生育科学研究院院长）

杨佳琦（杭州市拱墅区米市巷街道社区卫生服务中心主任）

吾布力·吐尔地（新疆维吾尔医学专科学校药学系主任）

吴　彬（广西中医药大学护理学院院长）

宋利华（连云港中医药高等职业技术学院教授）

迟江波（烟台渤海制药集团有限公司总裁）

张美林（成都中医药大学附属针灸学校党委书记）

张登山（邢台医学高等专科学校教授）

张震云（山西药科职业学院党委副书记、院长）

陈　燕（湖南中医药大学附属中西医结合医院院长）

陈玉奇（沈阳市中医药学校校长）

陈令轩（国家中医药管理局人事教育司综合协调处副主任科员）

周忠民（渭南职业技术学院教授）

胡志方（江西中医药高等专科学校校长）

徐家正（海口市中医药学校校长）

凌　娅（江苏康缘药业股份有限公司副董事长）

郭争鸣（湖南中医药高等专科学校校长）

郭桂明（北京中医医院药学部主任）

唐家奇（广东湛江中医学校教授）

曹世奎（长春中医药大学招生与就业处处长）

龚晋文（山西卫生健康职业学院/山西省中医学校党委副书记）

董维春（北京卫生职业学院党委书记）

谭　工（重庆三峡医药高等专科学校副校长）

潘年松（遵义医药高等专科学校副校长）

赵　剑（芜湖绿叶制药有限公司总经理）

梁小明（江西博雅生物制药股份有限公司常务副总经理）

龙　岩（德生堂医药集团董事长）

中医药职业教育是我国现代职业教育体系的重要组成部分，肩负着培养新时代中医药行业多样化人才、传承中医药技术技能、促进中医药服务健康中国建设的重要职责。为贯彻落实《国务院关于加快发展现代职业教育的决定》（国发〔2014〕19号）、《中医药健康服务发展规划（2015—2020年）》（国办发〔2015〕32号）和《中医药发展战略规划纲要（2016—2030年）》（国发〔2016〕15号）（简称《纲要》）等文件精神，尤其是实现《纲要》中"到2030年，基本形成一支由百名国医大师、万名中医名师、百万中医师、千万职业技能人员组成的中医药人才队伍"的发展目标，提升中医药职业教育对全民健康和地方经济的贡献度，提高职业技术院校学生的实际操作能力，实现职业教育与产业需求、岗位胜任能力严密对接，突出新时代中医药职业教育的特色，国家中医药管理局教材建设工作委员会办公室（以下简称"教材办"）、中国中医药出版社在国家中医药管理局领导下，在全国中医药职业教育教学指导委员会指导下，总结"全国中医药行业中等职业教育'十二五'规划教材"建设的经验，组织完成了"全国中医药行业中等职业教育'十三五'规划教材"建设工作。

中国中医药出版社是全国中医药行业规划教材唯一出版基地，为国家中医中西医结合执业（助理）医师资格考试大纲和细则、实践技能指导用书、全国中医药专业技术资格考试大纲和细则唯一授权出版单位，与国家中医药管理局中医师资格认证中心建立了良好的战略伙伴关系。

本套教材规划过程中，教材办认真听取了全国中医药职业教育教学指导委员会相关专家的意见，结合职业教育教学一线教师的反馈意见，加强顶层设计和组织管理，是全国唯一的中医药行业中等职业教育规划教材，于2016年启动了教材建设工作。通过广泛调研、全国范围遴选主编，又先后经过主编会议、编写会议、定稿会议等环节的质量管理和控制，在千余位编者的共同努力下，历时1年多时间，完成了50种规划教材的编写工作。

本套教材由50余所开展中医药中等职业教育院校的专家及相关医院、医药企业等单位联合编写，中国中医药出版社出版，供中等职业教育院校中医（针灸推拿）、中药、护理、农村医学、康复技术、中医康复保健6个专业使用。

本套教材具有以下特点：

1. 以教学指导意见为纲领，贴近新时代实际

注重体现新时代中医药中等职业教育的特点，以教育部新的教学指导意

见为纲领，注重针对性、适用性以及实用性，贴近学生、贴近岗位、贴近社会，符合中医药中等职业教育教学实际。

2. 突出质量意识、精品意识，满足中医药人才培养的需求

注重强化质量意识、精品意识，从教材内容结构设计、知识点、规范化、标准化、编写技巧、语言文字等方面加以改革，具备"精品教材"特质，满足中医药事业发展对于技术技能型、应用型中医药人才的需求。

3. 以学生为中心，以促进就业为导向

坚持以学生为中心，强调以就业为导向、以能力为本位、以岗位需求为标准的原则，按照技术技能型、应用型中医药人才的培养目标进行编写，教材内容涵盖资格考试全部内容及所有考试要求的知识点，满足学生获得"双证书"及相关工作岗位需求，有利于促进学生就业。

4. 注重数字化融合创新，力求呈现形式多样化

努力按照融合教材编写的思路和要求，创新教材呈现形式，版式设计突出结构模块化，新颖、活泼，图文并茂，并注重配套多种数字化素材，以期在全国中医药行业院校教育平台"医开讲－医教在线"数字化平台上获取多种数字化教学资源，符合职业院校学生认知规律及特点，以利于增强学生的学习兴趣。

本套教材的建设，得到国家中医药管理局领导的指导与大力支持，凝聚了全国中医药行业职业教育工作者的集体智慧，体现了全国中医药行业齐心协力、求真务实的工作作风，代表了全国中医药行业为"十三五"期间中医药事业发展和人才培养所做的共同努力，谨此向有关单位和个人致以衷心的感谢！希望本套教材的出版，能够对全国中医药行业职业教育教学的发展和中医药人才的培养产生积极的推动作用。需要说明的是，尽管所有组织者与编写者竭尽心智，精益求精，本套教材仍有一定的提升空间，敬请各教学单位、教学人员及广大学生多提宝贵意见和建议，以便今后修订和提高。

国家中医药管理局教材建设工作委员会办公室

全国中医药职业教育教学指导委员会

2018 年 1 月

《儿科学基础》是全国中医药行业中等职业教育"十三五"规划教材之一，主要供中等职业学校的儿科教学使用，也可作为其他儿科临床工作的参考用书。

本教材以服务于医疗卫生事业第一线的广大基层医务工作者为培养目标，突出职业教育特色，系统地介绍了儿童常见病、多发病的临床表现及诊治原则。本教材紧密结合最新的助理执业医师资格考试大纲要求，注重与中等职业教育临床医学专业培养标准、规范与职业准入标准要求相对接，突出"三基"（基本理论、基本知识和基本技能），适当增加了近年来医学领域的新进展和新技术，反映了当前儿科领域的最新成果和进展，突出继承性、科学性和实用性，达到思想性、科学性、先进性、启发性和适用性的统一。在编写过程中强调创新意识和实际应用能力的培养，坚持"贴近学生、贴近岗位、贴近社会"的基本思路，注重与临床衔接，提高中等职业技术院校学生的实际操作能力，实现中等职业教育与产业需求、岗位胜任能力的严密对接。

本教材共十五章，第一、二、十五章由王龙梅编写，第三章由舒佩瑾编写，第四、六章由林梅编写，第五章由姜鹰编写，第七章由段晓青编写，第八、十章由杨德芳编写，第九章由刘洋编写，第十一、十二章由赵佳编写，第十三、十四章由李建编写。

本教材编写时参考了医学本科院校第8版《儿科学》教材和有关专家的专著，在此特向各位作者深表谢意。限于学识与经验不足，书中恐有疏漏和不当之处，殷切期望使用本教材的师生和儿科同行专家提出宝贵意见，以便再版时修订、更新和完善。

《儿科学基础》编委会

2018 年 1 月

扫一扫，看课件

第 一 章

绪　论

【学习目标】

1. 掌握儿科学的定义及特点。
2. 熟悉儿科学的任务和范围。
3. 了解我国儿科学的发展与展望。

第一节　儿科学的范围与任务

儿科学是一门研究儿童生长发育、卫生保健及疾病防治的综合性医学科学。儿科学属临床医学下的二级学科，其研究对象是从胎儿到青春期的儿童。按其研究领域，可分为发育儿科学、预防儿科学和临床儿科学（即儿科诊疗学）等部分；按年龄划分，则含围生医学、新生儿学和青春医学等众多独立体系。围生医学探讨妊娠 28 周以后至出生 7 天内新生儿生长发育、疾病防治的规律；新生儿学以胎儿娩出脐带结扎至出生后 28 天的婴儿为研究对象；青春期医学以生理发育迅速、心理变化显著的青少年作为研究对象。儿科学研究内容有：①儿童生长发育的规律及影响因素，旨在不断提高儿童体格、智力发育水平和社会适应能力。②儿童各种疾病的发生、发展规律，临床诊疗的理论和技术，不断降低发病率和死亡率，提高疾病的治愈。③儿童各种疾病的预防措施，包括计划免疫、先天性及遗传性疾病的筛查、科学知识的普及教育等。④儿童各种疾病康复的可能性及具体措施，尽可能提高患儿的生活质量乃至完全恢复健康。总之，儿科学的宗旨就是：保障儿童健康，提高生命质量。

随着医学研究的进展和医学模式的转变，儿科学不断地向更深层次的三级学科发展，除了在专业上越分越细、越来越深入以外，临床实践发现，儿童的许多健康问题还需与社会学、教育学、心理学、护理学、流行病学和医学统计学等学科密切合作才能得以解决，

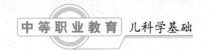

因此，多学科的协作是当今儿科学发展的必然趋势。尤其是人类基因学包括基因诊断、基因治疗和基因疫苗技术等的突破将更加促进儿科学发展的革命性变革。

第二节　儿科学的特点

儿童处于不断的生长发育过程中，无论从解剖、生理及疾病的发生发展方面，还是从诊断、治疗、预后等方面均与成人有所不同。年龄越小，与成人的差别越大，因此，不能用对待成人的病理生理观点对待小儿，且不同年龄阶段的儿童之间也有很大的差异。熟悉和掌握小儿时期的特点，对儿童医疗保健十分重要。

【解剖特点】

儿童在生长发育的过程中，身长、体重及身体各部的比例等都有很大的变化；囟门的闭合、牙齿的萌出、骨化中心的出现有一定的规律；各系统的解剖特点也因年龄而异，如婴幼儿关节窝较浅，韧带较松弛，易发生关节脱位；呼吸道狭窄，容易堵塞等。熟悉小儿正常解剖特点及发育规律，才能准确诊断和判断是否存在异常。

【功能特点】

儿童各系统器官的功能随年龄增长逐渐发育成熟，不同年龄儿童的生理生化正常值不同，如呼吸、心率、血压、血清和其他体液的生化检验值等。此外，各系统器官功能不成熟常是疾病发生的内在因素，如婴幼儿消化系统功能不成熟，易发生消化功能紊乱；体液调节功能不成熟，易发生水电解质酸碱平衡紊乱等。

【病理特点】

对同一致病因素，不同年龄儿童的病理反应和疾病过程与成人有很大的差异。如肺炎球菌所致的肺部感染，婴幼儿表现为支气管肺炎，年长儿与成人则为大叶性肺炎；维生素 D 缺乏所致疾病，儿童表现为佝偻病，成人则为骨质疏松。

【免疫特点】

小儿的皮肤、黏膜娇嫩，屏障功能差，淋巴系统未发育成熟，体液免疫和细胞免疫不如成人健全，易患感染性疾病。新生儿通过胎盘从母体获得 IgG，出生后 6 个月以内有一定的免疫作用，患某些传染病的机会较少；但 6 个月后 IgG 逐渐消失，小儿自主合成 IgG 的能力一般要到 6～7 岁时才能达到成人水平，婴儿期分泌型 IgA（sIgA）也缺乏，故易患消化道、呼吸道感染。

【心理和行为】

儿童时期是心理、行为形成的基础阶段，可塑性非常强。此期儿童身心不够成熟，情绪不稳定，缺乏适应及满足需要的能力，需根据不同年龄儿童的心理特点，提供合适的环境和条件，给予耐心的引导和正确的教养，才能培养儿童良好的个性和行为习惯。

【疾病种类】

儿童疾病的种类与成人有很大差别。如心血管疾病，儿童以先天性心脏病为主，成人则以冠心病居多；儿童肿瘤以白血病多见，成人以胃癌、肺癌等多见；儿童白血病以急性淋巴细胞性白血病居多，而成人则以粒细胞性白血病多见。此外，不同年龄儿童的疾病种类也有很大差异，如新生儿疾病常与先天遗传和围生期因素有关，婴幼儿疾病则以感染性疾病占多数等。

【临床表现】

儿科患者在临床表现上的特殊性主要集中在低年龄儿童。年幼体弱儿对疾病的反应差，往往表现为体温不升、不哭、食欲减退、表情淡漠等，且无明显定位症状和体征，容易误诊。婴幼儿易患急性感染性疾病，由于免疫功能不成熟，感染易扩散，甚至发展成败血症，病情严重且发展迅速。因此儿科医护人员须密切观察病情变化，不轻易放过任何可疑表现。

【诊断特点】

小儿病情进展快，变化多端，临床表现与成人差别大，且不同年龄小儿疾病谱不同。如惊厥，在新生儿首先考虑产伤、颅内出血、新生儿缺氧缺血性脑病；6个月以内应注意考虑婴儿手足搐搦症或中枢神经系统感染；6个月～3岁多为高热惊厥、中枢神经系统感染；3岁以上的无热惊厥则以癫痫常见。因小儿一般不能自诉病情或表达不准确，体格检查时又不能很好地配合，给诊断带来了一定的难度，因此，诊断儿童疾病必须详细向家长询问病史，严密观察小儿病情，并结合必要的实验室检查，方能做出正确的诊断。

【治疗特点】

小儿免疫力低下，调节和适应能力均差，短期内可有重大病情变化，且易发生各种并发症。应强调早期诊断、早期治疗，尽快给予有效的对因治疗，并加强护理和支持疗

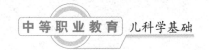

法，及时处理并发症和合并症；应注意掌握小儿药物剂量和用药特点，选择最佳给药途径。

【预后特点】

儿童疾病往往来势凶猛、变化多端，但儿童修复及再生能力比成人强，如能及时正确处理，恢复较快，后遗症少，预后大多较好。因此，临床上对儿科疾病的早期诊断和合理治疗非常重要。

【预防特点】

加强预防是降低儿童发病率和死亡率的重要环节。首先，应做好围生期保健，提倡优生优育。其次，应加强先天性遗传性疾病如苯丙酮尿症、先天性甲状腺功能减退症等胎儿期或新生儿期的筛查及早期干预，做好传染性疾病的计划免疫以及某些成人病如高血压和动脉粥样硬化的儿童期预防。近年来，我国由于广泛开展计划免疫和加强传染病的管理，已使麻疹、脊髓灰质炎、白喉、破伤风、伤寒及乙型脑炎等许多小儿传染病的发病率和死亡率明显下降。由于儿童保健工作的深入开展，普及了科学育儿知识，我国儿童的营养不良、贫血、腹泻及肺炎等常见病、多发病的发病率和病死率也显著降低。目前许多成人疾病的儿童期预防已受到重视，如冠心病、高血压和糖尿病等都与儿童时期的饮食有关；成人的心理问题也与儿童时期的心理卫生和环境条件有关。

第三节 我国儿科学的发展与展望

中医学有数千年的历史，在儿科学方面也有丰富的经验和卓越的贡献。早在春秋战国时期，名医扁鹊就被人誉为"小儿医"，我国现存最早的医书《黄帝内经》中已有对小儿疾病的描述。唐代孙思邈所著《备急千金要方》中按病证分类描述了小儿疾病；唐代在太医署正规培养 5 年制少小科专科医生。宋代儿科发展迅速，钱乙所著《小儿药证直诀》建立了中医儿科学体系，此外，尚有刘昉所著的《幼幼新书》、陈文中所著的《小儿病源方论》，均为著名的儿科专著。16 世纪中叶张琰所著《种痘新书》中记载了接种人痘预防天花，较西欧真纳（1796）发明牛痘早半个多世纪。清代的《幼科铁镜》《幼儿集成》等都是中医儿科学的瑰宝。

19 世纪下半叶西方医学随商品和教会传入我国。20 世纪 30 年代西医儿科学在我国受到重视，1937 年成立了中华儿科学会，1943 年我国现代儿科学的奠基人诸福棠所著《实用儿科学》首版问世，从此我国有了自己的完整的儿科医学专用书，标志着我国现代儿科学的建立。

20世纪中叶，新中国成立后，我国政府就在宪法中明确规定"母亲与儿童应受到保护"。在"预防为主"的卫生方针指引下，我国逐步建立各级儿童保健机构，健全儿童保健网络，提倡科学育儿，实行计划免疫，使儿童传染病的发病率大幅度下降，天花、脊髓灰质炎已基本绝迹，婴儿死亡率逐年下降。近数十年来，新生儿学已逐渐形成独立学科，对危重新生儿和早产儿建立起新生儿重症监护室（NICU）和转运系统，使新生儿死亡率大大降低；对缺氧缺血性脑病有了进一步认识，进行及时诊断、早期干预治疗，使脑瘫伤残儿大大减少。在小儿常见病、多发病的防治方面也取得了显著成效，如婴幼儿肺炎和腹泻的早期诊治和改进补液方法，使其病死率明显下降；在感染性休克、暴发性流行性脑脊髓膜炎、流行性乙型脑炎、中毒性菌痢等儿科重症的诊疗方面都取得了令人瞩目的成绩。儿科专题研究也有长足的进步，如白血病的综合治疗、小儿先天性心脏病的介入疗法和外科手术、高热惊厥与癫痫及智能发育的研究、微量元素与儿童生长发育等。

为了保障儿童的健康，儿童医疗保健机构迅速发展，目前各省、市、县级医院都设有儿科，加上各地的儿童医院和妇幼保健院，全国约有6万名儿科医师从事儿内、儿外、儿传、儿保等工作。随着学科的发展，儿内科和儿外科又细化分支为多个亚专业。1993年中华医学会儿科分会成立了儿保、新生儿、心血管、呼吸、消化、遗传代谢内分泌、免疫、肾脏、神经、血液和急救11个专业学组，促进了国内外学术水平的不断提高。2011年国务院颁布了《中国儿童发展纲要（2011～2020年）》，把降低婴儿和5岁以下儿童死亡率、提高儿童营养水平和增强儿童体质继续作为儿童健康发展的重要目标。

在儿科医学教育方面，1950年《中华儿科杂志》创刊。从20世纪50年代起就在京、沪、沈、渝等地先后建立儿科系，培养儿科骨干人才，到20世纪90年代初已有14所医学院设立了儿科系；近年来各地开办了不同专科的全国性讲习班、进修班和学习班以进一步加速儿科人才的培养，并形成了从本科、硕士、博士直到博士后的完善的人才培养机制。

21世纪是生命科学的时代，新时期儿童健康将面临新的机遇及挑战，主要体现在：①感染性疾病仍然是威胁儿童健康的主要问题；②儿童精神卫生将成为人们越来越关注的问题；③成人疾病在儿童期的预防将成为儿科工作者在新时期面临的一项新任务；④儿童期损伤将成为儿科学及儿童保健领域里的一个前沿课题；⑤环境污染对儿童的危害将越来越受到人们的关注；⑥青春医学和多学科对儿科学的渗透也将成为21世纪的热门课题；⑦儿童疾病的基因诊断及基因治疗将得到发展和普及。

儿童是人类的未来和希望，是国家强盛和社会发达的基础。儿科工作者任重而道远，

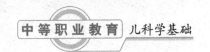

需要继续发扬拼搏、奉献精神，团结协作，务实创新，为提高中国及世界儿童的健康水平做出更大的贡献。

复习思考

1. 简述儿科学的定义。
2. 简述儿科学的特点。

扫一扫，知答案

扫一扫，看课件

第二章
儿科学基础内容

【学习目标】

1. 掌握小儿体格检查方法及常用指标。

2. 熟悉小儿的年龄分期及液体疗法。

3. 了解儿童保健及儿科疾病的诊断与治疗。

第一节　年龄分期

案例导入

女孩，1岁5个月，走得好，能蹲着玩，能认识并指出自己身体的一些部位，能说出自己的名字并能表示同意或不同意。

思考题

1. 该小儿属于哪个年龄期？

2. 此期应该注意哪些情况？

儿童的生长发育是一个连续渐进的过程，随着年龄的增长，儿童的解剖、生理和心理在不同年龄阶段都表现出特定的规律性。为便于观察和分析儿童生长发育的状况，一般将其年龄按生长发育规律作以下分期。

【胎儿期】

从受精卵形成到小儿出生，称为胎儿期。从孕妇末次月经首日算起，共40周（约280天）。此期以胎儿组织器官的迅速生长和功能的渐趋成熟为主要特点。临床上将胎儿期分为 3 个阶段：①妊娠早期：此期共 12 周，此期内受精卵在宫内着床，细胞不断分裂增殖，迅速完成各系统器官的形成。此期内如果受到感染、放射线、化学物质或遗传因素等影响可致胎儿畸形，甚至夭折。②妊娠中期：自 13 周至 28 周，此期胎儿体格生长，各器官迅速发育，功能日趋成熟。至 28 周时，胎儿肺泡发育基本完善，此后出生的胎儿成活几率较高。③妊娠晚期：自 29 周至 40 周，此期胎儿体重迅速增加，娩出后大多能存活。

【新生儿期】

从胎儿娩出、脐带结扎至生后 28 天，称为新生儿期。此期是小儿脱离母体，适应新环境的阶段，由于各种生理功能尚未完善和协调，新生儿的发病率、死亡率高，尤其以出生后第 1 周死亡率最高。加强保暖、喂养、消毒隔离、清洁卫生等能够降低新生儿的发病率及死亡率。胎龄满 28 周至出生后 7 天称围生期，是胎儿经历分娩、生命遭受最大危险的时期。围生期死亡率是衡量一个国家或地区的产科和新生儿科质量乃至该地区卫生水平的一项重要指标。

【婴儿期】

自出生 28 天后至 1 周岁，称为婴儿期，又称乳儿期。此期小儿体格生长尤为迅速，为生长第一高峰期。身体要摄入大量的热量和营养素（尤其是蛋白质）以满足生长需求，而其消化和吸收功能尚未完善，因此容易发生消化紊乱和营养不良；6 个月后，自母体获得的抗体逐渐消失，而自身免疫功能又未成熟，加之户外活动增多，因而易患传染病和感染性疾病。因此，指导合理喂养，做好计划免疫在本期尤为关键。

【幼儿期】

自 1 周岁后至 3 周岁，称为幼儿期。此期小儿生长速度较前减慢，而智能发育较前突出，如语言、动作、交往能力增强，但对危险事物的识别能力差，容易发生意外事故和中毒；由于活动范围增大，自身免疫力仍很低，故呼吸系统疾病和传染病发病率较高；乳牙出齐，正值断乳前后，若断奶方法不当，极易发生消化紊乱和营养不良。因此，合理喂养、计划免疫、做好看护是本期重点。

【学龄前期】

自 3 周岁以后（第四年）至 6～7 岁前，称为学龄前期。此期儿童的特点是生长速度较前更慢，但智能发育更趋完善，求知欲强，好奇、好问、好模仿，具有较大的可塑性，要注意培养其良好的道德品质和行为习惯，为入学做准备。此期易患免疫性疾病，如哮喘、肾炎、风湿热等，应注意防治，同时仍应做好安全教育，防止意外事故发生。

【学龄期】

自6～7岁后至12～14岁青春期前，称为学龄期。学龄期儿童体格呈稳步增长，除生殖系统外，其他器官的发育到本期末已接近成人水平，淋巴系统发育处于高潮，脑的形态发育基本完成，控制、理解、分析、综合能力增强，是接受科学文化知识的重要时期。此期发病率较前降低，应安排有规律的生活和学习，注意预防近视、龋齿，端正坐、立、行的姿势，保证充足的营养和睡眠。

【青春期】

青春期的年龄范围一般为11～20岁。女性青春期的开始年龄和结束年龄都比男性早2年左右。青春期是儿童到成人的过渡阶段，此期儿童体格生长再度加快，出现第二个生长高峰；继而生殖系统发育渐趋成熟，女孩有月经出现，男孩有精子排出，第二性征逐渐明显。此期由于神经内分泌调节不稳定，常出现心理、行为和精神方面的不稳定，所患疾病多与内分泌及自主神经功能紊乱有关，如月经不调、痤疮、肥胖症、贫血、甲状腺肿等。因此在保健上，除保证供给足够的营养以满足快速生长发育的需要外，及时给予心理辅导、生理卫生和性知识教育，以保证其身心健康。

第二节　生长发育

生长发育是一个重要的生命现象，始于精卵结合，止于青春期结束。生长发育是小儿机体的基本特征，也是儿童不同于成人的重要特点。生长发育是指小儿机体各组织、器官、系统形态的增长和功能成熟的动态过程。生长指身体和器官的长大，表示机体量的增加；发育指细胞、组织、器官的分化完善和功能成熟，是质的变化。生长发育即是机体量和质的演变过程。因此，临床工作者必须熟悉其规律，才能对儿童的健康状况做出正确的评价和提出指导意见。

【小儿生长发育规律】

1. 连续性和阶段性　生长发育在整个儿童时期是一个连续的过程，从无间断，但并非匀速进行，有快有慢。如年龄越小，体格生长速度越快。出生后第1年体重和身长增长很快，第2年以后逐渐减慢，至青春期生长速度又加快，出现第2个生长高峰。

2. 不平衡性　是指在同一个时期，各系统器官的发育水平不等同。神经系统发育最早；淋巴系统在儿童期生长迅速，于青春期前达高峰，此后逐渐降到成人水平；生殖系统发育最迟；心、肝、肾、肌肉的增长和体重的增加相平行。

3. 一般规律 生长发育遵循：①由上到下：先抬头，后抬胸，再会坐、立、行；②由近及远：从臂到手，从腿到脚，从躯干到四肢，呈以躯干为中心向四肢放射状。③由粗到细：先出现大动作，且欠精确，以后出现精细动作，如从全掌抓握到手指拾取，由不协调到协调；④由低级到高级：先从看、听等感性认识，发展到记忆、思维等理性认识。

4. 个体差异 生长发育虽然按一定的规律进行，但在一定的范围内受遗传、营养、教育、环境的影响而存在较大的个体差异。因此，对于每个个体应考虑到影响其生长发育的不同因素，然后才能做出正确的判断。

【影响生长发育的因素】

1. 遗传因素 小儿生长发育的特征、潜力、趋向等均受父母双方遗传因素的影响。种族和家族的遗传信息影响深远，如皮肤、头发的颜色、面部特征、身材高矮、性成熟的迟早以及对疾病的易感性等都与遗传有关。遗传代谢缺陷病、内分泌障碍、染色体畸变等都可严重影响小儿的生长发育。

2. 营养因素 小儿的生长发育必须有充足的营养物质供给、合理的搭配，才能使生长潜力得到最好的发挥。宫内营养不良的胎儿不仅体格生长落后，还严重影响脑的发育；出生后营养不良，特别是第 1～2 年内的严重营养不良，可影响体重的增长，使机体的免疫、内分泌和神经等调节功能低下，甚至影响到成人的健康。

3. 性别因素 男孩和女孩的生长发育各有其规律与特点，如女孩的青春期开始较男孩早 1～2 年，但其最终平均生长指标却较男孩低，这是因为男孩青春期虽然开始较晚，但其延续时间较女孩为长，故最终体格发育明显超过女孩。故在评估小儿生长发育水平时应分别按男孩、女孩标准进行。

4. 疾病因素 疾病对生长发育的影响十分明显，急性感染性疾病常使体重减轻；长期慢性疾病则影响体重和身高的发育；内分泌疾病常引起骨骼生长和神经系统发育迟缓；先天性心脏病、肾小管酸中毒、糖原累积病等先天性疾病对生长发育的影响更为明显。

5. 母孕情况 胎儿在宫内的发育受孕母的生活环境、营养、情绪和疾病等各种因素的影响。妊娠早期的病毒感染可导致胎儿先天畸形；孕母严重营养不良可引起流产、早产和胎儿体格生长以及脑的发育迟缓；孕母受到某些药物、放射线辐射、环境毒物和精神创伤等影响者，可导致胎儿发育受阻。

6. 生活环境 良好的居住环境，如阳光充足、空气新鲜、水源清洁、无噪声、住房宽敞，健康的生活习惯和科学的护理、正确的教养和体育锻炼、完善的医疗保健服务等都是保证儿童生长发育达到最佳状态的重要因素。

7.社会因素 近年来，社会因素对儿童健康的影响引起高度关注。主要取决于父母职业、受教育程度和家庭经济状况。大量调查资料表明：贫穷、家庭破裂、药物滥用及酗酒等社会因素直接或间接阻碍儿童的生长发育。

综上所述，遗传决定了生长发育的潜力，这种潜力又受到众多外界因素的作用与调节，两方面共同作用的结果决定了每个小儿的生长发育水平。作为儿科医师必须充分熟悉这些因素的作用，正确判断和评价小儿生长发育情况，及时发现问题，查明原因并予以纠正，以保证其正常生长发育。

第三节　体格生长发育及评价

反映儿童体格生长状况的常用指标有体重、身长（高）、坐高、头围、胸围和上臂围等。

【体重】

体重是指各器官、系统和体液的总重量，是反映儿童体格生长与营养状况的灵敏指标，也是临床上计算热量、用药及液体疗法的客观依据。

测量方法：清晨起床排空大小便，脱去小儿衣帽，矫正体重计指针为"0"。

参考值：新生儿出生时平均体重为 3kg，1 岁以内婴儿体重增长很快，前半年每月平均增长 0.7kg，后半年每月平均增长 0.5kg。1 岁时体重约为出生时 3 倍；2 岁时约为出生时 4 倍；2 岁以后至青春期，小儿体重每年平均增长 2kg。故小儿体重可按以下公式粗略推算：

≤ 6 月龄婴儿体重（kg）＝出生时体重＋月龄 ×0.7

7 ～ 12 月龄婴儿体重（kg）＝ 6＋月龄 ×0.25

1 岁至 12 岁小儿体重（kg）＝年龄 ×2＋8

12 岁以后为青春发育阶段，受内分泌的影响，体重增长较快，不能按以上公式推算。女孩 12 ～ 14 岁，男孩 14 ～ 16 岁体重逐渐接近于成人。若体重低于正常标准 15% 以上时，应考虑营养不良或其他慢性疾病；若体重增长快，超过一般规律时，应考虑肥胖症、巨人症等疾患。

生理性体重下降：新生儿出生一周内，由于摄入不足、水分丧失及排出胎粪，体重可暂时下降 3% ～ 9%，在生后 3 ～ 4 日达到最低点，以后逐渐回升，常于第 7 ～ 10 日恢复到出生时的水平，这一过程称为生理性体重下降。如体重下降超过 10% 或至第 10 日体重未恢复到出生时水平，则为病理状态，应寻找原因。

【身长（身高）】

身长是头、脊柱及下肢长度的总和，是反映骨骼发育的重要指标。

测量方法：婴儿使用卧式侧板，仰卧，两腿伸直，头顶及足底接触侧板的两端，所得数字为身长，精确读数到 0.1cm。3 岁以上儿童使用身长计测器，精确读数到 0.1cm。

参考值：足月新生儿出生平均身长为 50cm；第 1 年内增长最快，约为 25cm，1 岁时身长约为 75cm；2 岁时身长约为 85cm；2 岁以后的增长较平稳，2 岁至青春期前平均每年增长 5～7cm，2～12 岁身高（长）的估算公式：身高（cm）＝年龄 ×7+70；进入青春期出现第 2 次增长高峰，持续 2～3 年，此期增长速度快，且与性别、民族、遗传等因素有关，不能按以上公式推算。

影响身高的内外因素很多，如种族、遗传、内分泌、营养和疾病等因素。身高显著异常者大多由先天性骨骼发育异常或内分泌系统疾病所致；身高一般低于正常 30％以上者为异常，多见于佝偻病、营养不良、软骨发育不全、呆小病、侏儒症等。

【头围】

头围的大小反映了颅骨和脑的发育水平。

测量方法：用软卷尺自眉弓上方最突出处，经枕后结节绕头一周的长度。读数精确到 0.1cm。

参考值：新生儿出生时为 34cm，1 岁时为 46cm，第 2 年增长减慢，2 岁时为 48cm，5 岁时 50cm，15 岁时接近成人为 54～58cm。

头围测量在 2 岁前最有意义，头围过大常见于脑积水和佝偻病后遗症，头围过小提示脑发育不全及小头畸形。

【胸围】

胸围代表了肺、胸廓及胸部肌肉的发育水平。

测量方法：用软尺由乳头向后背经肩胛角下缘绕胸一周的长度，取呼气与吸气时测得的平均值。

参考值：出生时胸围平均为 32cm，比头围小 1～2cm，一般在 12～18 个月胸围赶上头围。1 岁左右头胸围大致相等，以后胸围逐渐超过头围。2 岁以后胸围应大于头围，但若营养状况良好，1 岁时胸围即可以超过头围。新生儿胸围呈圆筒状，前后径和横径相差无几，年龄渐长，横径增加较快，渐似成人胸型。

胸围过小，见于佝偻病及营养不良，显著的胸部畸形，见于佝偻病、迁延性或慢性肺炎、哮喘病、心脏病等。

【上臂围】

上臂围代表上臂肌肉、骨骼、皮下脂肪和皮肤的发育水平，间接反映了儿童的营养状况。在无条件测量体重和身高的地方，可通过上臂围的测量来筛查 5 岁以下儿童的营养状况。

测量方法：上臂围指沿肩峰与尺骨鹰嘴连线中点的水平绕上臂一周的长度。

参考值：1 岁以内臂围迅速增加，1 ～ 5 岁间增加 1 ～ 2cm。超过 13.5cm 为营养良好，12.5 ～ 13.5cm 为营养中等，不足 12.5cm 为营养不良。

【骨骼和牙齿】

1.颅骨 通常根据头围的大小、骨缝和囟门闭合的迟早来衡量颅骨的发育。骨与骨之间的缝隙称为骨缝及囟门。

参考值：颅骨缝在出生时略分离，于 3 ～ 4 个月时闭合。前囟为额骨和顶骨形成的菱形间隙（图 2-1），出生时对边中点连线的长度为 1.5 ～ 2.0cm，以后逐渐缩小，在 1 ～ 1.5 岁时闭合。枕骨与顶骨之间的空隙为后囟，出生时很小或已闭合，最迟于生后 6 ～ 8 周闭合。

儿童的前囟门检查十分重要。早闭或过小可见于小头畸形，迟闭、过大可见于维生素 D 缺乏症、先天性甲状腺功能低下症等。前囟饱满表示颅内压增高，见于脑积水、脑炎、脑膜炎、脑瘤或维生素 A 中毒；而凹陷则见于脱水的儿童。

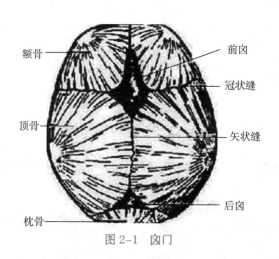

额骨　　　　前囟
冠状缝
顶骨　　　　矢状缝
后囟
枕骨

图 2-1　囟门

2.脊柱 脊柱的变化反映椎骨的发育。新生儿的脊柱仅呈轻微后凸，3 ～ 4 个月随着抬头动作的发育出现颈椎前凸（第一弯曲），6 个月能坐时出现胸椎后凸（第二弯曲），1 岁左右开始行走时出现腰椎前凸（第三弯曲），到 6 ～ 7 岁时这三个脊椎的自然弯曲才被韧带所固定，这对加强脊柱弹性、保持身体平衡有利。要特别注意学龄儿童坐、立、走的姿势，选择适当的桌椅，保证儿童脊柱的正常形态。

3. 长骨 长骨的生长主要依靠其干骺端的软骨骨化和骨膜下成骨生长使之增长、变粗。当干骺端骨质融合后，长骨即停止增长。

长骨干骺端的骨化中心按一定的顺序和部位有规律地出现，可以反映长骨的生长发育成熟程度。通过 X 线检查，长骨骨骺端骨化中心的出现时间、数目、形态变化及其融合时间，可判断骨骼发育情况。一般拍摄左手 X 线片，了解其腕骨、掌骨、指骨的发育。腕部出生时无骨化中心，其出生后的出现顺序为：头状骨、钩骨（3 个月左右）；下桡骨（约 1 岁）；三角骨（2 ～ 2.5 岁）；月骨（3 岁左右）；大、小多角骨（3.5 ～ 5 岁）；舟骨（5 ～ 6 岁）；下尺骨骺（6 ～ 7 岁）；豆状骨（9 ～ 10 岁）。10 岁时出齐，共 10 个。故 1 ～ 9 岁腕部骨化中心的数目（称为骨龄）约为其岁数加 1。

测量方法：通过摄左手及腕部 X 线片可了解腕骨、掌骨和指骨的发育情况，判断其骨龄（骨骼成熟年龄）。这是评价生长发育状况的一个十分重要的指标。

临床常通过测定骨龄以协助诊断某些疾病，如患有生长激素缺乏症、甲状腺功能低下症的儿童，骨龄明显落后；而患有中枢性性早熟、先天性肾上腺皮质增生症的患儿的骨龄常超前。

4. 牙齿 人的一生有两副牙，即乳牙和恒牙。乳牙共 20 颗，生后 4 ～ 10 个月第 1 颗乳牙开始萌出，最晚 2 岁半出齐，2 岁以内乳牙数约为月龄减 4 ～ 6。出牙顺序一般为下颌先于上颌，自前向后（图 2-2）。6 ～ 7 岁开始长出第一个恒牙（第一磨牙），又称六龄齿，以后乳牙逐渐脱落，按长出先后换成恒牙；12 ～ 15 岁长出第二磨牙；第三磨牙在 17 岁以后长出，也可能终生不长，故恒牙为 28 ～ 32 颗。出牙为生理现象，个别儿童可有低热、流涎、睡眠不安、烦躁等现象。严重的营养不良、佝偻病、甲状腺功能减低症和先天愚型患儿可有出牙迟缓、牙釉质差等表现。

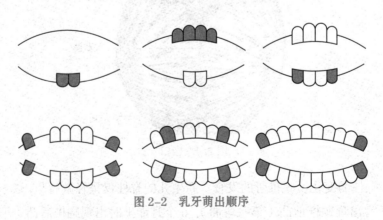

图 2-2 乳牙萌出顺序

【生殖系统发育】

生殖系统的发育受内分泌系统下丘脑－垂体－性腺轴的控制。从出生到青春前期，小儿生殖系统的发育处于静止期。进入青春期，性腺才开始发育，并出现第二性征。因此，在各系统中生殖系统的生长发育最迟。性早熟指女孩在 8 岁以前，男孩在 10 岁以前出现第二性征；性发育延迟指女孩 14 岁以后，男孩 16 岁以后仍无第二性征出现。

1. 女性生殖系统的发育　包括女性生殖器官的形态、功能发育和第二性征发育。女性生殖器官包括卵巢、子宫、输卵管、阴道。第二性征发育的顺序一般是乳房、阴毛、初潮、腋毛。青春前期卵巢的发育非常缓慢，月经初潮时卵巢尚未完全成熟，随着卵巢的成熟性功能才能逐渐完善。

2. 男性生殖系统的发育　包括男性生殖器官的形态、功能发育和第二性征发育。男性生殖器官包括睾丸、附睾和阴茎。第二性征生长发育的顺序依次为睾丸、阴茎、阴毛、腋毛、胡须、喉结、变声，全部经历需 2 ～ 5 年，个体差异大。出生时睾丸大多已降至阴囊，10 岁前睾丸发育很慢，进入青春期开始迅速生长发育，附睾、阴茎也同时发育。开始分泌的男性激素包括由睾丸分泌的睾酮和肾上腺皮质分泌的雄酮，随即出现阴囊增长、皮肤变红、变薄，阴茎增长、增粗，继而出现第二性征。

第四节　神经心理发育及评价

在成长过程中，小儿神经心理的发育与体格生长具有同等重要的意义。神经心理发育包括感知、运动、语言、情感、思维、判断和意志性格等方面。小儿神经心理发育的基础是神经系统的发育，尤其是脑的发育。小儿神经心理发育的异常可能是某些系统疾病的早期表现。

【神经系统发育】

神经系统的发育在胎儿期领先于其他各系统。新生儿脑重平均为370g，占体重的10% ～ 12%；已达成人脑重（约1500g）的25% 左右。出生后第 1 年脑的生长发育特别迅速，1 岁时脑重达900g，为成人脑重的60%；4 ～ 6 岁时脑重已达成人脑重的85% ～ 90%。新生儿大脑已有全部主要的沟回，但皮层较薄、沟裂较浅，神经细胞数目已与成人相同。出生后脑重的增加主要由于神经细胞体积增大和树突的增多、加长，以及神经髓鞘的形成和发育；3 岁时神经细胞分化已基本完成，8 岁时接近成人。神经纤维髓鞘化到 4 岁时才完成，故在婴儿期各种刺激引起的神经冲动传导缓慢，且易于泛化，不易形成兴奋灶，易使其疲劳而进入睡眠状态。

胎儿的脊髓发育相对较成熟，出生后即具有觅食、吸吮、吞咽、拥抱、握持等一些先天性反射和对强光、寒冷、疼痛等的反应。脊髓随年龄而增长、加长。脊髓下端在胎儿时位于第2腰椎下缘；4岁时上移至第1腰椎，故做腰椎穿刺时应注意选择部位，以免造成脊髓损伤。新生儿和婴儿肌腱反射较弱，腹壁反射和提睾反射也不易引出，到1岁时才稳定。3～4个月前小儿肌张力较高，凯尔尼格（Kernig）征可为阳性，2岁以下小儿巴宾斯基（Babinski）征阳性亦可为生理现象。

【感知发育】

1. 视觉 新生儿已有视觉感应功能，但视觉不敏锐，只能短暂注视较近处（15～20cm内）缓慢移动的物体，可出现一时性斜视和眼球震颤，3～4周内消失。新生儿后期视觉感知发育迅速，1个月可凝视光源，开始有头眼协调；3～4个月看自己的手；4～5个月认识母亲面容，初步分辨颜色，喜欢红色；1～2岁喜看图画，能区别形状；3岁起便可筛查儿童的视力。

2. 听觉 出生时中耳鼓膜有羊水潴留，听力较差；3～7日后羊水逐渐吸收，听觉已相当好；3～4个月时头可转向声源，听到悦耳声时会微笑；7～9个月时能确定声源，开始区别语言的意义；1岁时听懂自己的名字；2岁后能区别不同声音；4岁时听觉发育完善。听觉的发育对小儿语言的发展有重要意义。

3. 味觉与嗅觉 出生时已可对酸、甜、苦、辣等不同味道产生不同的反应，4～5月时对食物的微小改变已很敏感，是味觉发育的关键期，故此时应添加各类辅食，使其适应不同味道的食物。出生时嗅觉的发育已相当完善，闻到乳味便会寻找乳头，3～4月时能区别香味和臭味。

4. 皮肤感觉 包括触觉、痛觉、温度觉和深感觉等。新生儿的触觉已相当灵敏，尤其是眼、口唇、前额、手掌、足底等部位，触之便有反应，如瞬目、张口、缩回手足等；新生儿出生时痛觉已存在，但不很灵敏；出生时的温度觉比较灵敏。

5. 知觉 知觉是人类对事物各种属性的综合反映，与听、视、触等各种感觉能力的发育密切相关。生后5～6个月时小儿已有手眼的协调动作，通过看、摸、闻、咬、敲击等活动逐步了解物体各方面属性。随着语言的发展，小儿知觉开始在语言的调节下进行。小儿2～3岁开始有空间和时间的知觉；3岁能辨别上下；4岁能辨别前后；4～5岁开始有时间概念，能区分早晚、昨天、今天、明天等；5岁能辨别自身左右。

【运动发育】

运动与肌肉的发育，与中枢神经系统的发育有密切的关系，并影响大脑的发育，故在儿童早期，运动发育是婴儿心理发育的重要基础。运动发育可分为大运动（包括平衡）和细运动两大类。运动发育的规律是：自上而下，由近到远，由不协调到协调，先正向动作后反向动作。

1. 大运动的发育 大运动和平衡包括颈肌和腰肌的平衡性活动，其发育过程可归纳为"二抬四翻六会坐，七滚八爬周会走"。大运动发育顺序见图2-3。

（1）抬头：新生儿颈肌无力，俯卧时能抬头1~2秒；3个月时抬头较稳；4个月时抬头很稳。

（2）翻身：4~5个月时能从侧卧位翻至仰卧位，6个月时能从俯卧位翻至仰卧位，7个月时能有意识从仰卧位翻身至俯卧位或从俯卧位至仰卧位。

（3）坐：6个月时能双手向前撑住独坐，7个月时可独坐片刻，有时两手向前支撑，8个月时不用手支撑能坐稳。

（4）爬：8~9个月时能用双上肢向前爬，10个月后爬时能手膝并用，1岁半会爬台阶。

（5）站立和行走：5~6个月时扶起立位时上下跳，9个月时可扶站，11个月时可独自站立片刻，13个月能独走，15个月能独走稳，1岁半能跑。

（6）跳：2岁时能双足并跳，2岁半个月时会独足跳，3~4岁能独足向前跳1~3步，5岁能跳远。

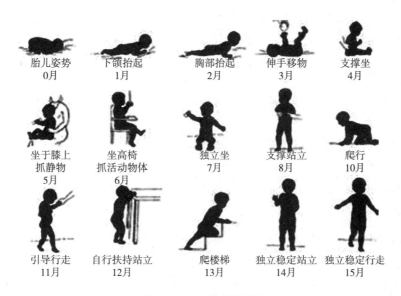

胎儿姿势 0月　下颌抬起 1月　胸部抬起 2月　伸手移物 3月　支撑坐 4月

坐于膝上抓静物 5月　坐高椅抓活动物体 6月　独立坐 7月　支撑站立 8月　爬行 10月

引导行走 11月　自行扶持站立 12月　爬楼梯 13月　独立稳定站立 14月　独立稳定行走 15月

图2-3 运动发育顺序图

2. 细运动发育 细运动是指手的精细动作如取物、搭积木、绘图等，新生儿手接触物体出现握持反射；3~4个月握持反射消失后手指可以活动；6~7个月时出现换手与捏、敲等探索性动作；9~10个月时可用拇、食指取物；1岁时可用笔在纸上乱画；2岁可叠6~7块方积木、翻书、握杯喝水；4岁时基本上能自己穿、脱简单衣服；5岁能学习写字。

【语言发育】

语言是人类特有的高级神经活动，用以表达思维、观念等心理过程，是衡量智能发育的重要指标。语言发育必须具备正常的发音器官、听觉和大脑语言中枢，并要与周围人经常有语言交往才能促进其发育。语言能力分为理解和表达两方面。小儿学语，先理解后表达，先学发音然后才能用词法和句法。新生儿啼哭是语言的开始，然后咿呀作语；6个月时能发出个别音节；1岁时能连说两个重音的字，会叫"妈妈"，先单音节、双音节，后组成句子；4岁时能清楚表达自己的意思，能叙述简单事情；6岁时说话完全流利，句法基本正确。9个月～2岁是语言发育的关键时期。

【心理活动发育】

人的心理活动包括感觉、记忆、思维、想象、意志、情感情绪和性格等众多方面。

1. 注意　注意可分无意注意和有意注意。前者是在感知的基础上自然发生的，而后者为自觉的、有目的的注意。婴儿以无意注意为主，随着年龄的增长、语言的丰富和思维能力的发展，逐渐出现有意注意。5～6岁后儿童能较好地控制自己的注意力。自婴幼儿起应培养注意力，激发儿童的兴趣，加强注意的目的性。

2. 记忆　记忆是将所学得的信息贮存和"读出"的神经活动过程，是人脑对过去认识的反应。记忆分为形象记忆、逻辑记忆、情绪记忆和动作记忆。婴幼儿只是按事物的表面性质记忆信息，记忆的特点是短暂且内容少，当思维、理解、分析能力的发展成熟时，才有逻辑记忆，一般是在学龄期后。

3. 思维　思维是应用理解、记忆和综合分析能力来认识事物的本质和掌握发展规律的一种精神活动，是心理活动的高级形式。思维的发展可分为4个阶段：感知动作思维、具体形象思维、抽象逻辑思维和辩证逻辑思维。1岁以后的儿童开始出现思维活动，3岁前以具体形象思维为主，随着年龄的增长，逐渐学会了综合、分析、分类、比较和抽象等思维方法，最后发展成独立思考的能力。

4. 早期的社会行为　儿童的社会行为是各年龄阶段相应的心理发展的综合表现，与家庭经济、文化水平、育儿方式及小儿的性格、性别、年龄等有关。智能的判断很多基于社会行为的成熟状况。

5. 想象　想象是人感知事物后在脑中创造出从未有过的或将来可能出现的事物形象的思维活动。1～2岁儿童模仿妈妈的动作给布娃娃喂饭就是想象的萌芽；3岁后会将几个布娃娃放在一起，设想是爸爸、妈妈和自己；学龄期想象力开始迅速发展。

6. 情绪　是人们对事物、情景或观念所产生的主观体现和表达。新生儿出生后不适应宫外环境，常表现为焦躁不安、啼哭，而哺乳、抚摸、摇动、怀抱则可使其情绪变得愉快。婴儿的情绪表现特点为时间短暂、反应强烈、容易变化、外显而真实。随着年龄的增长，儿童逐渐能够有意识地控制自己，情绪渐趋稳定。

7. 个性和性格的发展　婴儿期由于一切生理需要均依赖成人，逐渐建立对亲人的依赖性和信任感。幼儿期已能独立行走，表达自己的需要，自我控制大小便，故有一定自主感，但又未脱离对亲人的依赖，所以常出现违拗言行与依赖行为交替出现。学龄前期儿童生活基本能自理，自主性增强，但主动行为失败时易出现失望和内疚。学龄儿童开始正规学习生活，重视自己勤奋学习的成就，如不能发现自己的学习潜力则产生自卑。青春期体格发育和性发育开始成熟，社交增多，心理适应能力加强但容易波动，在感情问题、交友问题、道德评价和人生观等问题上处理不当时易发生性格变化。小儿性格的发展与外界环境和父母教育有重要关系。

小儿运动、语言和适应性能力的发育过程见表2-1。

表2-1　小儿运动、语言、神经心理发育过程简表

年龄	动作	语言	适应周围人物的能力与行为
新生儿	无规律、不协调动作；紧握拳	能哭叫	铃声可使全身活动减少
2个月	直立及俯卧位时能抬头	发出和谐的喉音	能微笑，有面部表情，眼随物转动
3个月	仰卧位变为侧卧位	咿呀发音	头可随看到的物品或听到的声音转动180°；注意自己的手
4个月	扶着髋部时能坐；可在俯卧位时能用两手撑起胸部；手能握持玩具	发出声音	抓面前物体、自己玩弄手，见食物表示喜悦，有意识地哭和笑
5个月	扶腋下能站立；两手各拿一玩具	能"喃喃地"发出单词音节	可伸手取物，能辨别人声，望镜中人笑
6个月	能独坐一会；用手摇玩具		能认识熟人和陌生人，自拉衣服，自握脚玩
7个月	会翻身，自己独坐很久；能将玩具从一手换入另一手	能无意识发"爸爸""妈妈"等复音	能听懂自己的名字，自握饼干吃
8个月	会爬、能自己坐起来、躺下去；会扶着栏杆站起来，会拍手	能重复大人所发简单音节	注意观察大人的行动；开始认识物体；两手会传递玩具
9个月	试独站，能从抽屉中取出玩具	能懂几个较复杂的词语，如"再见""欢迎"等	看见熟人会伸手要人抱，能与人合作游戏
10～11个月	能独站片刻；扶椅或推车能走几步；拇、食指对指拿东西	开始用表示很多意义单词	模仿成人的动作如招手、再见；拿奶瓶自食
12个月	独走；弯腰拾东西；能将圆圈套在小棍上	能叫出物品的名字，如灯、碗；指出自己的手、眼、鼻、嘴等	对人和事物有喜憎之分，穿衣服合作，用杯喝水

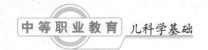
续表

年龄	动作	语言	适应周围人物的能力与行为
15个月	走得好；能蹲着玩；能叠一块积木	说出几个词和自己的名字	表示同意、不同意
18个月	能爬台阶；有目标地扔皮球	能认识和指出身体的部位	表示大小便；懂命令；自己进食
2岁	能双脚跳；手的动作更准确；会用勺吃饭	说2～3个字构成的句子	能完成简单的动作．如拾起地上的物品；能表达喜、怒、怕、懂
3岁	能跑；会骑三轮车；会洗手、洗脸，脱、穿简单衣服	能说短歌谣，数几个数	能认识画上的东西；认识男、女；自称"我"；表现自尊心、同情心，害羞
4岁	能爬梯子；会穿鞋	能唱歌	能画人像；初步思考问题；记忆力强、好发问
5岁	能单腿跳；会系鞋带	开始识字	能分辨颜色；数10个数；知物品用途及性能
6～7岁	参加简单劳动，如扫地、擦桌子、剪纸、泥塑等	能讲故事；开始写字	能数几十个数；可简单加减；喜独立自主

【儿童神经心理发育的评价】

儿童神经心理发育的水平表现在感知、运动、语言和心理过程等各种能力及性格方面，对这些能力和特征的检查称心理测试。心理测试仅能判断儿童神经心理发育的水平，没有诊断疾病的意义。

1. 能力测验 目前国内外采用的测验方法包括筛查性测验和诊断性测验两大类。筛查性测验方法有丹佛发育筛查法、绘人测试法、图片词汇测试法。诊断性测验方法有 Gesell 发育量表、Bayley 婴儿发育量表、Standford–Binet 智能量表、Wechsler 学前及初小儿童智能量表等。

（1）筛查性测验

丹佛发育筛查试验（DDST）：用于 6 岁以下儿童的发育筛查，实际适用于 4.5 岁以下儿童，分为语言、大运动、细运动、个人适应性行为 4 个能区。最后评定结果为正常、可疑、异常、无法测定。

绘人测试法：适用于 5～9.5 岁儿童。要求被测儿童依据自己的想象绘一全身正面人像，以身体部位、各部比例和表达方式的合理性计分。其测试结果与其他智能测试的相关系数在 0.5 以上，与空间概念、推理、感知能力的相关性更显著。该法可用于个别测试，也可用于集体测试。

图片词汇测试（PPVT）：适用于 4～9 岁儿童的一般智能筛查。PPVT 的工具是 120

张图片，每张有黑白线条画四幅，测试者说一个词汇，要求儿童指出其中相应的一幅画。该法可测试儿童听觉、视觉、知识、推理、综合分析、语言词汇、注意力、记忆力等，既可用于个别测试，也可用于集体测试，尤适用于运动或语言障碍者。

（2）诊断性测验

Gesell 发育量表：适用于 4 周～3 岁的婴幼儿，从大运动、细动作、个人－社会、语言和适应性行为五个方面测试，可测定出儿童发育商。

Bayley 婴儿发育量表：适用于 2～30 个月婴幼儿，包括精神发育量表、运动量表和婴儿行为记录。

Standford–Binet 智能量表：适用 2～18 岁儿童，测试内容包括幼儿的具体智能（感知、认知、记忆）以及年长儿的抽象智能（思维、逻辑、数量、词汇），结果以智商（IQ）表示，用以评价儿童学习能力和对智能发育迟缓者进行诊断及程度分类。

Wechsler 学前及初小儿童智能量表（WPPSl）：适用于 4～6.5 岁儿童。该测验必须个别进行，测试内容包括言语和操作 2 个分量表，将得分综合后查表获得言语智商、操作智商和总智商，较客观地反映学前儿童的智能水平。

2. 适应性行为测验 智力低下的诊断与分级必须结合适应性行为的评定结果。国内多采用日本婴儿初中学生（6 个月～15 岁）社会生活能力量表。

第五节 小儿喂养与保健

合理的喂养和科学的儿童保健，是保证小儿营养供给、促进其健康成长的重要因素。

【营养基础】

营养是保证小儿生长发育和身心健康的重要物质基础。小儿营养与成人的不同之处在于其提供的各种营养素和能量要保证不断的生长发育所需，营养不足可导致生长发育迟缓，甚至引起营养不良病症。

1. 能量的需要 能量对维持机体的新陈代谢十分重要。能量由食物中的营养素（糖类、脂肪、蛋白质）供给。小儿对能量的需要包括五个方面：

（1）基础代谢所需：指在清醒安静状态下，维持人体功能的最低能量。包括维持体温、肌肉张力、循环、呼吸、肠蠕动和腺体活动等基本生理活动的代谢所需。婴幼儿期基础代谢所需的能量约占总能量 60%。

（2）生长发育所需：小儿能量的特殊需要。生长发育越迅速，需要量越大，此项需要量与生长速率成正比。1 岁以内婴儿增长最快，这项所需能量占总能量的 25%～30%，以后逐渐减少。如饮食所供能量不能满足需要，则生长发育便会迟缓，甚至停止。

（3）食物的特殊动力作用：食物在消化吸收过程中所消耗的能量，叫食物的特殊动力作用。可因各种食物的性质、成分不同而消耗量也不同，如蛋白质较高，糖类和脂肪较低，婴儿摄取蛋白质较多，故此项能量消耗占总热量的8%～10%。

（4）活动消耗：用于肌肉活动所需要的能量。不同小儿根据活动量大小所需的能量极不一致。如1岁以内小儿活动每日所需为63～84kJ/kg（15～20kcal/kg），多动好哭者比安静的小儿需要的能量可高出3～4倍。随年龄增长，需要量渐增。

（5）排泄消耗：指食物中一部分未经消化吸收的食物随粪便排出体外，主要为脂肪和蛋白质，一般不超过食物所含能量的10%。如腹泻及其他消化功能紊乱时，能量的丢失明显增加。

以上五方面所需能量的总和，称为能量需要的总量。小儿能量需要的总量相对比成人多，年龄越小，需要量相对也越大。1岁以内婴儿需要的能量总量为每日460kJ/kg（110kcal/kg），以后每增加3岁每日减去42kJ/kg（10kcal/kg），到15岁每日约为250kJ/kg（60kcal/kg）。但这只是根据正常婴幼儿所需能量得出的平均数，个体间有很大差异。总能量供给不足，可使小儿反应淡漠、活动减少，日久可使生长减慢、体重下降；反之，长期能量摄入过多，可引起肥胖。

2. 营养素的需要

（1）蛋白质：是构成人体组织细胞的基本成分，也是保证各种生理活动的物质基础，同时可提供部分热能。其供能占总能量的8%～15%。婴儿蛋白质每日需要量为2～4g/kg，1岁以后蛋白质需要量逐渐减少，直到成人的每日1.1g/kg。长期缺乏蛋白质，可致生长发育迟缓、营养不良、贫血、水肿等，严重者可导致死亡。而蛋白质摄入过多时，可致消化不良、便秘。

（2）脂肪：是供给机体能量的重要营养素，所供的能量占每日总能量的35%～50%；也是人体组织和细胞的主要成分，并能协助脂溶性维生素的吸收，防止体热散失，保护脏器不受损伤。婴幼儿所需脂肪每日约4g/kg，6岁以上儿童每日需2.5～3g/kg。脂肪缺乏时，可致营养不良和各种脂溶性维生素缺乏症；过多脂肪，可致消化不良、食欲不振或酸中毒。

（3）碳水化合物（糖类）：是机体最主要的供能物质。其供能量约占总能量的一半。另外，糖类还可与脂肪酸或蛋白质结合，参与细胞的多种生理活动。1岁以内每日约需糖12g/kg，2岁以上每日约需10g/kg。食物中糖类过多，发酵过盛，过分刺激肠蠕动，可引起腹泻。糖类摄入不足，可引起低血糖，机体将脂肪和蛋白质分解产生酮体而致酸中毒。

糖类、脂肪、蛋白质三种营养素，除其特有的生理作用外，均可产生热能（也叫产能营养素），在总能量供应中，应有一定的比例，以适应不同年龄小儿的生理所需。故在膳食安排时必须合理处理三种供能营养素，使其发挥最佳作用，以提高热能的生物学价值。

（4）维生素与矿物质：维生素是维持机体正常代谢和生理功能所必需的一大类有机化合物的总称。其不产生能量，人体需要量甚微，但体内不能合成或合成量不足，必须由食物供给。维生素的种类很多，根据其溶解性可分为脂溶性和水溶性两大类。脂溶性的维生素（维生素 A、维生素 D、维生素 E、维生素 K），易溶于脂肪，大部分贮存于脂肪组织，不需每日供给，排泄缓慢，缺乏时症状出现较迟，但过量易致中毒。水溶性的维生素，包括 B 族维生素（维生素 B_1、维生素 B_2、维生素 B_6、维生素 B_{12}、PP、叶酸）和维生素 C，因易溶于水，多余部分可迅速从尿中排泄，不易贮存，故需每日供给，缺乏后症状迅速出现，过量时一般不易发生中毒。

矿物质对人类的造骨、造血、免疫及内分泌等功能起着重要的作用。儿童最紧要的矿物元素是钙、磷、铁、铜、钠、钾、碘、锌八种。婴幼儿易缺钙和铁，乳类含钙量多，铁主要来源于蛋黄、瘦肉、动物肝脏、青菜等食物。

（5）水：是构成机体体液的主要成分，并能调节体温，对维持体内环境起着重要作用。小儿时期体内水分较多，占体重的 70%～75%。新生儿更高，约占体重的 80%。水的需要量取决于机体新陈代谢和能量的需要，并与饮食的质和量，以及肾脏的浓缩功能有关。如小儿年龄越小，总能量越大，需水量也多；进食量大，摄入的蛋白质和无机盐多，需水量就增多。正常婴儿需水量每日为 100～150mL/kg，14 岁时为 50mL/kg。若婴儿每日摄水量少于 60mL/kg，即可发生脱水症状。若超过正常需要量可增加尿量的排泄，在心、肾功能不全时，可发生水肿、循环衰竭等。

【婴儿喂养】

主要有母乳喂养、部分母乳喂养和人工喂养三种形式。

1. 母乳喂养 母乳是婴儿最理想的天然营养品，应大力提倡。

（1）母乳喂养的优点：①营养丰富、比例适宜。母乳中含有蛋白质、脂肪、糖、矿物质和维生素等丰富的营养物质，且各种营养素比例适宜，易于吸收和利用，是婴儿期前 4～6 个月最理想的食物。母乳中所含的蛋白质 70% 为乳清蛋白，在胃内凝块小。母乳含不饱和脂肪酸较多，容易消化。母乳中含糖量多，90% 为乙型乳糖，利于双歧杆菌生长，从而抑制大肠杆菌繁殖，故母乳喂养的小儿很少发生腹泻。②增强免疫力。母乳中含有丰富的抗体、活性细胞和其他免疫活性物质，故能有效地抵抗微生物入侵，使婴儿很少患消化道和全身感染性疾病。如初乳中含丰富的 sIgA，在胃中不被消化，在肠道中发挥免疫防御作用；母乳中含丰富的乳铁蛋白，可发挥抑制细菌生长的作用。③喂哺简便。母乳的温度及泌乳速度适宜，不需加热和消毒，不易污染，可直接喂哺，省时省力，十分经济。④增加母婴情感。母亲的抚摸、目光的对视、温柔的话语，都能使婴儿获得安全感，促使其心理发育，并能使母亲及时发现小儿疾病。⑤有利母亲健康。母亲产后哺乳可刺激子宫收缩，促进母亲早日恢复；并且，母乳喂养还能减少乳母患乳腺癌和卵巢肿瘤的可能性。

（2）母乳喂养的注意事项：孕母产前应做好身、心两方面的准备和积极的措施，婴儿出生后，尽早开奶，最好母婴同室，按需喂哺婴儿。乳母的营养状况、精神状态及是否有效刺激和排空乳房是维持乳量的主要因素。乳母应加强营养、睡眠充足、心情愉快、不随便服药，如母亲患有急性肝炎、活动性肺结核、严重的心肾疾病等均不宜哺乳，患乳腺炎时可暂停哺乳。

（3）断乳：随着婴儿逐渐长大，母乳已不能完全满足其生长发育的需要，同时婴儿的消化功能也逐渐完善，乳牙开始萌出，咀嚼功能加强，可逐步适应非流质饮食。自生后4～6个月起应逐渐添加辅食，减少哺乳次数。当婴儿长到8～12个月时可以完全断乳。若婴儿患病或遇酷暑、严冬，断奶可延至婴儿病愈、秋凉或春暖季节。

2. 部分母乳喂养 因母乳不足或因其他原因，加用牛乳、羊乳或配方乳补充，即为部分母乳喂养。如每次先哺母乳，将乳房吸空，然后再补充其他乳品，此为补授法；如每日用其他乳品代替一至数次母乳喂养，称为代授法。部分母乳喂养时最好采用补授法，这样可使婴儿多得母乳，且刺激乳腺，促进乳汁分泌，防止母乳迅速减少。不得已采用代授法时，每日母乳次数最好不少于3次，否则泌乳量会进一步减少，以致最后只能完全改用人工喂养。

3. 人工喂养 由于各种原因母亲不能喂哺婴儿时，可选用牛、羊乳或其他代乳品喂养婴儿，称为人工喂养。人工喂养不如母乳喂养，但如能选用优质乳品或代乳品，调配恰当，供量充足，注意消毒，也能满足小儿的营养需要，使生长发育良好。

牛乳是最常用的代乳品，其所含的蛋白质虽然高于人乳，但以酪蛋白为主，在胃中形成较大的凝块，不易消化；牛乳中含不饱和脂肪酸少，低于人乳；牛乳中的甲型乳糖有利于大肠杆菌生长。为纠正其不足，食用时加蔗糖、水，可使乳凝块变小，有助于消化。

牛乳的配制包括稀释、加糖和消毒三个步骤。生后不满2周采用2：1奶（即2份牛奶加1份水），以后逐渐过渡到3：1或4：1奶，满月后即可进行全奶喂养。加糖量为每100mL加5～8g。婴儿每日约需加糖牛奶110mL/kg，需水每日150mL/kg（包含牛乳量）。目前，常用的乳制品还有全脂奶粉、配方奶粉、鲜羊乳等。对牛奶过敏的婴儿，还可选用大豆类代乳品进行喂养。

4. 辅助食品添加 添加辅食时应根据婴儿的实际需要和消化系统的成熟程度，遵照循序渐进的原则进行。添加辅食的原则有：①从少到多，以使婴儿有一个适应过程；②由稀到稠，从米汤开始到稀粥，再到软饭；③由细到粗，从菜汁到菜泥，乳牙萌出后可试食碎菜；④由一种到多种，习惯一种食物后再加另一种，不能同时添加几种。若出现消化不良时应暂停喂食，待恢复正常后，再从小量喂起。天气炎热或婴儿患病时，应暂缓添加新品种。各种辅助食品的添加顺序见表2-2。

表2-2 婴儿辅食添加顺序

月龄	食物性状	添加的食物	主餐	辅餐
4～6个月	泥状食物	含铁配方米粉、稀粥、蛋黄、菜泥、水果泥	6次奶	逐渐加至1～2次
7～9个月	末状食物	粥、烂面条、饼干、全蛋、鱼、肝、肉末	4次奶	2次饭
10～12个月	碎食物	稠粥、软饭、面条、馒头、碎肉、碎菜、豆制品	3次饭	2～3次奶

【小儿保健】

小儿保健是针对小儿生长发育过程中的影响因素，采取有效措施，加强有利条件，防治不利因素，促进和保证小儿健康成长的综合性防治医学。保健的内容包括：日常调护、健康检查、体格锻炼、预防接种、合理教育等内容，而各年龄分期的保健侧重点也不同。

1. 胎儿期及围生期的保健重点　胎儿的发育与孕母的健康、营养状况、疾病、生活环境和情绪等密切相关，故胎儿期保健是以孕母的保健为主。

父母婚前需做遗传性咨询，禁止近亲结婚；增加孕母抵抗力，降低孕期（尤其妊娠前8周）病毒感染率；孕母避免接触放射线、烟、酒，以及铅、苯、汞、有机磷等化学毒物；孕母患病应在医生指导下用药；对高危产妇需做产前筛查；对胎儿定期监测；提高接生技术；加强出生时新生儿和第1周内新生儿的护理、喂养；及时处理产伤、窒息、感染等。

胎儿完全依靠母体而生存，孕母的饮食营养、起居劳逸、情绪、生活环境、服药等都影响着胎儿的生长发育，故应保证孕母的充足营养，注意孕母的精神修养，恬淡静心，给胎儿一个良好的生长发育的外环境。

2. 新生儿期的保健重点　新生儿期是胎儿初离母体，适应新环境的特殊时期，由于其生理功能尚未完善，适应外环境能力极差，发病率和死亡率很高，因此，新生儿的保健十分重要。保健的重点应放在出生后第1周，建立新生儿家庭访视制。正常足月新生儿一般访视2次，具有高危因素的新生儿应增加次数，一般不少于3次。在访视中了解新生儿出生后的状况，指导喂养和护理。

（1）出生时护理：产房室温保持在25～28℃；新生儿娩出后迅速清理口腔内黏液，保证呼吸道通畅；严格消毒、结扎脐带；记录出生时评分、体温、呼吸、心率、体重与身长；设立新生儿观察室，出生后观察6小时，正常者进入婴儿室/母婴室，高危儿送入新生儿重症监护室。

（2）新生儿家庭保健：①保暖：新生儿居室的温度与湿度应随气候温度变化调节，有条件的家庭在冬季应使室内温度保持在20～22℃，湿度以55%为宜，无条件时可用热水袋保暖，避免体温不升；夏季应避免室内温度过高。②喂养：指导母亲使用正确的哺乳方法以维持良好乳汁分泌、满足新生儿生长所需；母乳确实不足或无法进行母乳喂养的婴儿，应指导母亲使用科学的人工喂养方法。③皮肤护理：新生儿皮肤娇嫩，应每日洗澡保持皮肤清洁，根据室温选择合适的衣服与尿布。④促进新生儿感知觉、运动发育：父母应多与婴儿说话，帮助新生儿发展信任感，抚摸、摇、抱新生儿，促进视、听觉发育；2～3周后每日俯卧1～2次，训练抬头发育。⑤预防感染：成人护理新生儿前要洗手，患呼吸道感染的家长接触新生儿要戴口罩，新生儿的用具需每日煮沸消毒。

（3）新生儿疾病筛查：①听力筛查：尽可能早地发现有先天性听力发育障碍的新生儿，使其在语言发育的关键年龄之前就能得到适当干预，使语言发育不受伤害；②遗传代谢、内分泌疾病筛查：新生儿出生时必须做某些遗传代谢、内分泌疾病如苯丙酮尿症、先天性甲状腺功能减退症等的筛查，以期早期发现、早期诊断，预防疾病发生带来的严重后果。

3. 婴幼儿期的保健重点　婴幼儿期是最易患消化紊乱、感染性疾病及儿童传染病的时期，发病率和死亡率仍高。应提倡婴儿纯母乳喂养至少4～6个月；合理添加辅食和断奶；定期进行健康检查、体格测量和生长发育系统监测；训练婴儿被动体操，促进感知觉发育；合理安排生活，培养良好的生活习惯等；6个月后，来自母体的被动免疫已告结束，需按计划免疫程序接受基础免疫。

4. 学龄前期的保健重点　学龄前期的儿童，智力发育快，求知欲强，好奇，好问，好模仿，故应重视早期教育，加强看护，预防烫伤、溺水、异物吸入、食物中毒等意外损伤。随着小儿脏腑功能的逐渐发育，抗病能力明显增强，但接触外界的机会较前明显增多，故感染机会增多，保健方面应继续进行生长发育监测和传染病的防治。依托托幼机构和家长，培养独立生活的能力，逐步引导其正确地认识客观世界。

5. 学龄期的保健重点　学龄期儿童大脑皮层发育完善，思维、分析能力逐渐成熟，处在长身体、长知识的阶段，求知欲强。此期除保证营养外，应培养良好的学习习惯，加强素质教育；开展体育锻炼，不仅可增强体质，同时也能培养儿童的毅力和奋斗精神；培养良好生活习惯，预防龋齿、肠道寄生虫病等的发生；进行法制教育，学习交通规则，减少意外事故的发生。

6. 青春期的保健重点　青春期为体格发育的第二个飞跃期，生理、心理上会发生重大变化，不仅体重、身高有较大幅度的增长，且第二性征逐渐明显。因此，应进行正确的性教育，培养良好的性格和道德情操，树立正确的人生观；同时，更要注意心理及性行为的教育，以保证青少年时期身心的健康成长。

【儿童保健的具体措施】

1.护理 对小儿的护理是儿童保健、医疗工作的基础内容，年龄越小的儿童，越需要合适的护理。

（1）居室：应阳光充足、通气良好，冬季室温尽可能达到18～20℃，湿度为55%～60%；母婴应同室，便于母亲哺乳、护理小儿生活。

（2）衣着（尿布）：应选择浅色、柔软的纯棉织物，宽松而少接缝，以避免摩擦皮肤和便于穿、脱。冬季不宜穿得过多、过厚，以免影响四肢循环和活动；襁褓不应包裹过紧，可让婴儿活动自如，保持双下肢屈曲姿势有利于髋关节的发育；婴儿最好穿连衣裤或背带裤，不用松紧腰裤，以利胸廓发育；幼儿学会走路、会用语言表达大小便时最好不穿开裆裤。

2.营养 是保证儿童生长发育及健康的先决条件，必须及时对家长和有关人员进行有关母乳喂养、断乳期婴儿的辅食添加、幼儿期正确的进食行为的培养、学龄前期及学龄儿童的膳食安排等内容的宣传和指导。

3.计划免疫 根据小儿的免疫特点和传染病发生的情况制定免疫程序，有计划地使用生物制品进行预防接种，以提高人群的免疫水平，达到控制和消灭传染病的目的。

按照我国卫生部门的规定，婴儿必须在1岁内完成卡介苗，脊髓灰质炎三价混合疫苗，百日咳、白喉、破伤风类毒素混合制剂，麻疹减毒疫苗和乙型肝炎病毒疫苗5种疫苗的接种。此外，根据流行地区和季节进行乙型脑炎疫苗、流行性脑脊髓膜炎疫苗、风疹疫苗、流感疫苗、腮腺炎疫苗、甲型肝炎病毒疫苗等的接种。常见的预防接种见表2-3。

表2-3 1岁以内婴儿各种预防接种实施程序表

预防病名	结核病	脊髓灰质炎	麻疹	百日咳、白喉、破伤风	乙型肝炎
免疫原	卡介苗（减毒活结核菌混悬液）	脊髓灰质炎减毒活疫苗糖丸	麻疹减毒活疫苗	百日咳菌液、白喉类毒素、破伤风类毒素的混合制剂	乙肝疫苗
接种方法	皮内注射	口服	皮下注射	皮下注射	肌内注射
接种部位	左上臂三角肌上端		上臂外侧	上臂外侧	上臂三角肌
每次剂量	0.1mL	每次1丸三价混合糖丸疫苗	0.2mL	0.2～0.5mL	5μg
初种年龄	生后2～3天到2个月	2个月以上 第一次2个月 第二次3个月 第三次4个月	8个月以上易感儿	3个月以上 第一次3个月 第二次4个月 第三次5个月	第一次出生时 第二次1个月 第三次6个月

续表

预防病名	结核病	脊髓灰质炎	麻疹	百日咳、白喉、破伤风	乙型肝炎
复种	接种后于7岁、12岁进行复查，结核菌素阴性时加种	4岁时加强口服三价混合糖丸疫苗	6岁时加强一次	1.5～2岁、6岁各加强一次，用吸附白喉、破伤风二联类毒素	周岁时复查免疫成功者3～5年加强，免疫失败者重复基础免疫
注意点	2个月以上接种前应做结核菌素试验，阴性接种	冷开水送服或含服，服后1小时内禁用热开水	接种前1个月或接种前1周禁用丙种球蛋白	掌握间隔间期，避免无效注射	—

免疫接种的禁忌证有：①患自身免疫性疾病、免疫缺陷病者；②有明确过敏史者禁接种白喉类毒素、破伤风类毒素、麻疹疫苗（特别是鸡蛋过敏者）、脊髓灰质炎糖丸疫苗（牛奶或奶制品过敏）、乙肝疫苗（酵母过敏或疫苗中任何成分过敏）；③患有结核病、急性传染病、肾炎、心脏病、湿疹及其他皮肤病者不予接种卡介苗；④在接受免疫抑制剂治疗期间，发热、腹泻和急性传染病者，忌服脊髓灰质炎疫苗；⑤因百日咳菌苗偶可产生神经系统严重并发症，故本人及家庭成员患癫痫、神经系统疾病有抽搐史者，禁用百日咳菌苗；⑥患有肝炎、急性传染病或其他严重疾病者不宜进行免疫接种。

预防接种可能引起一些反应：①卡介苗接种后2周左右可出现红肿浸润，8～12周后结痂。如化脓形成小溃疡，腋下淋巴结肿大，可局部处理以防感染扩散，但不可切开引流。②脊髓灰质炎三价混合疫苗接种后有极少数婴儿发生腹泻，但往往能不治自愈。③百日咳、白喉、破伤风类毒素混合制剂接种后局部可出现红肿、疼痛或伴低热、疲倦等，偶见过敏性皮疹、血管性水肿。如全身反应严重，应及时到医院诊治。④麻疹疫苗接种后，局部一般无反应，少数人可在6～10日内出现轻微的麻疹，对症治疗即可。⑤乙肝疫苗接种后很少有不良反应，个别可有发热或局部轻痛，不必处理。

4.儿童心理卫生 健康不仅要有健壮的体魄，而且要有健全的心理状态和良好的适应社会的能力。

（1）习惯的培养

①睡眠习惯：应从小培养儿童有规律的睡眠习惯。1～2个月婴儿尚未建立昼夜生活节律，胃容量小，可夜晚哺乳1～2次，但不应含奶头入睡；3～4个月后逐渐停止夜间哺乳，延长夜间睡眠时间；儿童居室的光线应柔和，睡前避免过度兴奋，婴儿应有自己的放在固定位置的床位，使睡眠环境稳定；保证充足睡眠时间，不要任意改变儿童的睡眠时间；婴儿可利用固定乐曲催眠入睡，不拍、不摇、不用喂哺催眠，对幼儿可用讲故事帮助其入眠。

②进食习惯：从婴儿期就应注意训练儿童进食能力，培养良好的进食习惯。随年龄的增长，夜间哺乳会影响婴儿白天的食欲，给添加辅食与断离母乳造成困难，应在 3～4 个月龄后就应逐渐停止夜间哺乳。4～6 个月婴儿可添加辅食，使其适应多种食物的味道，减少以后挑食、偏食的发生，同时亦应训练用勺进食；7～8 个月后学习用杯喝奶和水，以促进吞咽、咀嚼及口腔协调动作的发育；9～10 个月的婴儿开始有主动进食的要求，可先训练其自己抓取食物的能力，尽早让小儿学习自己用勺进食，促进眼、手协调动作。引入不同味道的其他食物，促进味觉发育。

③排便习惯：随食物性质的改变和消化功能的成熟，婴儿大便次数逐渐减少到每日 1～2 次时，便可开始训练坐便盆，定时排大便；当儿童会走路，有一定表达能力、能听懂成人语言时，就可训练控制大小便。一般 1 岁左右的儿童已可表示便意，2～3 岁后夜间可不排尿。

④卫生习惯：从婴儿期起就应培养良好的卫生习惯，定时洗澡、勤换衣裤，用尿布保护会阴皮肤清洁。乳儿在哺乳或进食后可喂少量温开水清洁口腔，不可用纱布等擦抹，以免擦伤口腔黏膜和牙龈。2～3 岁以后培养小儿自己早晚刷牙、饭后漱口、食前便后洗手的习惯；不喝生水，不吃未洗净的瓜果，不食掉在地上的食物，不随地吐痰，不随地大小便，不乱扔瓜果纸屑。

（2）社会适应性的培养：从小培养儿童有良好的适应社会的能力是促进儿童健康成长的重要内容之一。儿童的社会适应性行为是各年龄阶段相应神经心理发展的综合表现，与家庭经济，育儿方式，儿童性别、性格、年龄密切相关。

①独立能力：应在日常生活中培养婴幼儿的独立能力，如自行进食、控制大小便、独自睡觉、自己穿衣、自己穿鞋等；年长儿则应培养其独立分析、解决问题的能力。

②控制情绪：儿童控制情绪的能力与语言、思维的发展和成人的教育有关。婴幼儿的生活需要依靠成人的帮助，父母及时应答儿童的需要有助于儿童心理的正常发育，否则可能会产生消极的行为问题。儿童常因要求不能满足而发脾气，或发生侵犯行为，故成人对儿童的要求与行为应按社会标准给予满足或加以约束或预见性地处理问题，减少儿童产生消极行为的机会。用诱导方法而不用强制方法处理儿童的行为问题可以减少其对立情绪，有利于儿童控制力的发展。

③意志：在日常生活、游戏、学习中应该有意识地培养儿童克服困难的意志，增强其自觉、坚持、果断和自制的能力。

④社交能力：从小给予儿童积极愉快的感受，例如：喂奶时不断抚摸孩子；与孩子眼对眼微笑说话，常抱孩子，摇动着说话、唱歌；孩子会走后，常与孩子做游戏、讲故事，这些都会增加孩子与周围环境和谐一致的生活能力。注意培养儿童之间互相关爱，鼓励孩子帮助别人，增进善良的情绪；在游戏中学习遵守规则，团结友爱，互相谦让，学习与人

的交往，增进语言交流能力。

⑤创造能力：人的创造能力与想象能力密切相关。通过游戏、讲故事、绘画、听音乐、表演、自制小玩具等可以开发小儿的智力；启发式地向儿童提问题，引导儿童自己去发现问题和探索问题，可促进儿童想象力和创造力的发展。

（3）父母和家庭对儿童心理健康的作用：父母的教养方式、管理态度和与小儿的亲密程度等与儿童个性的形成与适应社会能力的发展密切相关。从小与父母建立相依感情的，日后会有良好的社交能力和人际关系。父母及时对婴儿的咿呀学语做出应答，可促进儿童的语言和社会性应答能力的发展。婴儿期与母亲接触密切的儿童，语言和智能发育较好。父母采取民主方式教育的儿童善于与人交往，机灵、大胆而有分析思考能力；反之，如父母要求过严，经常打骂儿童，则儿童缺乏自信心、自尊心，对人缺乏感情。父母过于溺爱的儿童，缺乏独立性、任性、情绪不稳定。因此，父母应了解不同年龄阶段儿童的心理发育特点，理解儿童的行为，以鼓励的正面语言教育为主，对儿童的不良行为应及时说服、教育。父母更应注意提高自身的素质，言行一致，以身作则教育儿童。

5. 定期健康检查 0～6岁散在儿童和托幼机构的集体儿童应进行定期的健康检查，系统观察小儿的生长发育营养状况，及早发现异常、进行指导和采取相应措施。

（1）新生儿访视：由社区妇幼保健人员于新生儿出生28天内家访3～4次，高危儿应适当增加家访次数。家访的目的是早期发现问题，及时指导处理，降低和减轻新生儿发病。家访内容有：①新生儿出生情况；②生后生活状态；③预防接种情况；④喂养与护理指导；⑤体重监测；⑥体格检查，重点应注意有无产伤、黄疸、畸形、皮肤与脐部感染以及视、听觉检查。每次访视后，应认真填写访视卡，待小儿满月后转至有关保健系统。访视中发现严重问题应立即转医院诊治。

（2）儿童保健门诊：应按照各年龄期保健需要，定期到固定的社区儿保单位进行健康检查，通过这种连续的纵向观察可获得个体儿童的生长变化趋势和心理发育的信息，以早期发现问题、正确指导。定期检查内容为：①体格测量及评价，3岁后每年测视力、血压一次；②询问个人史及既往史，包括出生史、喂养史、生长发育史、预防接种、疾病情况、家庭环境与教育等；③全身各系统检查；④常见病的定期实验室检查，如缺铁性贫血、寄生虫病等，对临床可疑佝偻病、微量元素缺乏、发育迟缓等疾病应做相应的筛查实验。

6. 体格锻炼

（1）户外活动：一年四季均可进行，可增加儿童对冷空气的适应能力，提高机体免疫力，接受日光照射、防止佝偻病的发生。婴儿出生后应尽早进行户外活动，到人少、空气新鲜的地方，开始户外活动的时间由每日1～2次，每次10～15分钟，逐渐延长到1～2小时；冬季户外活动时仅暴露面部、手部，注意身体保暖。年长儿除恶劣气候外，应多在户外玩耍。

（2）皮肤锻炼：①婴儿皮肤按摩：按摩时可用少量婴儿润肤霜使之润滑，每日早晚进行，每次 15 分钟左右，在婴儿面部、胸部、腹部、背部及四肢有规律地轻柔与捏握，可刺激皮肤，有益于循环、呼吸、消化系统及肢体肌肉的放松与活动。皮肤按摩不仅给婴儿以愉快的刺激，同时也是父母与婴儿之间最好的交流方式之一。②温水浴：由于水的传热能力比空气强，可提高皮肤适应冷热变化的能力，故不仅可保持皮肤清洁，还可促进新陈代谢，增加食欲，利于睡眠，促进生长发育和增强抗病能力。冬季应注意室温、水温，做好温水浴前的准备工作，减少体表热量散发。新生儿脐带脱落后即可进行温水浴，每日 1～2 次。③擦浴：7～8 个月及以上的婴儿可进行身体擦浴。擦浴时室温保持 16～18℃。水温 32～33℃，待婴儿适应后，水温可逐渐降至 26℃。先用毛巾浸入温水，拧至半干，然后在婴儿四肢做向心性擦浴，擦毕再用干毛巾擦至皮肤微红。④淋浴：适用于 3 岁以上儿童，效果比擦浴更好。每日一次，每次冲淋身体 20～40 秒。水温 35～36℃，浴后用干毛巾擦至全身皮肤微红。待儿童适应后，可逐渐将水温降至 26～28℃。⑤游泳：有条件者可从小训练，但应有成人在旁照顾。

（3）体育运动：①婴儿被动操：可促进婴儿大运动的发育、改善血液循环，使精神活泼，适用于 2～6 个月的婴儿，每日 1～2 次。由成人给婴儿做四肢伸屈运动，逐渐过渡到婴儿主动操。②婴儿主动操：6～12 个月婴儿开始大运动发育。可训练婴儿爬、坐、仰卧起身、扶站、扶走、双手取物等动作。③幼儿体操：12～18 个月幼儿学走尚不稳时，在成人的扶持下，帮助婴儿进行有节奏的活动；18 个月～3 岁幼儿可配合音乐，做模仿操。④儿童体操：如广播体操、健美操，以增进动作协调，有益于肌肉骨骼的发育。⑤游戏、田径与球类：年长儿可利用器械进行锻炼，如木马、滑梯，各种田径活动、球类、舞蹈、跳绳等。

7. 意外事故预防

（1）窒息与异物吸入：小于 3 个月的婴儿应注意防止因被褥、母亲的身体、吐出的奶液等造成的窒息；较大婴幼儿应防止食物、果核、纽扣、硬币等异物吸入气管。

（2）中毒：保证儿童食物的清洁卫生，防止食物在制作、储备、出售过程中处理不当所致的细菌性食物中毒；避免食用有毒的食物，如毒蘑菇、含氰果仁（苦杏仁、桃仁、李仁等）、河豚、鱼苦胆等；药物应放置在儿童拿不到的地方；儿童内、外用药应分开放置，防止误服外用药造成的伤害。

（3）外伤：婴幼儿居室的窗户、楼梯、阳台、睡床等都应置有栏杆，防止坠床和从高处跌落；远离厨房，避免开水、油、汤等烫伤；妥善存放易燃品、易伤品；教育年长儿不可随意玩火柴、煤气等危险物品；室内电器、电源应有防止触电的安全装置。

（4）溺水与交通事故：教育儿童不可独自与小朋友去无安全措施的江河、池塘玩水；

教育儿童遵守交通规则。

（5）教会孩子自救：如家中发生火灾拨打119，遭受外来侵犯拨打110，意外伤害急救拨打120。

第六节 儿科诊法概要

诊法是通过收集临床症状、体征及有关实验室检查资料对疾病做出诊断的基本方法。中医诊法包括望、闻、问、切四个主要内容。西医学包括病史采集、体格检查及各种理化检测等现代诊断技能。由于小儿在生理、病理及疾病的演变过程中具有特殊性，因而小儿疾病的诊察方法也与成人不尽相同。

【儿科病史采集的特点】

病史采集主要通过问诊来实现，儿科古称"哑科"，由于小儿言语障碍和感觉不敏锐，其病史一般由家长、保育员或老师提供，在病史询问时，需要耐心倾听代述人对病情的描述，不宜轻易打断。年长儿童可让自己叙述病情，但儿童有时会害怕各种治疗或因表达能力欠缺而误说病情，应注意分辨真伪。

由于大多数小儿不能准确描述症状的性质、程度、特点及伴随症状，因此，需要掌握一定的问诊技巧，尽量使用儿童熟悉的语言，态度和蔼。

因小儿患病有一定的年龄倾向性，如新生儿出生后24小时内出现的黄疸应视为病理性黄疸，24小时后出现的黄疸有可能是生理性的黄疸。故询问年龄时，要求问清实足年龄，如几岁、几月、几天，并真实记录。

【病史采集与记录】

1. 一般项目 正确记录患儿姓名、性别、年龄（采用实际年龄，新生儿记录天数，婴儿记录月数，1岁以上记录几岁几个月）、种族、父母或抚养人姓名、职业、年龄、文化程度、家庭住址及电话或其他联系方式、代诉病史者与患儿的关系及病史可靠程度。

2. 主诉 即来院就诊的主要症状和时间。要求文字简明扼要，尽量不超过20个字。例如："间断发热咳嗽5天"，"腹痛、腹泻2天"。

3. 现病史 是病史的重要部分，记录发病到就诊之前疾病发生、发展及诊治的详细过程。内容包括发病情况，主要症状的特点及发展变化，入院前的检查、诊断结果及治疗经过，伴随症状，发病以来精神、饮食、二便、睡眠等的变化情况。具有鉴别意义的阴性症状亦应列入。

4. 个人史 可作为疾病诊断的参考依据，3岁以内小儿应详细询问出生史、喂养史和生长发育史。

（1）出生史：新生儿和小婴儿应重点询问胎次、产次、是否足月顺产、分娩方式及过程，出生时有无窒息、产伤，以及出生体重等。对有神经系统症状、智力发育障碍和疑有先天性畸形的患儿，3 岁以上亦应详细询问生产史，必要时还应询问母亲孕期的健康和用药史。新生儿病历应将出生史写在现病史的开始部分。

（2）喂养史：对婴幼儿要重点询问喂养方式，辅食添加情况，断奶情况。年长儿要询问食欲、饮食习惯、有否偏食等。从喂养史中常可找到发病原因。

（3）生长发育史：3 岁以内患儿所患疾病与发育密切相关者，应详细询问其体格和智力的发育过程。婴幼儿着重了解何时会抬头、笑、独坐、叫人和走路，以及前囟门闭合和出牙时间等。对学龄儿童应了解其学习情况。

（4）生活史：患儿的居住条件，生活是否规律，睡眠情况及个人卫生情况，是否经常进行户外活动，以及家庭周围环境及是否饲养宠物等。

5. 既往史

（1）与现病相同或类似的疾病：如现病为过敏性疾病，应询问过去有无类似发作史；现病有高热惊厥症状，应询问过去有无高热惊厥史。

（2）急性传染病史：应问清何时患过何种传染病，并记录患病经过和并发症。

（3）各系统疾病史：诸如呼吸、消化、循环、神经、泌尿等系统疾病，以及意外损伤、外科手术等病史。

（4）药物过敏史：询问何时对何种药物过敏及具体表现，以避免再次发生过敏。

（5）预防接种史：曾接种过的疫苗种类、时间和次数，是否有不良反应。

6. 家族史　询问父母年龄、职业和健康状况，是否近亲结婚；母亲历次妊娠及分娩情况；家庭其他成员的健康状况；家庭中有无其他人员患有类似疾病；有无家族性和遗传性疾病；其他密切接触者的健康状况。

【儿科体格检查】

1. 一般测量　包括体重、身长、头围、胸围（测量方法见本章第三节）及体温、呼吸、脉搏和血压的测量。

（1）体温的测量方法：①口测法：适用于较大儿童。正常值为 36.3 ～ 37.2℃。②腋测法：方法简单，易为小儿接受。正常值为 36 ～ 37℃。③肛测法：较准确，但对小儿有一定刺激，并应注意清洁消毒问题。正常值为 36.5 ～ 37.7℃。

（2）脉搏、呼吸的测定：婴幼儿易受各种因素影响，如哭闹时脉搏加快，故应在安静合作的情况下计数，不同年龄小儿正常值见表 2-4。

表2-4 各年龄小儿呼吸、脉搏次数（次／分）

年龄	呼吸	脉搏	呼吸：脉搏
新生儿	40～45	120～140	1：3
1岁以下	30～40	110～130	1：3～4
2～3岁	25～30	100～120	1：3～4
4～7岁	20～25	80～100	1：4
8～14岁	18～20	70～90	1：4

（3）血压的测量：测血压的袖带应为上臂长度的1/2～2/3，若过宽，测得数据偏低，过窄则偏高。不同年龄小儿的血压正常值可用下列公式大致推算：

收缩压（mmHg）=80+年龄×2

舒张压（mmHg）=收缩压×2/3或1/2

（注：kPa值=mmHg值÷7.5）

2. 皮肤、黏膜、淋巴结 应在明亮自然的光线下检查。首先观察皮肤颜色，有无黄染、皮疹、紫癜、色素沉着等，注意皮肤的温、湿度以及皮肤弹性和皮下脂肪的厚薄，皮下有无结节及水肿等。触诊浅表淋巴结（耳前、耳后、枕部、颈部、腋窝、滑车上、腹股沟及腘窝），注意其大小、硬度、活动性、有无压痛等。

3. 头面部 观察头颅大小、形态，囟门及骨缝是否闭合；眼睑有无浮肿、充血、黄染及瞳孔的形状、大小、对光反射等；鼻部有无异常分泌物及鼻翼扇动；耳部有无脓性分泌物及疖肿，乳突有无压痛；口腔注意黏膜、牙齿、舌和咽部的情况及扁桃体有无肿大等。

4. 颈部 是否对称，有无抵抗强直、压痛、肿块，活动是否受限；颈动脉有无异常搏动及杂音，颈静脉有无怒张；有无肝颈静脉回流征；气管位置是否居中；有无甲状腺肿大，如有，应描述其形态、硬度、压痛，有无结节、震颤及杂音。

5. 胸部

（1）胸廓：注意形态有无异常，如鸡胸、漏斗胸、桶状胸、串珠肋、郝氏沟、肋缘外翻等。

（2）肺部：注意观察呼吸的频率、深度、节律及有无呼吸困难和三凹征；触诊注意双侧语颤有无增强、减弱及摩擦感；叩诊是否为清音，有无浊音及实音；听诊呼吸音有无增强或减弱，有无干、湿啰音及摩擦音。

（3）心脏：注意有无心前区隆起，心尖搏动是否弥散，心脏搏动的性质及位置。叩诊可粗略估计心界的大小。叩诊时应注意：①用力要轻；②小儿一般只叩左右界；③在判断结果时需结合年龄特点（表2-5）。听诊注意心音的强弱，心率的快慢及心律是否整齐。

心脏有杂音时，注意杂音的性质、响度、部位及传导方向等。

表2-5　小儿各年龄心界

年龄	左界	右界
＜1岁以下	左乳线外1～2cm	沿右胸骨旁线*
2～5岁	左乳线外1cm	右胸骨旁线与右胸骨线之间
5～12岁	左乳线上或左乳线内0.5～1cm	接近右胸骨线
＞12岁	左乳线内0.5～1cm	右胸骨线

注：*胸骨旁线为胸骨线与乳线之间的中点线。

6.腹部　除一般内科要求的项目外，新生儿还应检查脐部，观察有无出血、炎症、渗出物或脐疝等。判断有无压痛时，应密切注意患儿的表情。正常婴幼儿肝脏可在肋缘下触及1～2cm，柔软而无压痛，6～7岁以后则不应摸到，少数人在右肋缘下仍能触及，一般不超过1cm。在婴儿期偶可触及脾脏边缘。

7.肛门及外生殖器　观察有无畸形（如先天性锁肛、尿道下裂、假两性畸形等）、感染和疝。女孩有无阴道分泌物、畸形；男孩有无隐睾、包皮过长、过紧、鞘膜积液等。

8.脊柱四肢　注意有无畸形及躯干、四肢比例失调，有无佝偻病的体征，如O形或X形腿，手镯、足镯样变，脊柱侧弯等，观察手指、足趾有无杵状指（趾）、多指（趾）畸形等。

9.神经系统　检查各种生理及病理反射，如腹壁反射、提睾反射、巴氏征、布氏征、克氏征等。

第七节　儿科治疗概要

由于小儿在解剖、生理、病理和疾病恢复过程等方面都有明显的年龄特点。因此，在治疗方面，不仅药物剂量与成人不同，其治疗原则和方法亦有区别。

【儿科治疗特点】

小儿阶段是一个生长发育的连续过程，不同年龄阶段的小儿在生理、病理和心理特点上各异，在病因、疾病过程和转归等各方面与成年人有诸多不同之处，因此在治疗和处理上须充分考虑年龄因素。由于小儿起病急，变化快，容易出现并发症，故治疗措施既要适时、全面，又要仔细、抓住重点，且在疾病的治疗过程中较成年人更需要爱心、耐心和精湛的医术，任何不恰当的处理方式或方法，都可能对小儿生理和心理等方面产生不良影响，故临床工作者，必须熟练掌握饮食、用药和心理等各方面的治疗技术，使患儿身心尽快康复。

1. 儿科护理 在疾病的治疗过程中，儿科护理是极为重要的一个环节，许多治疗操作均通过护理工作来实施，良好的护理在促进患儿康复中起着很大的作用。

（1）细致的临床观察：临床所观察到的患儿不典型的或细微的表现，都应考虑其可能存在的病理基础。

（2）合理的病室安排：病室要整齐、清洁、安静、舒适，空气新鲜、流通，温度适宜。为提高治疗和护理质量，可按年龄、病种、病情轻重和护理要求安排病室及病区。

（3）规律的病房生活：保证患儿充足的睡眠和休息。

（4）预防医院性疾病：①防止交叉感染；②防止医源性感染；③防止意外发生。

（5）预防意外伤害：病房内的一切设施均应考虑到患儿的安全。阳台及窗户应安装护栏。药品要放在患儿拿不到的地方。病床要有护栏。管理好热水瓶。医务人员检查处理完毕要及时拉好床栏，防止意外伤害发生。

2. 饮食安排 根据病情选择适当的饮食有助于治疗和康复，不当的饮食可使病情加重，甚至危及生命。患病期间的膳食可分为：

（1）乳品：①稀释乳：供新生儿及早产儿食用；②脱脂奶：半脱脂或全脱脂奶，脂肪含量低，只供腹泻、消化功能差者短期食用；③酸奶：牛乳加酸或经乳酸杆菌发酵成酸奶，其蛋白凝块小、易消化，供腹泻及消化功能弱的患儿食用；④蛋白奶：牛奶中加入脂肪、蛋白质或糖以提高热量，适用于营养不良、食量小的患儿；⑤豆奶：适用于乳糖吸收不良患儿。

（2）一般膳食：①普通饮食：采用易消化、营养丰富、热量充足的食物；②软食：将食物烹调得细、软、烂，介于普通饮食和半流质饮食之间，如稠粥、烂饭、面条、馒头、肉末、鱼羹等，使之易于消化，适合消化功能尚未完全恢复或咀嚼能力弱的患儿；③半流质饮食：呈半流体状或羹状，介于软食和流质饮食之间，由牛乳、豆浆、稀粥、烂面、蛋羹等组成，可补加少量饼干、面包，适用于消化功能弱，不能咀嚼吞咽大块固体食物的患儿；④流质饮食：全部为液体，如牛乳、豆浆、米汤、蛋花汤、冲泡的藕粉、果汁、牛肉汤等，不用咀嚼就能吞咽，且易于消化吸收，适用于高热、消化系统疾病、急性感染、胃肠道手术后患儿，亦可用于鼻饲。流质饮食供热量与营养素均低，只能短期应用。

（3）特殊膳食：①少渣饮食：纤维素含量少，对胃肠刺激性小，易消化，适用于胃肠感染、肠炎患儿；②无盐及少盐饮食：每日食物中含钠量在3g以下，烹调膳食不再加食盐，但少盐饮食每天应额外供给1g氯化钠，供心力衰竭和肝肾疾病导致的水肿患儿食用；③贫血饮食：每日增加含铁食物，如鸡蛋一个，肝100～200g，绿叶蔬菜100～200g和含维生素食物如水果等；④高蛋白膳食：在一日三餐中添加富含蛋白质的食物，如鸡蛋、鸡、鱼、肉、肝或豆类食品等，适用于营养不良、消耗性疾病患儿；⑤低脂肪饮食：膳食中不用或禁用油脂、肥肉等，适用于肝病患儿；⑥低蛋白饮食：膳食中减少蛋白质含量，以糖类如马铃薯、甜薯、水果等补充热量，用于尿毒症、肝性脑病和急性肾炎的少尿期患儿；⑦低热量饮食：一日三餐的普通饮食中既减少脂肪和糖类的含量，又能保证蛋白质和维生素的需要量，可选用鱼、蛋、豆类、蔬菜和瘦肉等，供单纯性肥胖症的小儿；⑧代谢病专用饮食：如不含乳糖饮食可用于半乳糖血症患儿，低苯丙氨酸奶用于苯丙酮尿症小儿，低糖饮食用于糖尿病患儿等。

（4）检查前饮食：因各种检查需要的饮食，例如：①潜血膳食：连续3天食用不含肉类、动物肝脏、血和绿叶蔬菜等，用于消化道出血的检查；②胆囊造影膳食：用高蛋白、高脂肪膳食，如油煎荷包蛋等，使胆囊排空，以检查胆囊和胆管功能；③干膳食：食用米饭、馒头、鱼、肉等含水分少的食物，以利于尿浓缩功能试验和爱迪计数等检查。

【儿科用药特点】

1.慎重选择药物　儿科选择用药的依据不仅要考虑小儿年龄、当前病种和病情，更要考虑小儿对药物的特殊反应及药物对生长发育的远期影响。无论中药、西药，都应慎重选择。几种药物合并使用时应注意在体内的相互作用而产生的毒副反应和药效削弱问题。

（1）抗生素：小儿容易患感染性疾病，故常应用抗感染药物。应根据不同病种、病情轻重、年龄等选择用药。如确诊为病毒性感染，可先试用中药制剂而不用抗生素。使用抗生素时要考虑到适应证，有针对性地使用；长期使用要考虑到二重感染的可能，通常以应用一种抗生素为宜，但严重感染时可联合用药。

（2）镇静药：小儿在高热、过度兴奋、烦躁不安、抽搐及频繁呕吐等情况下可适当选用镇静药，使小儿得到休息，以利病情恢复。常用的药物有苯巴比妥、氯丙嗪、地西泮等。但要注意此类药物对呼吸有一定的抑制作用，应谨慎使用。在使用镇静剂前必须重视原发病的诊断，否则用药后症状被掩盖，易引起误诊。

（3）肾上腺皮质激素：这类药物有抗炎、抗过敏、抗休克及免疫抑制等作用，广泛应用于结缔组织疾病、过敏性疾病、自身免疫性疾病及感染性疾病。可局部用药，亦可全身用药；可短期用药，也可长期用药。但必须重视其不良反应，短期内大量用药会掩盖病情，故诊断不清时不可使用；长期使用可使机体免疫力、反应性降低，继发感染，并影响小儿生长发育；水痘患儿应禁用，以免使病情急剧恶化。

（4）其他药物的选用：某些药物对成人和大童是安全的药物，但对某些新生儿和早产儿则不一定安全。例如早产儿、新生儿应用维生素K、磺胺类、新霉素等可致高胆红素血症，甚至引起核黄疸；婴儿腹泻时不宜首选止泻药，应采用饮食疗法、控制感染及液体疗法等；因部分药物可通过乳汁影响小儿，乳母用药尤须慎重。

2. 给药途径

（1）口服：本法简便易行，最为常用。幼儿用糖浆、水剂、冲剂等较合适，也可将药片捣碎后加糖水吞服，年长儿可用片剂或药丸。小婴儿喂药时最好将小儿抱起或头略抬高，以免呛咳将药吐出。病情需要时可采用鼻饲给药。

（2）注射：有肌肉注射、静脉注射和静脉滴注。注射法比口服法奏效快，但对小儿刺激大，肌内注射次数过多还可造成臀肌挛缩，影响下肢功能，故非病情必需不宜采用。肌内注射部位多选择臀大肌外上方；静脉推注多在抢救时应用；静脉滴注应根据年龄大小、病情严重程度控制滴速。

（3）其他途径：尚有雾化吸入法、鼻饲法、直肠给药和外用药等。雾化吸入法常用于咽喉、口鼻、呼吸道疾病；昏迷患儿可用胃管鼻饲法灌入；直肠给药常用于发热、某些肠道疾病和肾脏疾病的治疗；外用药以膏剂为多，也可用水剂、混悬剂、粉剂等。

3. 药量计算　小儿用药剂量较成人更须准确，计算方法有多种，可按体重、体表面积、年龄或按成人剂量折算。

（1）按体重计算：是最常用、最基本的计算方法。应以实际测得的体重为准，或按公式计算。每日（次）剂量＝体重（kg）× 每日（次）每千克体重需要量。年龄愈小，每千克体重剂量相对稍大，年长儿按体重计算剂量超过成人量时，以成人剂量为限。

（2）按体表面积计算：此法较按年龄、体重计算更为准确。近年来多主张按体表面积计算。小儿体表面积计算公式为：

$$< 30kg 小儿：体表面积（m^2）= 0.035× 体重（kg）+0.1$$

$$> 30kg 小儿：体表面积（m^2）= 0.02× [体重（kg）–30] +1.05$$

$$小儿剂量＝剂量 /（m^2）× 小儿体表面积（m^2）$$

（3）按年龄计算：此法计算剂量幅度大，用于不需十分精确的药物，如维生素类药物可按年龄计算。

（4）按成人量折算：小儿剂量＝成人剂量 × 小儿体重（kg）/50，此法仅用于未提供小儿剂量的药物。

第八节　小儿液体平衡的特点和液体疗法

体液是人体的重要组成部分，保持其生理平衡是维持生命的重要条件。由于小儿处于生长发育阶段，代谢旺盛，对水和电解质的需求相对较多，而调节水、电解质和酸碱平衡的机制尚未发育完善，因此，小儿的体液平衡易受疾病和外界环境影响而发生紊乱。水、电解质和酸碱平衡紊乱在儿科临床中极为常见，重者可危及生命。

【小儿体液平衡的特点】

1. 体液的总量及分布　体液分布于 3 个区域，即：血浆、间质和细胞内。血浆和间质液合称为细胞外液。小儿的体液主要是间质液，所占比例较成人高，血浆和细胞内液的比例则与成人相近，年龄愈小，体液占体重的比例愈高，见表 2-6。

表 2-6　不同年龄的体液分布（占体重的 %）

体液	足月新生儿	1 岁	2 ～ 14 岁	成人
体液总量	78	70	65	55 ～ 60
细胞内液	35	40	40	40 ～ 45
间质液	37	25	20	10 ～ 15
血浆	6	5	5	5

2. 体液中的电解质成分　细胞内液和细胞外液的电解质组成有显著的差别。细胞外液的电解质以 Na^+、Cl^-、HCO_3^- 等为主，其中 Na^+ 占细胞外液阳离子总量的 90% 以上，对维持细胞外液的渗透压起主导作用；细胞内液以 K^+、Mg^{2+}、HPO_4^{2-} 和蛋白质等为主，K^+ 大部分处于解离状态，占细胞内液阳离子总量的 78%，维持着细胞内液的渗透压。新生儿在生后数日内血钾、氯偏高，血钠、钙和碳酸氢盐偏低。

3. 水的需要量和排出　水的需要量与能量消耗成正比。小儿生长发育快，机体新陈代谢旺盛，摄入的热量、蛋白质和经肾排出的溶质量均较高；而且体表面积大，呼吸频率快，不显性失水多，约为成人的 2 倍，故按体重计算，年龄愈小，每日需水量愈多。不同年龄每日所需水量见表 2-7。

表 2-7　不同年龄每日水的需要量

年龄	mL/kg
< 1 岁	120 ～ 160
1 ～ 3 岁	100 ～ 140
4 ～ 9 岁	70 ～ 110
10 ～ 14 岁	50 ～ 90

水的排出主要经肺、皮肤、汗液、大小便。小儿排泄水的速度较成人快，年龄越小，交换率越高，婴儿每日水的交换量为细胞外液量的 1/2，而成人仅为 1/7，故婴儿体内水的交换率比成人快 3 ～ 4 倍，加上婴儿对缺水的耐受力差，在病理情况下如果进水不足或有水分继续丢失，将更易脱水。

【水、电解质和酸碱平衡紊乱】

1. 脱水 脱水是指水分摄入不足或丢失过多所引起的体液总量，尤其是细胞外液量的减少，脱水时除丧失水分外，尚有钠、钾和其他电解质的丢失。

（1）脱水程度：一般根据精神、神志、皮肤弹性、循环情况、前囟、眼窝、尿量及就诊时体重等综合分析判断，分轻、中、重三度，具体见表2-8。

表2-8 小儿脱水分度情况

项目	轻度	中度	重度
精神、神志	精神稍差、略有烦躁	精神萎靡或烦躁不安	表情淡漠、昏睡或昏迷
皮肤	稍干、弹性尚可	干燥、弹性较差	发灰、冰冷、干燥、弹性极差
前囟、眼窝	稍凹陷	明显凹陷	极度凹陷、眼闭不合
唇黏膜、眼泪	唇黏膜稍干、哭时有泪	唇黏膜干燥、哭时泪少	唇黏膜干裂、哭时无泪
周围循环	正常	稍差	四肢厥冷、血压下降、休克
尿量	正常或略少	明显减少	极少或无尿
估计累积失水量（mL/kg）	50	$50 \sim 100$	$100 \sim 120$
体重降低（%）	5	$5 \sim 10$	> 10

（2）脱水性质：指现存体液渗透压的改变，常用血清钠含量来判定细胞外液的渗透压。脱水分为等渗、低渗和高渗三种类型。等渗性脱水最为常见，其次为低渗性脱水，高渗性脱水少见。

①等渗性脱水：水和电解质（主要是 Na^+）以血浆含量浓度成比例丢失，血浆渗透压在正常范围内，血清钠浓度为 $130 \sim 150mmol/L$。临床上多见于呕吐、腹泻、进食不足等原因所致。损失的体液主要为循环血容量和间质液，细胞内液无明显改变。由于肾脏可以调节水和电解质的平衡，使体液维持在等渗状态，因此临床所见的脱水多属等渗性。

②低渗性脱水：电解质的损失量比水多，血浆渗透压较正常低，血清钠 $< 130mmol/L$，细胞外液呈低渗状态。临床上多见于营养不良性慢性腹泻，补液时输入大量非电解质溶液，慢性肾脏疾病，充血性心力衰竭患儿长期禁盐并反复应用利尿剂，以及大面积烧伤损失血浆过多者。由于细胞外液渗透压低，水向细胞内转移，造成细胞外液容量减少更明显，同时出现细胞内水肿（包括神经细胞水肿）。临床特点为脱水症状，且比其他两种类型严重，更易发生休克。患儿可有脑细胞水肿，颅内压增高的表现，如烦躁不安、嗜睡、昏迷或惊厥等神经系统症状。

③高渗性脱水：电解质损失量比水少（失水比例大于失钠），血浆渗透压高于正常，

血清钠＞150mmol/L，细胞外液呈高渗状态。临床上多见于病程较短的呕吐、腹泻伴高热、不显性失水增多而给水不足（如昏迷、发热、高温环境、呼吸增快）、口服或静脉注入过多的等渗或高渗液、垂体性或肾性尿崩症、使用大剂量脱水剂等患儿。由于细胞外液量减少，渗透压增高，水自细胞内向细胞外转移，使细胞外液量减少得到部分补偿，故在失水量相等的情况下，脱水症状较上述两种脱水为轻，循环障碍症状也不明显，但在严重脱水时亦可发生休克。由于细胞外液渗透压增高和细胞内脱水，患儿呈现黏膜和皮肤干燥明显、烦渴、高热、烦躁不安、肌张力增高甚至惊厥；严重者出现神经细胞脱水、皱缩，脑脊液压力降低，脑血管破裂出血，亦可发生脑血栓。

2.钾代谢异常 正常血清钾浓度为 3.5～5.5mmol/L。当血清钾＜3.5mmol/L 时，为低钾血症。当血清钾＞5.5mmol/L 时为高钾血症。

（1）低钾血症：钾缺乏时，血清钾常降低，但脱水、酸中毒、组织细胞破坏等因素也能影响细胞内外钾的分布，故血钾高低不与机体钾总量呈绝对相关，细胞外液的钾含量也不能完全代表体内钾的含量。

①病因

钾摄入量不足：如长期不能进食或进食少，静脉补液内不加或少加钾盐。

经消化道丢失钾过多：如频繁呕吐、腹泻或胃肠造瘘、引流。

经肾脏排钾过多：如长期使用排钾利尿药、肾上腺皮质激素，患有肾小管酸中毒、原发或继发性醛固酮增多症等。

钾由细胞外过多地转移入细胞内：如家族性周期性低钾麻痹症、胰岛素治疗、碱中毒等。

②临床表现：一般血清钾低于 3mmol/L 时，可出现临床症状。

神经肌肉系统：神经肌肉的兴奋性降低，表现为肌无力、腱反射减弱或消失，严重者发生弛缓性瘫痪、呼吸肌麻痹、肠鸣音减弱、腹胀，甚至肠麻痹。

心血管系统：低钾对心肌的影响最明显，表现为心率快，第一心音低钝，心律失常。心电图显示 ST 段下移，T 波增宽，出现 U 波，Q–T 间期延长。

③治疗：积极治疗原发病，防止钾的继续丢失，尽早恢复正常饮食。

轻度低钾血症可多进含钾丰富的食物，可口服氯化钾，剂量按每日 200～250mg/kg，分 4～6 次。

重度低钾血症需静脉补钾，浓度为 27mmol/L（0.2%），不超过 40mmol/L（0.3%），每日补钾的静滴时间不少于 8 小时，治疗期间要严密观察临床症状和体征变化，监测血清钾和心电图，随时调整含钾溶液的浓度和输入速度。由于细胞内钾恢复较慢，治疗低钾血症须持续补钾 4～6 日或更长时间，才能逐步纠正。

（2）高钾血症

①病因

肾脏排钾减少：肾功能衰竭、尿路梗阻、狼疮性肾炎、肾上腺皮质功能减退、高钾型肾小管酸中毒、长期使用保钾利尿剂（螺内酯、氨苯蝶啶等）。

钾摄入量过多：静脉或口服摄入过多，如输液注入钾过快过多，静脉输入大剂量青霉素钾盐，输入库存过久的全血。

钾异常分布：钾由细胞内转移至细胞外，如严重溶血、缺氧、休克、代谢性酸中毒、严重组织创伤、高钾型周期性瘫痪和横纹肌溶解症等。

②临床表现

心血管症状：高钾血症，特别是血钾浓度超过 7mmol/L，都会有心电图的异常变化。心电图的改变先于其他临床症状，首先出现 T 波高尖，P-R 间期延长、P 波变平、QRS 波群增宽、ST 段压低、房室传导阻滞，最终发生心脏室颤和停搏。

神经肌肉症状：早期常有四肢及口周感觉麻木，极度疲乏，肌肉酸疼，肢体苍白湿冷。血钾浓度达 7mmol/L 时四肢麻木软瘫，先为躯干后为四肢，最后影响到呼吸肌，发生窒息。中枢神经系统可表现为烦躁不安或神志不清。

③治疗

禁　停止钾的摄入。高钾血症时，应终止含钾补液及口服补钾，也应注意其他隐性钾来源，如抗生素的应用及肠道外营养。

转　促进 k^+ 暂时转入细胞内。高钾血症时常静脉快速应用碳酸氢钠 1～3mmol/kg，或葡萄糖加胰岛素（0.5～1g 葡萄糖 /kg，每 3g 葡萄糖加胰岛素 1 单位），促进细胞外钾向细胞内转移，降低血清钾。

抗　对抗心律失常。10% 葡萄糖酸钙 0.5mL/kg 在数分钟内静脉缓慢应用，可降低高钾血症的心脏毒性作用。

排　可通过离子交换树脂、血液或腹膜透析降低血清中钾离子的总含量。

3. 酸碱平衡紊乱　酸碱平衡是指正常体液保持一定的 H^+ 浓度，以维持机体正常的生命功能。机体在代谢过程中不断产生酸性和碱性物质（主要是前者）。机体必须通过缓冲系统及肺、肾的调节功能来保持机体正常的 pH 值，以保证机体的正常代谢和生理功能。健康人的血浆呈微碱性，pH 为 7.4（7.35～7.45）。pH < 7.35 称为酸中毒，pH > 7.45 称为碱中毒。

（1）代谢性酸中毒：为最常见的一种酸碱平衡紊乱，由于细胞外液中［H^+］增高或［HCO_3^-］降低所致。

①病因：体内碱性物质丢失过多，如腹泻、肠道造瘘、肾小管酸中毒等；酸性物质摄入过多，如长期服用氯化钙、氯化铵、水杨酸等；体内酸性代谢产物产生过多或排出障

碍，如饥饿性、糖尿病性酮症酸中毒，脱水、缺氧、休克、心跳骤停所致的高乳酸血症等；肾功能障碍等。

②临床表现：轻度酸中毒的症状不明显，常被原发病所掩盖。典型酸中毒表现为呼吸深而有力，唇呈樱桃红色，精神萎靡，嗜睡，恶心，频繁呕吐，心率增快，烦躁不安，甚则出现昏睡、昏迷、惊厥等。半岁以内小婴儿呼吸代偿功能差，酸中毒时其呼吸改变可不典型，往往仅有精神萎靡、面色苍白等。

③治疗：积极治疗原发病，除去病因。轻度酸中毒经病因治疗，通过机体的代偿可自行恢复。应用碱性药物：对中、重度酸中毒，可用碱性溶液治疗，碳酸氢钠液为碱性药物首选，可口服或静脉给药，一般将5%碳酸氢钠稀释成1.4%碳酸氢钠溶液静脉输入，先给计算总量的1/2，然后根据治疗后的反应决定是否需要继续用药。由于机体的调节作用，大多数患儿无须给足量即可恢复。在纠正酸中毒的过程中，钾离子进入细胞内使血清钾浓度下降，故应注意及时补钾。酸中毒纠正后，游离钙减少而出现抽搐者，应注意补钙。

（2）代谢性碱中毒：由于体内 $[H^+]$ 丧失或 $[HCO_3^-]$ 增加所致，儿科临床比较少见。

①病因：机体内酸性物质大量丢失，如剧烈呕吐；碱性药物使用过量；长期使用利尿药或其他原因引起低钾性碱中毒；见于呼吸性酸中毒时，肾脏代偿性分泌 $[H^+]$ 和增加 $[HCO_3^-]$ 回吸收导致的高碳酸血症；人工辅助机械通气后，血浆 $[HCO_3^-]$ 含量仍较高。

②临床表现：轻症除原发病外可无其他明显症状，重症表现为呼吸慢而浅或暂停，头晕、躁动、手足搐搦，伴低钾者出现低钾症状。

③治疗：治疗原发病，停用碱性药物，纠正脱水，补钾、氯、钙；轻症者静滴0.9%氯化钠注射液，可得到纠正；重症可给予氯化铵治疗，肝、肾功能不全者和呼吸性酸中毒合并代谢性碱中毒者禁用。有低钾、低钙者须相应补给钾、钙剂。

（3）呼吸性酸中毒：是由于通气障碍导致体内 CO_2 潴留、H_2CO_3 增高所致，儿科较多见。

①病因：肺炎、支气管哮喘、肺水肿、喉头水肿、呼吸道异物、分泌物堵塞、肺不张、肺萎缩、呼吸窘迫综合征等。多发性神经根炎、低血钾等引起呼吸肌麻痹、换气不足。呼吸中枢功能减退或受抑制，如因呼吸抑制药物过量、缺氧缺血性脑病、颅脑外伤等。人工呼吸机使用不当，吸入 CO_2 过多。

②临床表现：除原发病表现外，缺氧为突出症状。高碳酸血症可引起血管扩张，颅内血流增加，致头痛及颅内压增高。

③治疗：主要是治疗原发病，改善通气和换气障碍，解除呼吸道阻塞，给予充分的氧气，必要时用人工呼吸机以改善缺氧和高碳酸血症，对重症失代偿性呼吸性酸中毒患

儿，应行气管插管或气管切开，可给予5%碳酸氢钠或酌情应用呼吸兴奋剂，一般禁用镇静剂。

（4）呼吸性碱中毒：由于通气过度导致体内CO_2过度减少，血浆中H_2CO_3降低所致。

①病因：通气过度，如长时间剧烈哭闹、高热伴呼吸增快、癔病及呼吸机使用不当导致的CO_2排出过多。呼吸系统疾病、颅脑外伤或呼吸兴奋药物过量导致呼吸中枢兴奋、过度呼吸。低氧、严重贫血、肺炎、肺水肿等。

②临床表现：主要为呼吸深快。

③治疗：治疗原发病为主，改善呼吸功能后碱中毒可逐渐恢复，有手足搐搦者给予钙剂。

【常用溶液】

溶液张力（tonicity）指溶液中电解质所产生的渗透压，与血浆渗透压相等时即为等张，低于血浆渗透压时为低张，高于血浆渗透压时为高张。

1. 非电解质溶液　常用5%和10%葡萄糖溶液，前者为等渗溶液，后者为高渗溶液。葡萄糖输入体内后转化为水和CO_2，同时供给能量或转变成糖原贮存体内，故为无张力溶液。仅用于补充水分和部分热量，不能起到维持渗透压的作用。

2. 电解质溶液　用于补充液体容量、纠正电解质和酸碱平衡失调。

（1）氯化钠溶液

①0.9%氯化钠溶液（生理盐水）为等渗电解质液，含Na^+和Cl^-各154mmol/L，Na^+含量与血浆相仿，可用于扩张血容量，补充电解质，但Cl^-含量比血浆含量（103mmol/L）高1/3，大量输入可使血氯升高，使血[HCO_3^-]被稀释而加重酸中毒。故酸中毒时应配碱性电解质溶液使用。

②3%氯化钠每毫升液体含Na^+0.5mmol，用于纠正低钠血症。

（2）碱性溶液：主要用于纠正代谢性酸中毒。

①碳酸氢钠制剂：为5%的高渗液（1mL=0.6mmol），使用时可稀释为1.4%的溶液，为等渗液，紧急情况下可以5%的溶液直接推注。有呼吸性酸中毒CO_2潴留者慎用。使用时应注意防止注入血管外造成组织坏死或反复使用导致细胞外液渗透压增高。

②乳酸钠：需在有氧条件下经肝脏代谢产生[HCO_3^-]而起缓冲作用，显效较缓慢，在休克、缺氧、肝功能不全、新生儿期或乳酸潴留性酸中毒时不宜使用。制剂为11.2%，属高张溶液，其等渗液为1.87%。

（3）氯化钾：制剂为10%的溶液。用于补充钾离子，使用时要严格掌握稀释浓度，一般静脉滴注浓度为0.2%溶液，最高浓度不超过0.3%。总量不宜过大，速度不宜过快，不可直接静脉推注，否则有发生高钾血症的危险。

（4）混合溶液：为适应治疗需要，将上述溶液，按一定比例，可配制成不同成分和张力的混合液，可避免或减少单一成分的缺点，以适用于不同补液阶段中不同情况的需要（见表2-9）。

表2-9 三种混合液的简易配制

溶液名称	10%氯化钠液（mL）	5～10%葡萄糖液（mL）	5%碳酸氢钠液（mL）
2：1等张含钠液	5.5	100	10（6）
3：2：1液（1/2张）	2.8	100	5（3）
4：3：2液（2/3张）	4.4	100	5.8（3.5）

（5）口服补液盐（oral rehydration salts，ORS）：临床应用广泛，疗效好，简便易行。其配方为：氯化钠3.5g，碳酸氢钠2.5g，氯化钾1.5g，无水葡萄糖20g，溶于1000mL水中，为2/3张含钠口服液。适用于急性腹泻所致的轻、中度脱水的累积损失和继续损失的补液。

【液体疗法】

液体疗法是纠正水、电解质和酸碱紊乱，恢复和维持血容量及机体的体液平衡，以保证机体正常的生理功能的重要措施。在补液前要全面了解患儿病情，根据病史、症状、体征及必要的实验室检查，进行综合分析。正确判断患者脱水和电解质紊乱的性质、程度，并在此基础上制定出合理的补液方案，确定补液总量、液体成分、步骤和输液速度。液体疗法包括补充累积损失量（治疗前水、电解质的总损失量）、继续损失量（治疗过程中，由于病因未完全解除而造成体液继续异常丢失量）和生理需要量（维持基础代谢所需）3个部分。

1. 补充累积损失量

（1）定量：根据脱水的程度决定：轻度脱水30～50mL/kg，中度脱水50～100mL/kg，重度脱水100～120mL/kg。计算总量后先给总量的2/3，学龄前期及学龄期小儿体液组成已接近成人，补液量应酌减1/4～1/3。

（2）定性：根据脱水性质决定。原则上先盐后糖，即先补充电解质后补充糖液。通常对低渗脱水应补给2/3张含钠液，等渗脱水补给1/2张含钠液，高渗脱水补给1/5～1/3张含钠液。若临床上判断脱水性质有困难时，可先按等渗脱水补充。

（3）定速：取决于脱水程度，原则上先快后慢。如重度脱水，尤其对于有明显血容量和组织灌注不足的患儿，应首先快速应用2：1含钠液，按20mL/kg（总量不超过300mL）于30分钟至1小时内静脉输入，以迅速改善循环血量和肾功能；其余累积损失量于

8～12小时内输完。但对高渗性脱水患儿的输注速度宜稍慢，以防引起脑细胞水肿，发生惊厥。

2. 补充继续损失量　在开始补液时，造成脱水的原因大多继续存在，如腹泻、呕吐、胃肠引流等，体液继续丢失，如不予以补充又成为新的累积损失，此种丢失量必须根据实际损失量用类似的溶液补充。原则上"丢多少，补多少"。如常见的婴儿腹泻，在早期严格禁食的情况下，体液继续损失量一般每日10～40mL/kg之间，可选用1/3～1/2张含钠液。

3. 补充生理需要量　包括热量、水和电解质3个方面的需要量。在禁食情况下，为了满足基础代谢需要，每日供给热量为60～80kcal/kg，尽量口服补充，不能口服或口服量不足者可静脉滴注1/5～1/4张含钠液，同时给予生理需要量的钾。长期输液或合并营养不良者，应注意蛋白质的补充。

各种疾病导致的水、电解质和酸碱失衡对这三部分的需要量稍有不同，其中生理需要量是共同的。如一般疾病不能进食者只需补充生理需要量，而婴儿腹泻则三项均需补充。

复习思考

1. 简述小儿各年龄段的划分依据。
2. 简述小儿生长发育的规律。
3. 简述小儿各年龄分期的保健重点。
4. 简述我国规定的儿童计划免疫程序。
5. 简述小儿脱水程度及性质划分的依据。
6. 简述低钾血症的临床表现及治疗。

扫一扫，知答案

扫一扫，看课件

第三章
新生儿与新生儿疾病

【学习目标】

1. 掌握新生儿黄疸、寒冷损伤综合征、HIE、RDS 的临床表现和治疗。

2. 熟悉早产儿与足月儿的区别，新生儿黄疸、新生儿寒冷损伤综合征、HIE、RDS 的诊断标准。

3. 了解新生儿黄疸、寒冷损伤综合征、HIE、RDS 的病因和辅助检查。

第一节　新生儿分类、特点及护理

新生儿（neonate，newborn）系指从脐带结扎到生后 28 天内的婴儿。新生儿是胎儿的继续，与产科密切相关，因此，又是围生医学（perinatology）的一部分。围生期（perinatal period）是指产前、产时和产后的一个特定时期。我国的定义是自妊娠 28 周（此时胎儿体重约 1000g）至生后 7 天；围生期的婴儿称围生儿，由于经历了宫内迅速生长、发育，以及从宫内向宫外环境转换阶段，其死亡率和发病率均居于人的一生之首，尤其是生后 24 小时内。因此，围生期是提高人口素质、降低婴儿死亡率的关键时期。

【新生儿的分类】

1. 根据胎龄分类　胎龄（gestational age，GA）是指孕母末次月经第 1 天起到分娩为止，通常以周表示。①足月儿：37 周 ≤ GA<42 周（259 ～ 293 天）的新生儿；②早产儿：GA<37 周（<259 天）的新生儿；③过期产儿：GA ≥ 42 周（≥ 294 天）的新生儿。

2. 根据出生体重分类　出生体重（birth weight，BW）是指胎儿出生 1 小时内的体重。①低出生体重儿：BW<2500g，其中 BW<1500g 称极低出生体重儿，BW<1000g 称超低出生体重儿；②正常出生体重儿：BW ≥ 2500g 和 ≤ 4000g；③巨大儿：BW>4000g。

3. 根据出生体重和胎龄的关系分类 ①小于胎龄儿：BW 在同胎龄儿平均体重的第 10 百分位以下的婴儿；②适于胎龄儿：BW 在同胎龄儿平均体重的第 10 至 90 百分位之间的婴儿；③大于胎龄儿：BW 在同胎龄儿平均体重的第 90 百分位以上的婴儿。

4. 根据出生后周龄分类 ①早期新生儿：生后 1 周以内的新生儿，也属于围生儿。②晚期新生儿：出生后第 2 周至第 4 周末的新生儿。

5. 高危儿 指已发生或可能发生危重疾病而需要监护的新生儿。常见于以下情况：①母亲疾病史：孕母有糖尿病、感染、慢性心肺疾患、吸烟、吸毒或酗酒史，母亲为 Rh 阴性血型，过去有死胎、死产或性传播病史等；②异常母孕史：孕母年龄 >40 岁或 <16 岁，孕期有阴道流血、妊娠高血压、先兆子痫、子痫、羊膜早破、胎盘早剥、前置胎盘等；③异常分娩史：难产、手术产、急产、产程延长、分娩过程中使用镇静和止痛药物史等；④异常新生儿：窒息、多胎儿、早产儿、小于胎龄儿、巨大儿、宫内感染和先天畸形等。

【正常足月儿和早产儿的特点】

正常足月儿是指胎龄 ≥ 37 周和 <42 周，出生体重 ≥ 2500g 和 ≤ 4000g，无畸形或疾病的活产婴儿。早产儿又称未成熟儿，是指 28 周 ≤ 胎龄 < 37 周，出生体重多 < 2500g 的活产婴儿。

1. 正常足月儿和早产儿外观特点 不同胎龄的正常足月儿与早产儿在外观上各具特点（表 3-1）。

表 3-1 足月儿与早产儿外观特点

	早产儿	正常足月儿
皮肤	绛红、水肿、毳毛多	多红润、皮下脂肪丰满和毳毛少
头部	头更大（占全身比例 1/3）头发细而乱	头大（占全身比例 1/4）头发分条清楚
耳壳	软、缺乏软骨、耳舟不清楚	软骨发育好，耳舟成形、直挺
指、趾甲	未达指、趾端	达到或超过指、趾端
跖纹	足底纹理少	足纹遍及整个足底
乳腺	无结节或结节 <4mm	结节 4mm，平均 7mm
外生殖器	男婴睾丸未降或未全降	睾丸已降至阴囊
	女婴大阴唇不能遮盖小阴唇	大阴唇遮盖小阴唇

2. 正常足月儿和早产儿生理特点

（1）呼吸系统：胎儿肺内充满液体，分娩时儿茶酚胺释放使肺液分泌减少，足月儿 30～35mL/kg，出生时经产道挤压，约 1/3 肺液由口鼻排出，其余在建立呼吸后由肺间质内毛细血管和淋巴管吸收，如吸收延迟，则出现湿肺。正常足月儿呼吸频率较快，安静时约为 40 次 / 分，胸廓呈圆桶状，肋间肌薄弱，呼吸主要靠膈肌的升降，呈腹式呼吸。

早产儿呼吸中枢及呼吸器官发育不成熟；呼吸浅快不规则，易出现周期性呼吸及呼吸暂停或青紫。呼吸暂停是指呼吸停止 > 20 秒，伴心率 < 100 次 / 分及发绀。胎龄愈小、发生率愈高，因肺泡表面活性物质缺乏，易发生新生儿呼吸窘迫综合征。

（2）循环系统：新生儿出生后血液循环动力学发生重大变化：①胎盘 - 脐血循环终止；②肺循环阻力下降，肺血流增加；③回流至左心房血量明显增多，体循环压力上升；④卵圆孔、动脉导管功能上关闭。足月新生儿心率波动范围较大，通常为 90 ～ 160 次 / 分，血压平均为 70/50mmHg。早产儿心率偏快，血压较低，部分可伴有动脉导管开放。

（3）消化系统：足月儿出生时吞咽功能已经完善，但食管下部括约肌松弛，胃呈水平位，幽门括约肌较发达，易溢乳甚至呕吐。消化道面积相对较大，管壁薄、通透性高，有利于大量的流质及乳汁中营养物质的吸收，但肠腔内毒素和消化不全产物也容易进入血液循环，从而引起中毒症状。除淀粉酶外，消化道已能分泌充足的消化酶，故新生儿不宜食用淀粉类食物。足月儿在生后 24 小时内排胎便，2 ～ 3 天排完。若生后 24 小时仍不排胎便，应排除肛门闭锁或其他消化道畸形。新生儿肝酶系统不成熟，常有生理性黄疸（详见本章第二节）。

早产儿吸吮力差，吞咽反射弱，胃容量小，常出现哺乳困难，或因乳汁吸入而导致吸入性肺炎。虽然消化酶含量接近足月儿，但胆酸分泌少，脂肪的消化吸收较差。缺氧或喂养不当等可引起坏死性小肠结肠炎。由于胎便形成较少及肠蠕动差，胎便排出常延迟。肝功能更不成熟，生理性黄疸程度较足月儿重，持续时间更长，且易发生核黄疸。肝脏合成蛋白能力差，糖原储备少，易发生低蛋白血症、水肿和低血糖。

（4）泌尿系统：新生儿肾功能不成熟，肾小球滤过率低，稀释功能与成人相近，但浓缩功能差，易发生水肿或脱水。新生儿一般在出生后 24 小时内开始排尿，少数在 48 小时内排尿，一周内每日排尿可达 20 次。

早产儿肾浓缩功能更差，肾小管对醛固酮反应低下，易出现低钠血症。葡萄糖阈值低，易发生糖尿。碳酸氢根阈值极低和肾小管排酸能力差，易出现晚期代谢性酸中毒。

（5）血液系统：足月儿出生时血液中红细胞、血红蛋白和白细胞总数均增高，以后逐渐下降。血红蛋白中胎儿血红蛋白占 70% ～ 80%，随后逐渐被成人型血红蛋白取代。由于胎儿肝脏维生素 K 储存量少，凝血因子 Ⅱ、Ⅶ、Ⅸ、Ⅹ 活性较低，易发生新生儿出血症。

早产儿白细胞和血小板稍低于足月儿。由于早产儿红细胞生成素水平低下、先天性铁储备及维生素 K 储备较足月儿少，更易出现贫血、出血。

（6）神经系统：新生儿脑相对大，占体重 10% ～ 12%，脊髓相对较长，大脑皮层兴奋性低，睡眠时间长，大脑对下级中枢抑制较弱，且锥体束、纹状体发育不全，常出现不自主和不协调动作。出生时已具备觅食反射、吸吮反射、握持反射、拥抱反射等原始神经反射。①觅食反射：用左手托婴儿呈半卧位，右手食指轻触其一侧面颊，婴儿反射性地头转向该侧；②吸吮反射：将乳头或奶嘴放入婴儿口内，会出现有力的吸吮动作；③握持反射：将物品或手指置入婴儿手心中，立即将其握紧；④拥抱反射：新生儿仰卧位，拍打床面后其双臂伸直外展，双手张开，然后上肢屈曲内收，双手握拳呈拥抱状。正常情况下，原始反射在新生儿出生后 3～4 个月自然消失。另外凯尔尼格征、巴宾斯基征和佛斯特征阳性，腹壁和提睾反射不稳定，偶可出现阵发性踝阵挛，上述情况均属正常现象。

早产儿神经系统成熟度与胎龄有关，胎龄愈小，原始反射愈难引出或反射不完全。此外，尤其极低出生体重儿脑室管膜下存在着发达的胚胎生发层组织，易发生脑室周围、脑室内出血及脑室周围白质软化。

（7）体温调节：新生儿体温调节中枢功能尚不完善，皮下脂肪薄，体表面积相对较大，易散热，早产儿尤甚。寒冷时主要靠棕色脂肪化学产热。生后环境温度显著低于宫内温度，散热增加，如不及时保温，可发生低体温、低氧血症、低血糖和代谢性酸中毒或寒冷损伤。早产儿棕色脂肪少，产热能力差，寒冷时更易发生低体温和寒冷损伤综合征；汗腺发育差，环境温度过高体温亦易升高。

维持正常体温是机体进行各种活动的基本条件，新生儿必须给予合适的环境温度，即所谓中性温度，中性温度（neutral temperature）是指使机体代谢、氧及能量消耗最低并能维持体温正常的最适宜环境温度，对新生儿至关重要。体重、出生日龄不同，中性温度也不同（表 3-2）。

表 3-2　不同出生体重新生儿的中性温度

出生体重（kg）	中性温度			
	35℃	34℃	33℃	32℃
1.0	出生 10 天内	10 天以后	3 周以后	5 周以后
1.5	–	出生 10 天内	10 天以后	4 周以后
2.0	–	出生 2 天内	2 天以后	3 周以后
> 2.5	–	–	出生 2 天内	2 天以后

（8）能量及体液代谢：新生儿基础热量消耗为 209kJ/（kg·d）[50kcal/（kg·d）]，每日总热量需 418～502kJ/kg（100～120kcal/kg）。初生婴儿体内含水量占体重的 70%～80%，且与出生体重及日龄有关，出生体重越低、日龄越小，含水量越高，故新生儿需水量因出生体重、胎龄、日龄及临床情况而异。生后第 1 天需水量为每日

60 ～ 100mL/kg，以后每日增加 20 ～ 30mL/kg，直至每日 150 ～ 180mL/kg。生后约 1 周末体重降至最低点（小于出生体重的 10%），10 天左右恢复到出生体重，称生理性体重下降。

足月儿钠需要量为 1 ～ 2mmol/（kg·d），初生婴儿 10 天内一般不需补钾，以后需要量为 1 ～ 2mmol/（kg·d）。早产儿生后 1 周内每天所需能量较足月儿低，而每天所需液体量较足月儿高。因吸吮、消化能力差，常需要肠外营养辅助。< 32 周的早产儿钠需要量为 3 ～ 4mmol/（kg·d）；因甲状旁腺功能低下，易引起低钙血症。

（9）免疫系统：新生儿非特异性和特异性免疫功能均不成熟。皮肤黏膜薄嫩易损伤；脐残端未完全闭合，细菌易进入血液引起感染；呼吸道纤毛运动差，胃酸、胆酸少，分泌型 IgA 缺乏，易发生呼吸道和消化道感染。血脑屏障发育未完善，易患细菌性脑膜炎。血浆中补体水平低，缺乏趋化因子，故白细胞吞噬作用差，早产儿尤甚。免疫球蛋白 IgG 虽可通过胎盘，但与胎龄相关，胎龄愈小，IgG 含量越低。IgA 和 IgM 不能通过胎盘，因此易患细菌感染，尤其是革兰阴性杆菌感染。

（10）常见的几种特殊生理状态：①生理性黄疸：由于新生儿胆红素代谢特点，约 50% ～ 60% 足月儿，80% 早产儿于生后 2 ～ 3 天出现黄疸，4 ～ 5 天达高峰，一般情况良好，无伴随症状，足月儿在 2 周内消退，早产儿可延至 3 ～ 4 周；②"马牙"和"螳螂嘴"：在新生儿口腔上腭中线和齿龈部位，有黄白色、米粒大小的小颗粒，是由上皮细胞堆积或黏液腺分泌物积留形成，俗称"马牙"，数周后可自然消退；新生儿两侧颊部各有一隆起的脂肪垫，有利于吸吮乳汁。均属正常现象，不可挑破，以免发生感染。③乳腺肿大和假月经：男女新生儿生后 4 ～ 7 天均可出现乳腺肿大，如蚕豆或核桃大小，2 ～ 3 周自然消退，切忌挤压，以免感染；部分女婴生后 5 ～ 7 天阴道流出少许血性分泌物，或大量非脓性分泌物，可持续 1 周。上述现象均由于来自母体的雌激素中断所致，一般不需特殊处理。④新生儿红斑及粟粒疹：生后 1 ～ 2 天，在头部、躯干及四肢常出现大小不等的多形性斑丘疹，称为"新生儿红斑"，1 ～ 2 天后自然消失。也可因皮脂腺堆积在鼻尖、鼻翼、颜面部形成小米粒大小黄白色皮疹，称为"新生儿粟粒疹"，脱皮后自然消失。均不必做特殊处理。

【新生儿护理】

1. 保暖　是新生儿护理的根本，生后应立即用预热的毛巾擦干新生儿。早产儿，尤其出生体重 <2000g 或低体温者，应置于自控式开放式抢救台上或保温箱中，并根据体重、日龄选择中性环境温度。无条件者可采取其他保暖措施，如用热水袋（应注意避免烫伤）等。因新生儿头部表面积大，散热量多，寒冷季节可戴绒布帽。新生儿所处环境要保持合适温度及湿度，一般室内温度在 24 ～ 26℃，相对湿度保持在 50% ～ 60%。

2. 呼吸管理 新生儿应保持呼吸道通畅，早产儿仰卧时可在肩下放置软垫，避免颈部弯曲，但也不可过度仰伸。低氧血症时予以吸氧，吸氧流量或浓度应以维持动脉血氧分压 6.7 ～ 9.3kPa（50 ～ 70mmHg）或经皮血氧饱和度 90% ～ 95% 为宜。切忌给早产儿常规吸氧、吸入高浓度氧或吸氧时间过长而导致早产儿视网膜病（ROP）和慢性肺部疾病（CLD）。呼吸暂停者可经弹、拍打足底或托背等恢复呼吸，同时可给予氨茶碱静脉注入，负荷量为 5mg/（kg·d），每天维持量为 2.5mg/kg，或枸橼酸咖啡因静滴，负荷量 20mg/（kg·d），每天维持量 5mg/kg；严重者可使用机械正压通气，继发性呼吸暂停应注意病因治疗。

3. 喂养正常 足月儿应尽早开奶，生后半小时即可抱至母亲处哺乳，以促进乳汁分泌，提倡按需哺乳。无母乳者可先试喂 5% 的葡萄糖水，如无异常，再给配方乳，每 3 小时 1 次，每日 7 ～ 8 次。早产儿也应母乳喂养，哺乳量因人而异，原则上是胎龄愈小，出生体重愈低，每次哺乳量愈少，喂奶间隔时间也愈短，哺乳量不能满足所需热量者应辅以静脉营养。另外还需补充维生素及微量元素，足月儿生后应肌注 1 次维生素 K_1 1mg，早产儿则每天 1 次，连用 3 天，以预防新生儿出血症。新生儿生后 4 天加维生素 C 50 ～ 100mg/d，10 天后加维生素 A 500 ～ 1000IU/d，维生素 D 400 ～ 1000IU/d，4 周后添加铁剂，足月儿给元素铁 2mg/（kg·d），极低出生体重儿给元素铁 3 ～ 4mg/（kg·d），同时加用维生素 E 25IU 和叶酸 2.5mg，每周 2 次。

4. 预防感染 新生儿室工作人员应严格遵守消毒隔离制度。接触新生儿前应严格洗手；护理和操作时应注意无菌；工作人员或新生儿如患感染性疾病应立即隔离，防止交叉感染；避免过分拥挤，防止空气污染和杜绝乳制品污染，同时应对新生儿家长加强卫生宣教。

5. 皮肤黏膜护理 ①勤洗澡，保持皮肤清洁。每次大便后用温水清洗臀部，勤换尿布防止红臀或尿布疹发生。②保持脐带残端清洁和干燥。一般生后 3 ～ 7 天残端脱落，脱落后如有黏液或渗血，应用碘伏消毒或重新结扎；如有肉芽组织，可用硝酸银烧灼局部；如有化脓感染，用双氧水或碘酒消毒。③口腔黏膜不宜擦洗，可于哺乳后喂少许温开水清洗口腔。④衣服宜宽大，质软，不用纽扣。

6. 预防接种 ①乙肝疫苗：生后第 1 天接种。母亲为乙肝病毒携带者，或乙肝患者，婴儿出生后应立即肌注高价乙肝免疫球蛋白（HBIg）0.5mL，同时换部位注射重组乙肝病毒疫苗 10μg。②卡介苗：生后 3 天内接种。

7. 新生儿筛查 应开展先天性甲状腺功能减低症及苯丙酮尿症等先天性代谢缺陷病的筛查。

第二节　新生儿黄疸

📚 案例导入

　　患儿，女，4天，因"全身皮肤黄染3天，加重1天"入院。患儿于3天前出现面部黄染，并逐渐波及全身，无发热、抽搐、吐沫等伴随症状。今日家属发现患儿皮肤黄染较前加深，吃奶欠佳，遂来我院就诊。病程中，神志清，易哭闹，小便偏黄，胎便3天排尽，未解陶土样大便。体检：体温36.5℃，呼吸28次/分，脉搏120次/分，体重3.35kg。神志清，精神、反应可，略激惹，哭声响亮，颜面、躯干至手足心皮肤黄染，呈橘黄色，前囟2.5cm×2.5cm，平软，无张力，巩膜黄染，双侧瞳孔等大等圆，对光反射灵敏。颈软，心肺听诊无异常，腹平软，肝脾未触及肿大，脐带未脱，脐周红肿，脐窝可见少许脓性分泌物。四肢肌张力可，末梢循环好，原始反射均可引出。辅助检查：血常规：白细胞1.3×10^9/L，中性粒细胞0.61，血红蛋白130g/L，C反应蛋白20g/L。经皮胆红素：额部18mg/dL，躯干18.1mg/dL。

　　思考题

　　1. 该患儿最可能的诊断是什么？

　　2. 该患儿的病因最可能是什么？

　　3. 该病的处理原则是什么？

　　新生儿黄疸（neonatal jaundice）又称新生儿高胆红素血症，因胆红素在体内积聚而出现皮肤、巩膜及黏膜黄染，分生理性和病理性两种。血中胆红素超过 5 ～ 7mg/dL（成人超过 2mg/dL）可出现肉眼可见的黄疸。未结合胆红素增高是新生儿黄疸最常见的表现形式，重者可引起胆红素脑病（核黄疸），严重者病死率高，存活者多留有后遗症。

【新生儿胆红素代谢特点】

　　1.胆红素生成过多　新生儿红细胞数量较多，生后血氧分压升高，红细胞大量破坏；同时由于新生儿红细胞寿命短，导致形成胆红素的周期缩短；另外其他来源（如肌红蛋白分解）的胆红素生成亦比成人多。

　　2.肝细胞处理胆红素能力差　新生儿肝脏内摄取胆红素必需的 Y、Z 蛋白含量少（在出生后 5 ～ 10 天才达成人水平），肝细胞摄取未结合胆红素能力差；肝细胞内尿苷二磷酸葡萄糖醛酸转移酶含量和活性低，生成结合胆红素的能力差；出生时肝细胞将结合胆红素排泄到肠道的能力暂时低下，早产儿更为明显，可出现暂时性肝内胆汁淤积。

3. 胆红素肠肝循环增加　新生儿肠道内正常菌群尚未建立，不能将肠道的结合胆红素还原成粪胆原、尿胆原排出体外，加之出生时肠腔内具有 β-葡萄糖醛酸苷酶，可将结合胆红素水解为非结合胆红素和葡萄糖醛酸，导致未结合胆红素的产生和吸收增加。此外，胎粪含胆红素 80～200mg，如排泄延迟，可使胆红素吸收增加。

新生儿胆红素产生较成人多，摄取、结合、排泄胆红素的能力仅为成人的15%～20%，故临床上极易出现黄疸。当饥饿、缺氧、脱水、酸中毒、头颅血肿或颅内出血时，更易出现黄疸或使原有黄疸加重。

【新生儿生理性黄疸与病理性黄疸的鉴别】

新生儿黄疸分为生理性黄疸和病理性黄疸，两者的鉴别要点见表 3-3。

表 3-3　生理性黄疸和病理性黄疸的鉴别

	生理性黄疸	病理性黄疸
黄疸出现时间	足月儿生后 2～3 天 早产儿生后 3～5 天	生后 24 小时内（新生儿溶血病）
黄疸高峰时间	足月儿生后 4～5 天 早产儿生后 5～7 天	不定
黄疸持续时间	足月儿＜ 2 周 早产儿可延至 3～4 周	足月儿＞ 2 周；早产儿＞ 4 周
血清胆红素水平	足月儿＜ 221μmol/L（12.9mg/dL） 早产儿＜ 257μmol/L（15mg/dL）	足月儿＞ 221μmol/L（12.9mg/dL） 早产儿＞ 257μmol/L（15mg/dL）
黄疸进展速度	每日升高＜ 85μmol/L（5mol/L）	每日升高＞ 85μmol/L（5mol/L）；黄疸退而复现或进行性加重
结合胆红素	＜ 34μmol/L（2mg/dL）	＞ 34μmol/L（2mg/dL）
伴随症状	一般情况良好，不伴有其他症状	一般情况差，伴有原发疾病的症状

注：胆红素换算：1mg/dL=17.1μmol/L。

【新生儿病理性黄疸的病因分类】

病理性黄疸的产生是多种原因所致，临床疾病常以某一原因为主，为便于描述可分为以下三类：

1. 胆红素生成过多

（1）红细胞增多症：常见于母-胎或胎-胎间输血、脐带结扎延迟、先天性青紫型心脏病及糖尿病母亲婴儿等。

（2）血管外溶血：如较大的头颅血肿、皮下血肿、颅内出血、肺出血和其他部位出血。

（3）同族免疫性溶血：见于血型不合如 ABO 或 Rh 血型不合等。

（4）感染：细菌、病毒、螺旋体、衣原体、支原体和原虫等引起的重症感染皆可致溶血，以金黄色葡萄球菌、大肠杆菌引起的败血症多见。

（5）肠肝循环增加：先天性肠道闭锁、先天性幽门肥厚、巨结肠、饥饿和喂养延迟等均可使胎粪排泄延迟，使胆红素吸收增加；母乳性黄疸，病因不清。

（6）血红蛋白病：地中海贫血，血红蛋白 F-Poole 和血红蛋白 Hasharon 等。

（7）红细胞膜异常：葡萄糖 -6- 磷酸脱氢酶（G-6-PD）、丙酮酸激酶、己糖激酶缺陷、遗传性球形红细胞增多症、遗传性椭圆形细胞增多症、遗传性口形红细胞增多症、婴儿固缩红细胞增多症、维生素 E 缺乏和低锌血症等均可使红细胞膜异常，致使红细胞破坏增加。

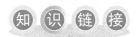

新生儿溶血

新生儿溶血病（hemolytic disease of newborn，HDN）系指母、子血型不合引起的同族免疫性溶血。临床比较常见的新生儿溶血病为 ABO 溶血病和 Rh 溶血病，分别占 85.3％和 14.6％。前者多发生在 O 型血母亲，胎儿血型为 A 或 B 型，由于自然界中存在 A 或 B 血型物质，故在怀孕第一胎时抗体即可进入胎儿血循环引起溶血。后者则以 RhD 溶血病最常见，常发生于母亲为 Rh 阴性血，胎儿为 Rh 阳性血，由于自然界无 Rh 血型物质，故 Rh 溶血病一般不发生在第一胎。当 Rh 阴性母亲既往输过 Rh 阳性血或有流产或人工流产史，因其怀孕前已被致敏，这时第一胎也可发病。

2. 肝脏摄取和（或）结合胆红素功能低下

（1）缺氧：如窒息和心力衰竭等，葡萄糖醛酸转移酶（UDPGT）活性受抑制。

（2）药物：某些药物如磺胺、水杨酸盐、维生素 K_3、消炎痛、西地兰等，可与胆红素竞争 Y、Z 蛋白的结合位点。

（3）其他：先天性甲状腺功能低下、脑垂体功能低下和先天愚型等常伴有血胆红素升高或黄疸消退延迟。

3. 胆汁排泄障碍 肝细胞排泄结合胆红素障碍或胆管受阻，可致高结合胆红素血症，如同时有肝细胞功能受损，也可伴有未结合胆红素增高。

（1）新生儿肝炎：多由病毒引起的宫内感染所致。常见有乙型肝炎病毒、巨细胞病毒、风疹病毒、单纯疱疹病毒、肠道病毒及 EB 病毒等。

（2）胆管阻塞：先天性胆道闭锁和先天性胆总管囊肿，使肝内或肝外胆管阻塞，结合胆红素排泄障碍。

【实验室检查】

由于新生儿黄疸常见、产生原因较多并且发病机制复杂，除要详细询问病史、全面体格检查和必要的组织和影像学检查外，按照一定步骤选择适当的实验室检查对黄疸的诊断和鉴别诊断甚为重要，详见图 3-1。

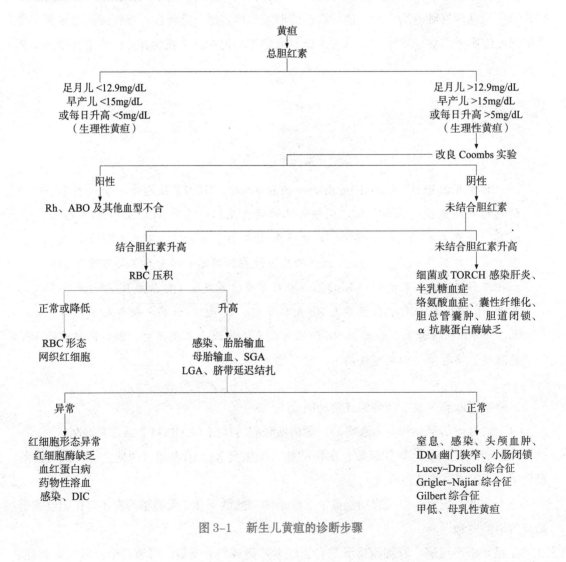

图 3-1　新生儿黄疸的诊断步骤

【并发症】

胆红素脑病为新生儿病理性黄疸最严重的并发症，尤其多见于新生儿溶血症，早产儿更易发生。多于生后 4～7 天出状，临床上分为 4 期。

1. 警告期 表现为嗜睡、反应低下、吮吸无力、拥抱反射减弱、肌张力减低等，偶有尖叫和呕吐。持续 12～24 小时。

2. 痉挛期 出现抽搐、角弓反张和发热（多于抽搐同时发生）。轻者仅有双眼凝视，重者出现肌张力增高、呼吸暂停、双手紧握、双臂伸直内旋，甚至角弓反张。此期约持续 12～48 小时。

3. 恢复期 吃奶及反应好转，抽搐次数减少，角弓反张逐渐消失，肌张力逐渐恢复，此期约持续 2 周。

4. 后遗症期 核黄疸四联症：①手足徐动：经常出现不自主、无目的和不协调的动作。②眼球运动障碍：眼球向上转动障碍，形成落日眼。③听觉障碍：耳聋，对高频音失听。④牙釉质发育不良：牙呈绿色或深褐色。此外，也可留有脑瘫、智能落后、抽搐、抬头无力和流涎等后遗症。

【治疗】

1. 光照疗法（phototherapy） 简称光疗，是降低血清未结合胆红素简单而有效的方法。光照时，婴儿双眼用黑色眼罩保护，以免损伤视网膜，除会阴、肛门部用尿布遮盖外，其余均裸露，持续照射时间以不超过 3 天为宜。

（1）指征：①一般患儿血清总胆红素 >205μmol/L（12mg/dL），超低体重儿（ELBW）>85/μmol/L（5mg/dL），VLBW>103/μmol/L（6mg/dL）；②新生儿溶血病患儿，生后血清总胆红素 >85μmol（5mg/dL）。此外，也有学者主张对 ELBW 生后即进行预防性光疗。

（2）副作用：可出现发热、腹泻和皮疹，但多不严重，可继续光疗；蓝光可分解体内核黄素，光疗时应补充核黄素（光疗时每日 3 次，5mg/ 次；光疗后每日 1 次，连服 3 日）；当血清结合胆红素 >68μmol/L（4mg/dL），并且血清谷丙转氨酶和碱性磷酸酶增高时，光疗可使皮肤呈青铜色即青铜症，此时应停止光疗，青铜症可自行消退。此外，光疗时应适当补充水分及钙剂。

2. 药物治疗 ①白蛋白：输血浆每次 10～20mL/kg 或白蛋白 1g/kg，以增加其与未结合胆红素的联结，减少胆红素脑病的发生。②纠正代谢性酸中毒：应用 5% 碳酸氢钠提高血 pH 值，以利于未结合胆红素与白蛋白联结。③肝酶诱导剂：常用苯巴比妥每日 5mg/kg，分 2～3 次口服，共 4～5 日，可增加 UDPGT 的生成和肝脏摄取未结合胆红素能力。④溶血患儿可静脉用免疫球蛋白：用法为 1g/kg，于 6～8 小时内静脉滴入，早期应用临床效果较好，可抑制吞噬细胞破坏致敏红细胞。

3. 换血疗法 （exchange transfusion）

（1）作用：换出部分血中游离抗体和致敏红细胞，减轻溶血；换出血中大量胆红素，防止发生胆红素脑病；纠正贫血，改善携氧，防止心力衰竭。

（2）指征：大部分Rh溶血病和个别严重ABO溶血病有下列任一指征者即应换血：①产前已明确诊断，出生时脐血总胆红素>68μmol/L（4mg/dL），血红蛋白低于120g/L，伴水肿、肝脾大和心力衰竭者；②生后12小时内胆红素每小时上升>12μmol/L（0.7mg/dL）者；③总胆红素已达到342μmol/L（20mg/dL）者；④不论血清胆红素水平高低，已有胆红素脑病的早期表现者。小早产儿、合并缺氧和酸中毒者或上一胎溶血严重者，应适当放宽指征。

（3）方法：①血源：Rh溶血病应选用Rh系统与母亲同型，ABO系统与患儿同型的血液，紧急或找不到血源时也可选用O型血；母O型、子A或B型的ABO溶血病，最好用AB型血浆和O型红细胞的混合血，也可用抗A或抗B效价不高的O型血或患儿同型血；有明显贫血和心力衰竭者，可用血浆减半的浓缩血。②换血量：一般为患儿血量的2倍（150～180mL/kg），大约可换出85%的致敏红细胞和60%的胆红素及抗体。也有人主张用3倍血，以换出更多致敏红细胞、胆红素及抗体，但所需时间较长对患儿循环影响较大。③途径：一般选用脐静脉或其他较大静脉进行换血，最好选用动、静脉同步换血。

4. 其他治疗 防止低血糖、低体温，纠正缺氧、贫血、水肿和心力衰竭等。

第三节　新生儿寒冷损伤综合征

📚 **案例导入**

患儿，男，16小时，因"胎龄不足、低体温12小时"入院。患儿G1P1，孕32周，因母亲患有子痫，于16小时前剖宫产娩出，产前无胎心改变，产下羊水、脐带均正常。Apgar评分：1分钟8分，5分钟9分，10分钟9分。由于当地医院无新生儿保温箱，故家属自行保暖，12小时前患儿出现反应差，低体温，下肢皮肤发硬，故前来我院就诊。本次病程中，无抽搐、尖叫，小便已解，胎便未排。

体检：体温35.2℃，呼吸45次/分，脉搏100次/分，体重1.7kg，神智清，精神及反应差，哭声弱，呼吸略促，口周及鼻根略发绀，皮温

低，全身皮肤薄嫩潮红，无黄染、皮疹及出血点，头颅五官无畸形，前囟
1.5cm×1.5cm，平软无张力。双侧瞳孔等大等圆，对光反射灵敏。颈软，双
肺呼吸音略粗，未闻及干湿啰音，心率100次/分，律齐，心音低钝，未闻
及杂音。腹软，肝脾未触及，脐带残端敷料覆盖，未见异常分泌物，双大腿
外侧，小腿及腰部均可触及硬肿，四肢肌张力偏低，指（趾）甲未指（趾）
尖，末梢循环尚可。觅食反射可引出，吸吮、握持及拥抱反射弱。辅助检查：
胸片示双肺纹理增多。血常规示白细胞 $15×10^9$/L，中性粒细胞0.62，淋巴细
胞0.25，血红蛋白170g/L，血小板 $300×10^9$/L，血 C 反应蛋白 <8mg/L。血糖
3mmol/L。

思考题

1. 该患儿最可能的诊断是什么？

2. 该病的处理原则是什么？

新生儿寒冷损伤综合征（neonatal cold injury syndrome）简称新生儿冷伤，亦称新生
儿硬肿症。是由于寒冷和（或）多种疾病所致，主要表现为低体温和皮肤硬肿，重症可发
生多器官功能损害。早产儿多见。

【病因及发病机制】

1. 早产儿和保温不足 新生儿尤其是早产儿的生理特点是发生低体温和皮肤硬肿的
重要原因。①体温调节中枢不成熟。②体表面积相对较大，皮下脂肪少，皮肤薄，血管
丰富，易于失热。③躯体小，总液体含量少，体内储存热量少，对失热的耐受能力差。
④早产儿棕色脂肪含量少，重症新生儿棕色脂肪易耗尽。⑤皮下脂肪中饱和脂肪酸含量
高，低体温时易于凝固出现皮肤硬肿。因此，在寒冷或保温不足时则易出现低体温和皮
肤硬肿。

2. 某些疾病 严重感染、缺氧、心力衰竭和休克等使能源物质消耗增加、摄入不足，
导致产热能力不足，严重的颅脑疾病也可抑制尚未成熟的体温调节中枢使散热大于产热，
出现低体温甚至皮肤硬肿。

3. 多器官功能损害 低体温及皮肤硬肿可导致皮肤毛细血管壁通透性增加，出现水
肿。如低体温持续存在和（或）硬肿面积扩大，缺氧和代谢性酸中毒加重，引起多器官功
能损害。

【临床表现】

主要发生在寒冷季节或重症感染时。多于生后1周内发病，早产儿更多见。低体温和

皮肤硬肿是本病的主要表现。

1. 一般表现　反应低下，吮乳差或拒乳，哭声低弱或不哭，活动减少，心率减慢，也可出现呼吸暂停等。

2. 低体温　新生儿低体温指体温 <35℃。轻度为 30～35℃；重度 <30℃，可出现四肢甚或全身冰冷。

3. 皮肤硬肿　即皮肤紧贴皮下组织不能移动，按之似橡皮样感，呈暗红色或青紫色，伴水肿者有指压凹陷。硬肿常呈对称分布，其发生顺序依次为：下肢→臀部→面颊→上肢→全身。硬肿面积可按头颈部 20%、双上肢 18%、前胸及腹部 14%、背部及腰骶部 14%、臀部 8% 及双下肢 26% 计算。新生儿硬肿症的分度见表 3-4。

表 3-4　新生儿硬肿症的分度

程度	硬肿范围	体温	腋-肛温差	休克、肺出血、DIC
轻度	< 30%	> 34℃	正值	无
中度	30%～50%	34～30℃	0 或正值	无或轻
重度	> 50%	<30℃	负值	有

4. 多器官功能损害　重症可出现休克、DIC、急性肾功能衰竭和肺出血等多器官功能衰竭。

【辅助检查】

根据病情需要，检测血常规、动脉血气和血电解质、血糖、尿素氮、肌酐、DIC 筛查试验。必要时可做心电图及 X 线胸片等。

【诊断与鉴别诊断】

有保温不足或可诱发本病的疾病，体温降低和皮肤硬肿即可诊断。重度患儿常伴有器官功能障碍。应注意与新生儿水肿和新生儿皮下坏疽相鉴别，前者表现为凹陷性浮肿，常见于眼睑、足背、外阴等处。后者由金黄色葡萄球菌、链球菌引起，多见于背、臀、骶等受压部位，病情发展迅速，常伴有发热及全身中毒表现。

【治疗】

1. 复温（rewarming）　目的是在体内产热不足的情况下，通过提高环境温度，以恢复和保持正常体温，切忌升温过快。

（1）若肛温 >30℃，腋-肛温差（TA-R）≥ 0，将患儿置于已预热至中性温度的暖箱

60

中，一般在 6 ～ 12 小时内可恢复正常体温。

（2）当肛温 <30℃ 时，多数患儿 TA−R<0，一般均应将患儿置于箱温比肛温高 1 ～ 2℃ 的暖箱中进行外加温。每小时提高箱温 0.5 ～ 1℃（箱温不超过 34℃），在 12 ～ 24 小时内恢复正常体温，然后根据患儿体温调整暖箱温度。

若无上述条件，也可采用温水浴、热水袋、火炕、电热毯或母亲将患儿抱在怀中等加热方法。

2. 热量和液体补充 供给充足的热量有助于复温和维持正常体温。热量供给从每日 210kJ/kg（50kcal/kg）开始，逐渐增加至每日 419 ～ 502 kJ/kg（100 ～ 120kcal/kg）。喂养困难者给予部分或完全静脉营养。

3. 控制感染 根据血培养和药敏结果应用抗生素。

4. 纠正器官功能紊乱 对心力衰竭、休克、凝血障碍、弥散性血管内凝血、肾衰竭和肺出血等，应给予相应治疗。

【预防】

做好围生期保健（尤其是农村）和宣教，加强产前检查，防治妊娠并发症；避免早产、低出生体重儿及窒息、产伤；冬季做好保暖，产房温度不宜低于 24℃，生后应立即擦干皮肤，用预热的被毯包裹；小早产儿生后应一直在暖箱中保温，待体重大于 1800g 或室温下体温稳定后置于婴儿床中；尽早开始喂养，保证供给足够热量；积极治疗引起硬肿症的基础疾病，如感染、颅内出血、畸形、窒息、产伤等。

第四节　新生儿缺氧缺血性脑病

案例导入

患儿，男，3 天，因"易惊 3 天，加重伴呼吸急促 5 小时"入院。患儿于 3 天前（即生后）出现易惊，反应弱，时有四肢抖动，刺激后加重，无明显抽搐，吃奶欠佳，吸吮尚有力。5 小时前患儿易惊及四肢抖动频率较前增多，伴呼吸急促，口周发青，伴吐沫，无呻吟、呛奶、发热及咳嗽，当地医院给予面罩吸氧后仍无缓解，故转入我院。本次病程中，无抽搐、尖叫，小便量可，胎便 2 天排尽，未解陶土样便。

孕产史：G1P1，孕 38 周自然娩出，产前胎心降至 75 次/分，持续 5 分钟，产后羊水 III 度污染，脐带绕颈 2 周。Apgar 评分：1 分钟 4 分，5 分钟 8 分，

10 分钟 8 分。生后给予清理呼吸道、吸氧等治疗。

体检：体温 36.5℃，呼吸 54 次 / 分，脉搏 100 次 / 分，血压 73/35mmHg，体重 3.5kg，身长 50cm，头围 33cm，神智清，精神及反应稍差，哭声尖直，易激惹，呼吸急促，口周及鼻根略发绀，可见轻微吸凹。全身皮肤无黄染、皮疹及出血点，头颅五官无畸形，前囟 2.5cm×2.5cm，平软无张力。双侧瞳孔等大等圆，对光反射灵敏。颈软，双肺呼吸音粗，未闻及干湿啰音，心率 100 次 / 分，律齐，心音略低钝，未闻及杂音。腹软，肝脾未触及，脐带未脱，未见异常分泌物，四肢肌张力偏低，指（趾）甲可见粪染，末梢循环可。觅食、吸吮反射可引出，握持及拥抱反射不全。

辅助检查：胸片：双肺纹理增多，两肺内带可见斑片状影，右肺为著。血常规检查：白细胞 15×10^9/L，中性粒细胞 0.52，淋巴细胞 0.36，血红蛋白 160g/L，血小板 300×10^9/L，血 C 反应蛋白 <8mg/L。

思考题

1. 该患儿最可能的诊断是什么？

2. 该病的处理原则是什么？

缺氧缺血性脑病（hypoxic–ischemic encephalopathy，HIE）是指各种围生期窒息引起的部分或完全缺氧、脑血流减少或暂停而导致胎儿或新生儿脑损伤。早产儿发生率明显高于足月儿，但由于足月儿在活产新生儿中占绝大多数，故以足月儿多见。HIE 是引起新生儿急性死亡和慢性神经系统损伤的主要原因之一。

【病因及发病机制】

缺氧是发病的核心，凡能引起新生儿窒息的因素均可导致本病，其中围生期窒息是最主要的病因。另外，出生后肺部疾患、心脏病变及严重失血或贫血也可引起脑损伤。目前该病的发生机制如下：

1. **脑血流改变** 当缺氧缺血为部分性或慢性时，体内血液出现代偿性重新分配，以保证小脑的血液供应。随着缺氧时间延长，代偿机制丧失，脑血流最终因心功能受损、全身血压下降而锐减，出现第 2 次血流重新分配，大脑半球血流减少，以保证代谢最旺盛部位，如基底神经节、脑干、丘脑及小脑的血供。大脑皮层矢状旁区及其下部的白质最易受损。如缺氧缺血为急性完全性，则上述代偿机制不会发生，脑损伤可发生在基底神经节等代谢最旺盛的部位，而大脑皮层和其他器官不会发生缺血损伤。脑组织对损害的高危性称为选择性易损区（selective vulnerability），足月儿的易损区在大脑矢状窦旁区；早产儿的易损区则位于脑室周围的白质区。

2. 脑组织代谢改变 缺氧时，由于脑组织无氧酵解增加，组织中乳酸堆积、能量产生急剧减少，最终因能量衰竭，出现一系列使损害进一步恶化并导致脑细胞死亡。

HIE 病变的范围和分布主要取决于损伤时脑成熟度、严重程度及持续时间。①脑水肿：为其早期主要的病理改变；②选择性神经元死亡及梗死：足月儿主要病变在脑灰质，后期表现为软化、多囊性变或瘢痕形成；③出血：包括脑室、原发性蛛网膜下腔、脑实质出血；④早产儿主要表现为脑室周围白质软化和脑室周围室管膜下、脑室内出血。

【临床表现】

根据意识、肌张力、原始反射改变、有无惊厥、病程及预后等，临床上分为轻、中、重度（表 3-5）。

表 3-5 HIE 临床分度

组别	轻度	中度	重度
意识	过度兴奋	嗜睡	迟钝昏迷
肌张力	正常	减低	松软或间歇性伸肌张力增加
原始反射拥抱反射	稍活跃	减弱	消失
吸吮反射	正常	减弱	消失
惊厥	无	常有	多见、频繁发作
中枢性呼吸衰竭	无	无或轻	常有
瞳孔改变	无	无或缩小	不对称或扩大、光反应消失
前囟张力	正常	正常或稍饱满	饱满、紧张
病程	<3 天	<14 天	数周
预后	良好	可能有后遗症	病死率高，多有后遗症

急性损伤、病变在两侧大脑半球者，症状常发生在生后 24 小时内，其中 50%～70% 可发生惊厥，特别是足月儿。惊厥最常见的表现形式为轻微发作型或多灶性阵挛型，同时有前囟隆起等脑水肿症状体征。病变在脑干、丘脑者，可出现中枢性呼吸衰竭、瞳孔缩小或扩大、顽固性惊厥等脑干症状，常在 24～72 小时病情恶化或死亡。部分患儿在宫内已发生缺血缺氧性脑损伤，出生时 Apagar 评分可正常，多脏器受损不明显，但生后数周或数月会逐渐出现神经系统受损症状。

表 3-6 新生儿 Apgar 评分表

体征	评分标准			评分	
	0	1	2	1分钟	5分钟
皮肤颜色	青紫或苍白	身体红，四肢青紫	全身红		
心率（次/分）	无	<100	>100		
弹足底或插鼻管反应	无反应	有些动作，如皱眉	哭，喷嚏		
肌张力	松弛	四肢略屈曲	四肢活动		
呼吸	无	慢，不规则	正常，哭声响		

【辅助检查】

1. 血清肌酸磷酸激酶同工酶 （CPK-BB）正常值 <10U/L，脑组织受损时升高。

2. B 超 具有无创、价廉、可在床边操作和进行动态随访等优点，对脑室及其周围出血具有较高的特异性。

3. CT 扫描 有助于了解脑水肿范围、颅内出血类型，对预后的判断有一定的参考价值，最适宜检查时间为生后 2～5 天。

4. 核磁共振（MRI） 分辨率高、无创，具有能清晰显示颅后窝及脑干等 B 超和 CT 不易探及部位病变的特点。

5. 脑电图 可客观地反映脑损害程度，判断预后及有助于惊厥的诊断。

【诊断与鉴别诊断】

2005 年中华医学会儿科分会新生儿学组制定了足月儿 HIE 的诊断标准：①有明确的可导致胎儿宫内窒息的异常产科病史，以及严重的胎儿宫内窘迫表现［胎心＜100 次/分，持续 5 分钟以上；和（或）羊水Ⅲ度污染］；②出生时有重度窒息，指 Apgar 评分 1 分钟≤3 分，并延续至 5 分钟仍≤5 分；或者出生时脐动脉血气 pH ≤ 7.00；③出生后 24 小时内出现神经系统表现，如意识改变（过度兴奋、嗜睡、昏迷）、肌张力改变（增高或减弱）、原始反射异常（吸吮、拥抱反射减弱或消失）、惊厥、脑干症状（呼吸节律改变、瞳孔改变、对光反应迟钝或者消失）和前囟张力增高；④排除低钙血症、低血糖、感染、产伤和颅内出血等为主要原因引起的抽搐，以及遗传代谢性疾病和其他先天性疾病引起的神经系统疾患。

若同时具备以上 4 条者可确诊，第 4 条暂时不能确定者可作为拟诊病历。

应与先天性病毒感染、遗传代谢性疾病及寄生虫感染等疾病引起的神经系统疾病鉴别。

【治疗】

1.支持疗法 即"三支持"。①维持良好的通气功能是支持疗法的中心，保持 $PaO_2 > 7.98 \sim 10.64kPa$（$60 \sim 80mmHg$）、$PaCO_2$ 和 pH 在正常范围；②维持脑和全身良好的血液灌注是支持疗法的关键措施，避免脑灌注过低或过高；③维持血糖在正常水平，以保持神经细胞代谢所需能量。

2.控制惊厥 首选苯巴比妥钠，负荷量 20mg/kg，于第 15 ~ 30 分钟静脉滴入，若不能控制惊厥，1 小时后可加 10mg/kg，12 ~ 24 小时后给维持量，每日 3 ~ 5mg/kg。顽固性抽搐者加用安定，每次 0.1 ~ 0.3mg/kg 静脉滴注；或加用水合氯醛 50mg/kg 灌肠。

3.治疗脑水肿 避免输液过量是预防和治疗脑水肿的基础，每日液体总量不超过 60 ~ 80mL/kg。颅内压增高时，首选利尿剂呋塞米，每次 lmg/kg，静脉滴注；严重者可用 20% 甘露醇，每次 0.25 ~ 0.5g/kg，静脉滴注，每 4 ~ 6 小时 1 次，连用 3 ~ 5 天。

4.亚低温治疗 目前国内外已用于临床，其安全性和疗效已得到初步肯定，应于发病 6 小时内治疗，持续 72 小时。

5.康复治疗 病情稳定后应尽早进行智力与运动功能康复训练，有利于促进脑功能恢复，减少后遗症。

【预后与预防】

本病预后与病情严重程度、抢救是否正确及时有关。病情严重，惊厥、意识障碍、脑干症状持续时间超过 1 周，血清 CPK-BB 和脑电图持续异常者预后差。幸存者常留有不同程度的运动和智力障碍、癫痫等后遗症。积极推广新法复苏，防止围生期窒息是预防本病的主要方法。

第五节 新生儿呼吸窘迫综合征

新生儿呼吸窘迫综合征（RDS）系因肺表面活性物质不足导致进行性肺不张，出生后不久即出现进行性呼吸困难、发绀、呼气性呻吟、吸气性三凹征和呼吸衰竭的疾病。主要见于早产儿，胎龄越小，发病率越高。其病理特征为肺泡壁至终末细支气管壁上附有嗜伊红透明膜，又名肺透明膜病（HMD）。

【病因及发病机制】

本病是因为缺乏由 Ⅱ 型肺泡上皮细胞合成并分泌的表面活性物质（PS）所造成，小于 35 周的早产儿 Ⅱ 型细胞发育未成熟，PS 生成不足。其主要化学成分为磷脂，覆盖在肺泡表面可降低其表面张力。PS缺乏时可发生以下变化：肺泡表面活性物质不足→肺泡壁表面张力增高（肺泡回缩力增高）→半径最小肺泡最先萎陷→进行性肺不张→缺氧、酸中毒→肺小动脉痉挛→肺动脉压力增高→卵圆孔及动脉导管开放→右向左分流（持续胎儿循环）→肺灌流量下降→肺组织缺氧更重→毛细血管通透性增高→纤维蛋白沉着→透明膜形成→缺氧、酸中毒更加严重，造成恶性循环。

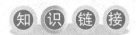

表面活性物质（PS）成分与产生

PS是由Ⅱ型肺泡上皮细胞合成并分泌的一种磷脂蛋白复合物，磷脂约占80%，其中磷脂酰胆碱即卵磷脂（lecithin）是起表面活性作用的重要物质。其次是磷脂酰甘油。此外鞘磷脂（sphingomyelin）的含量较恒定，故羊水或气管吸引物中L/S（lecithin/sphingomyelin）值可作为评价胎儿或新生儿肺成熟度的重要指标。

【临床表现】

一般新生儿娩出时呼吸尚好，多数在生后2～6小时出现进行性加重的呼吸窘迫，表现为呼吸急促（>60次/分）、发绀、鼻翼扇动、吸气性三凹征和明显的呼气性呻吟。胸廓开始可隆起，以后因肺不张而渐下陷，以腋下较明显。两肺呼吸音减低，吸气时可闻细湿啰音，四肢肌张力低下。生后第2、3天病情严重，72小时后明显好转。但新生儿的出生体重、肺病变的严重程度、表面活性物质的治疗、有否感染的存在及动脉导管的开放等均会对患儿的病程有不同程度的影响；并发颅内出血及肺炎者病程较长。

【辅助检查】

1.**胃液振荡试验**　即取患儿胃液1mL加95%酒精1mL，振荡15秒后静置15分钟，如果沿管壁仍有一圈泡沫为阳性，可初步除外HMD，阴性则提示本病。假阳性只1%，但假阴性可达10%，抽胃液时间越晚，假阴性越多，因羊水已进入肠道。

2.**肺成熟度检查**　测定羊水或患儿气管吸引物中L/S，若≥2提示"肺成熟"，1.5～2为可疑，<1.5提示"肺未成熟"。

3.**血气分析**　pH值和动脉血氧分压（PaO_2）降低，动脉血二氧化碳分压（$PaCO_2$）增高，碳酸氢根（HCO_3^-）减低是RDS的常见改变。

4.**X线检查**　胸部X线检查是目前确诊RDS的最佳手段。患儿起病数小时有特征性表现：①毛玻璃样改变：两侧肺野普遍性透亮度减低，内有均匀的细小颗粒影，以后渐融合成片；②支气管充气征：在普遍性肺泡不张的背景下，充气的支气管犹如秃叶分支的树枝，显示更清晰；③重者整个肺野呈白色，心边界不清。动态摄片有助于诊断和治疗效果（如应用肺表面活性物质）的评价。

【诊断与鉴别诊断】

诊断要点：①根据生后数小时内出现进行性呼吸困难；②X线胸片特点即可诊断。必要时可做胃液振荡试验。注意同时可能有肺部感染存在。如生后 12 小时后出现呼吸窘迫，一般不考虑本病。

鉴别诊断

1. 湿肺 多发生于足月儿或剖宫产儿。病情较轻，病程较短，呈自限性，预后良好。主要是肺淋巴或 / 和静脉吸收肺液功能暂时降低，影响气体交换。生后数小时内出现呼吸增快（＞ 60 次 / 分），但吃奶佳、哭声响亮及反应好，重者也可有发绀和呻吟等。听诊呼吸音减低，可有湿啰音。X 线片示肺气肿、肺门纹理增粗和斑点状云雾影，常见毛发线（叶间积液）。

2. B 群 β 溶血性链球菌（GBS）感染 是由 B 组链球菌败血症所致的宫内感染性肺炎。临床表现与胸片均像 RDS，但患儿常有胎膜早破或产程延长史，其母血或宫颈拭子GBS 培养阳性，患儿胃液或气管抽吸物可发现链状排列的革兰阳性球菌，尿液链球菌抗原试验阳性。不能除外 GBS 感染时，可试用青霉素治疗。

3. 胎粪吸入性肺炎 多见于足月儿、过期产儿，有窒息及胎粪吸入史。胃液振荡试验阳性，胸片有不规则斑片状阴影，肺气肿明显。

4. 膈疝 表现为阵发性呼吸急促及发绀。腹部凹陷，患侧胸部呼吸音减弱或消失，可闻及肠鸣音；X 线胸片可见患侧胸部有充气的肠曲或胃泡影及肺不张，纵隔向对侧移位。

【治疗】

采取综合措施使患儿度过危险期，待自身 PS 产生增加，病情可望恢复。治疗重点：①纠正缺氧；②表面活性物质疗法；③支持和对症疗法。

1. 吸氧和机械呼吸 使 PaO_2 维持在 6.7 ～ 9.3kPa（50 ～ 70mmHg）。为防止肺不张，吸氧以正压呼吸（CPAP）为宜，严重者应用呼吸机。

2. 纠正水、电解质和酸碱平衡紊乱 对混合性酸中毒首先纠正呼吸性酸中毒，严重代谢性酸中毒时选 5% 碳酸氢钠每次 3 ～ 5mL/kg。

3. 表面活性物质（PS）替代治疗 PS 经气管给药，每次 100 ～ 200mg/kg，根据病情可用 2 ～ 4 次。应用越早，效果越好，天然制剂疗效优于人工合成制剂。

4. 其他治疗 注意保暖，保证营养和控制液体入量，静脉补液 60 ～ 80mL/（kg·d），在使用呼吸机时或治疗恢复期，可出现动脉导管开放，出现右向左分流，导致心衰及肺水肿，此时可用吲哚美辛或布洛芬。在应用上述药无效，且有明显的血流动力学变化者，可考虑手术结扎。

【 预后与预防 】

本病预后较差，病死率很高，早期应用加压辅助通气者大多可以存活。存活 72 小时以上者如无严重并发症，患儿常可产生足够的表面活性物质，使病情逐渐好转。并发脑室出血者预后差。预防易加强高危妊娠和分娩的监护及治疗，预防早产发生。对有可能早产的孕妇在分娩前 2 ～ 3 天给予地塞米松或倍他米松促进肺成熟，对胎龄小于 28 ～ 30 周的早产儿，力争生后 30 分钟内常规应用 PS 预防 RDS。

复习思考

1. 简述新生儿的分类依据。
2. 新生儿生理性黄疸与病理性黄疸的鉴别点。
3. 简述 HIE 的临床分度。
4. 简述新生儿 RDS 的临床表现。

扫一扫，知答案

扫一扫，看课件

第四章

呼吸系统疾病

【学习目标】

1. 掌握急性上呼吸道感染、肺炎的临床表现、诊断和治疗，支气管哮喘的诊断标准及治疗。

2. 熟悉小儿呼吸系统解剖生理特点，急性上呼吸道感染、肺炎的病因。

3. 了解几种特殊类型肺炎的临床特点。

第一节 小儿呼吸系统解剖生理特点

儿童时期易患呼吸系统疾病与小儿呼吸系统的解剖、生理、免疫特点密切相关。呼吸系统疾病是儿童常见病，其中急性呼吸道感染最常见，占儿科门诊就诊患儿的60%以上。住院患儿中以肺炎最多见，是我国5岁以下住院儿童第一位的死亡原因，严重威胁儿童健康。

【解剖特点】

呼吸系统以环状软骨下缘为界分为上、下呼吸道。上呼吸道包括鼻、鼻窦、咽、咽鼓管、会厌及喉；下呼吸道包括气管、支气管、毛细支气管、呼吸性支气管、肺泡管及肺泡。

1. 上呼吸道

（1）鼻、鼻窦和鼻泪管：婴幼儿鼻腔相对较小，鼻道狭窄，没有鼻毛，黏膜柔嫩，血管丰富，感染发生时黏膜充血肿胀，易造成鼻塞，导致呼吸困难、张口呼吸，影响吸吮和睡眠。新生儿上颌窦和筛窦极小，2岁以后迅速增大，12岁时才发育充分；额窦2～3岁时才开始出现，12～13岁才发育完善；蝶窦3岁时才与鼻腔相通，6岁时增宽。由于鼻窦口相对较大，鼻窦黏膜与鼻腔黏膜相连，鼻炎时易引发鼻窦炎。婴幼儿鼻泪管较短，瓣膜发育不全，上呼吸道感染时易上行引起结膜炎。

（2）咽、咽鼓管和扁桃体：婴幼儿咽鼓管相对宽、短、直，呈水平位，故上呼吸道感染时易引起中耳炎。腭扁桃体在 1 岁内发育较差，4～10 岁时发育达高峰，14～15 岁时逐渐退化，因此扁桃体炎常见于年长儿，婴儿较少见。咽扁桃体 6 个月已发育，位于鼻咽顶部与后壁交界处，严重的咽扁桃体肥大是儿童阻塞性睡眠呼吸暂停综合征的重要原因。儿童咽后壁组织疏松，淋巴组织感染可引发咽后壁脓肿。

（3）喉：小儿喉部呈漏斗状，喉腔窄，声门小，软骨柔软，黏膜柔嫩，血管及淋巴组织丰富，轻微炎症时易引起声音嘶哑和吸气性呼吸困难，重者可致窒息。

2. 下呼吸道

（1）气管、支气管：婴幼儿气管、支气管管腔相对较成人狭窄，软骨柔软，缺乏弹性组织，支撑力差，黏膜柔嫩，血管丰富，纤毛运动差，清除能力弱。这些特点使得婴幼儿易发生呼吸道感染，一旦感染易发生充血、水肿、黏膜肿胀、分泌物堵塞，从而引起呼吸道阻塞，呼吸困难明显。右侧支气管粗短，为气管的直接延伸，气管异物易进入右侧支气管。

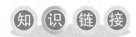

儿童气管支气管异物

儿童气管支气管异物是临床常见急危症，多见于 5 岁以下儿童。常见异物有花生、瓜子、黄豆、笔帽、纽扣、硬币、果冻等，常发生于儿童进食或口含物品时。吸入异物后儿童常表现为突然剧烈呛咳、流泪、呕吐，喘憋、呼吸困难、声嘶，甚至面色青紫、神志不清、窒息、死亡。

【现场急救】

1. 背部拍打法　让患儿尽力弯腰，头尽量放低，然后用手掌用力连续拍打患儿背部，以促使异物排出。若患儿为婴幼儿，倒转身体，用一只手掌托住其胸，使其头面部朝下，身体向头部倾斜，另一只手拍打其背部中央。

2. 中上腹部冲击法（海氏手法）　若患儿年龄偏大，神志尚清醒，能站立，救助者双臂从患儿背后环绕其腹部，拇指对着患儿上腹部，一只手握住另一只手以快速向上猛推的动作压向患儿的中上腹内，以抬高膈肌而使得空气由肺内压出，每次猛推都是一次独立的、明确的动作，快速冲击 5 次，若异物未咳出，再重复冲击 6～10 次，直至清除异物。

3. 送往医院　当患儿窒息症状减轻，但临床不能排除异物是否清除时，应及时送患儿到医院耳鼻咽喉科做进一步诊治。因部分异物暂时停留在大小合适的气管或支气管中时，患儿症状可得到暂时减轻或消失。

（2）肺：婴幼儿肺弹力组织差，肺间质发育旺盛，血管丰富，肺泡小而且数量少，使肺含血量多而含气量少，易发生肺部感染，且感染时易引起间质性炎症、肺气肿和肺不张等。

3. 胸廓与纵隔 婴幼儿胸廓呈桶状，肋骨呈水平位，膈位置较高，胸腔小而肺脏相对较大，在呼吸时，肺的扩张受限，当肺部病变时，易出现呼吸困难，引发缺氧而出现紫绀。呼吸肌发育不全，呼吸肌肌力弱，容易疲劳，易发生呼吸衰竭。小儿纵隔体积相对较大，周围组织松软，在胸腔积液或积气时易致纵隔移位。

【生理特点】

1. 呼吸频率与节律 小儿代谢旺盛，需氧量相对较多，年龄越小呼吸频率越快（表4-1）。新生儿及生后数月的婴儿呼吸中枢发育不完善，呼吸极不稳定，可出现深、浅呼吸交替，或呼吸节律不整、间歇、暂停等现象。

表 4-1　不同年龄儿童呼吸和脉搏频率

年龄	呼吸（次 / 分）	脉搏（次 / 分）	呼吸 : 脉搏
新生儿	40 ～ 45	120 ～ 140	1 : 3
1 岁以内	30 ～ 40	110 ～ 130	1 :（3 ～ 4）
2 ～ 3 岁	25 ～ 30	100 ～ 120	1 :（3 ～ 4）
4 ～ 7 岁	20 ～ 25	80 ～ 100	1 : 4
8 ～ 14 岁	18 ～ 20	70 ～ 90	1 : 4

2. 呼吸类型 新生儿和婴儿呈腹膈式呼吸，开始行走后出现胸腹式呼吸，7岁以后逐渐接近成人。

3. 呼吸功能

（1）肺活量：肺活量是指一次深吸气后的最大呼气量，儿童肺活量为 50 ～ 70mL/kg。安静情况下，年长儿仅用肺活量的 12.5% 进行呼吸，而婴幼儿则需用 30% 左右。发生呼吸障碍时，其代偿呼吸量最大为正常的 2.5 倍，仅为成人的 1/4，易发生呼吸衰竭。

（2）潮气量：潮气量是指安静呼吸时每次吸入或呼出的气量，儿童潮气量为 6 ～ 10mL/kg，年龄越小，潮气量越小。无效腔 / 潮气量比值大于成人。

（3）每分钟通气量和气体弥散量：每分钟通气量指潮气量与呼吸频率的乘积，按体表面积计算与成人相近；儿童肺小，肺泡毛细血管总面积和总容量较成人小，故气体弥散量亦小,但按单位肺容积计算与成人接近。

（4）气道阻力：儿童气道管径小,气道阻力大于成人,发生喘息、呼吸困难的机会多。

4. 血液气体分析 又称血气分析,是准确、可靠的呼吸功能测定指标,主要包括动脉血氧饱和度（SaO_2）、动脉氧分压（PaO_2）、动脉二氧化碳分压（$PaCO_2$）和 pH 值等,可反映血氧饱和度水平和血液酸碱平衡状态,为诊断治疗提供客观依据。小儿血液气体分析正常值见（表 4-2）。

表 4-2 小儿血液气体分析正常值

项目	新生儿	～2 岁	＞2 岁
pH 值（%）	7.35 ～ 7.45	7.35 ～ 7.45	7.35 ～ 7.45
SaO_2（kPa）	90 ～ 97	95 ～ 97	96 ～ 98
PaO_2（kPa）	8 ～ 12	10.6 ～ 13.3	10.6 ～ 13.3
$PaCO_2$（kPa）	4 ～ 4.67	4 ～ 4.67	4.67 ～ 6.0
HCO_3^-（mmol/L）	20 ～ 22	20 ～ 22	22 ～ 24
BE（mmol/L）	–6 ～ +2	–6 ～ +2	–4 ～ +2

【免疫特点】

小儿呼吸道的非特异性和特异性免疫功能均较差。小婴儿咳嗽反射不健全,气道平滑肌收缩功能差,纤毛运动亦差,难以有效地清除气道分泌物及吸入的尘埃和异物颗粒；同时,sIgA、IgA、IgG 和 IgM 含量均低,肺泡巨噬细胞功能不足,乳铁蛋白、溶菌酶、干扰素、补体等数量及活性不足,故易患呼吸道感染。

第二节 急性上呼吸道感染

急性上呼吸道感染（acute upper respiratory infection,AURI）是由各种病原体引起的鼻咽喉的急性炎症,简称上感,俗称感冒。如果炎症以某一局部较为突出,则称之为某部位的炎症,如急性鼻炎、急性咽炎或急性扁桃体炎等。本病全年均可发生,以冬春季节及气候骤变时多见,主要通过呼吸道空气飞沫传播。

【病因及发病机制】

急性上呼吸道感染的病原体主要是病毒和细菌,其中 90% 以上由病毒引起。常见有鼻病毒、呼吸道合胞病毒、流感病毒、副流感病毒、腺病毒、冠状病毒等；病毒感染后可继发细菌感染，最常见的为溶血性链球菌，其次为肺炎链球菌、流感嗜血杆菌等；亦可见肺炎支原体所致的上感。

婴幼儿时期，由于上呼吸道的解剖生理及免疫特点而易患本病。营养不良、贫血、锌缺乏、维生素 D 缺乏性佝偻病、先天性心脏病等疾病，以及居住拥挤、被动吸烟、通风不良、空气污染、气候骤变、护理不当等因素均可诱发本病，易致反复呼吸道感染或使病程迁延。

【临床表现】

本病症状轻重不一，与年龄、病原体和机体抵抗力有关。年长儿症状较轻，而婴幼儿症状较重。

1. 轻症　主要为鼻部症状，如流清鼻涕、鼻塞、打喷嚏，也可有流泪、微咳或咽部不适。患儿多于 3～4 日内自然痊愈。如感染波及鼻咽及咽部常有发热、咽痛、扁桃体炎及咽后壁淋巴组织充血和增生，有时颈部淋巴结可肿大。发热可持续 2～3 日至 1 周左右。部分患儿可有消化道症状，如食欲下降、呕吐、腹泻、腹痛等。

2. 重症　起病时即有高热，体温可达 39～40℃或更高，高热初期可发生惊厥。患儿表现为全身乏力、食欲不振、睡眠不安等、流大量鼻涕、咳嗽频繁。部分患儿发病早期出现脐周阵发性疼痛，此与发热所致反射性肠蠕动增强、蛔虫骚动或肠系膜淋巴结炎有关，应注意与急腹症鉴别。

3. 两种特殊类型的上感

（1）疱疹性咽峡炎：由柯萨奇 A 组病毒引起，传染性强，好发于夏秋季。起病急，表现为高热、咽痛、流涎、厌食、呕吐等；体检见咽部充血，咽腭弓、腭垂、软腭的黏膜上可见多个 2～4mm 大小的灰白色疱疹，周围有红晕，1～2 天后疱疹破溃后形成小溃疡。病程 1 周左右。

（2）咽 – 结合膜热：由腺病毒 3、7、11 型所致，好发于春夏季节，可在集体儿童机构中流行。以发热、咽炎、结合膜炎为特点。表现为高热、咽痛、眼部刺痛，一侧或双侧滤泡性眼结合膜炎，眼分泌物不多，颈部及耳后淋巴结肿大等，有时伴消化道症状。病程 1～2 周。

【并发症】

婴幼儿多见。病变向邻近器官或下呼吸道蔓延，引起中耳炎、鼻窦炎、咽后壁脓肿、扁桃体周围脓肿、颈淋巴结炎、喉炎、支气管炎、肺炎等。病毒引起的上感还可以并发脑炎、心肌炎等。年长儿若患链球菌感染性上感可引起急性肾炎、风湿热等。

【辅助检查】

病毒感染者白细胞计数正常或偏低，病毒分离、血清反应、免疫荧光有利于病毒病原体的早期诊断。细菌感染者白细胞计数增高，中性粒细胞比率增高，咽拭子培养可有病原菌生长；链球菌感染者，血中抗链球菌溶血素"O"（ASO）滴度可增高。

【诊断与鉴别诊断】

根据临床表现不难诊断，但应和某些急性传染病的早期症状相区别，如流行性脑脊髓膜炎、麻疹、百日咳、脊髓灰质炎、伤寒等。若有明显的流行性，且一般症状如发热、四肢疼痛较重，而呼吸道局部症状较轻，应考虑是否为流感。婴幼儿若同时伴有呕吐、腹泻，应与急性胃肠炎鉴别；年长儿若腹痛剧烈，要排除急性阑尾炎。

【治疗及预防】

急性上呼吸道感染具有一定自限性，症状较轻则不需药物治疗，症状明显，影响日常生活则需服药。以对症治疗为主，并注意休息，适当补水，避免继发细菌感染。

1. 一般治疗 适当休息，多饮水，给予易消化饮食，注意呼吸道隔离，保持室内空气新鲜及适当的温度、湿度。

2. 病原治疗 常用抗病毒药物：①利巴韦林（病毒唑）：具有广谱抗病毒作用，剂量为 $10 \sim 15$ mg/（kg·d），每日 3 次，疗程为 $3 \sim 5$ 日。②双嘧达莫（潘生丁）：对 RNA 病毒及某些 DNA 病毒有抑制作用，$3 \sim 5$ mg/（kg·d）。如果病情较重、有继发细菌感染或有并发症者可选用抗生素，常用青霉素、头孢菌素类及大环内酯类，疗程为 $3 \sim 5$ 日。如证实为溶血性链球菌感染或既往有风湿热、肾炎病史者，青霉素疗程应为 $10 \sim 14$ 日。

局部可用 1% 利巴韦林滴鼻液，每日 4 次；病毒性结膜炎可用 0.1% 阿昔洛韦滴眼，每 $1 \sim 2$ 小时一次。

3. 对症治疗 高热可给予对乙酰氨基酚或布洛芬制剂口服，亦可用冷敷、温湿敷或醇浴降温。世界卫生组织主张，急性呼吸道感染引起发热的儿童不应使用阿司匹林。如发生热性惊厥，可给镇静、止惊等处理。鼻塞者可用 0.5% 麻黄素液在喂奶前滴鼻。咽痛者可含咽喉片。

4. 预防 加强锻炼，注重居室空气流通；提倡母乳喂养，防治佝偻病及营养不良；避免去人多拥挤的公共场所；加强个人卫生，留心气温骤变。

第三节　急性支气管炎

急性支气管炎（acute bronchitis）是指支气管黏膜的急性炎症，常与气管、毛细支气管同时受累，以发热、咳嗽、肺部可变的干湿性啰音为主要表现，多继发于上呼吸道感染之后，亦可为小儿急性传染病如麻疹、百日咳等的常见并发症，亦常为肺炎的早期表现。病原为各种病毒、细菌或为混合感染。本病婴幼儿多见，且症状较重。免疫功能低下、特异性体质、先天性心脏病、营养不良、佝偻病等患儿常易反复发生支气管炎。

【病因】

凡能引起上感的病原体都可引起支气管炎，包括各种病毒、细菌或肺炎支原体，或为混合感染。免疫功能失调、营养不良、佝偻病过敏体质、鼻炎、鼻窦炎等都是本病的诱发因素。

【临床表现】

大多先有上感症状，之后以咳嗽为主要症状。病初为单声干咳，以后咳嗽加剧，有痰，婴幼儿常将痰咽下。婴幼儿全身症状较重，可有发热、精神不振、呕吐、腹泻等症状，年长儿一般症状较轻，有时可述头痛、胸痛。咳嗽一般在 7～10 天缓解，部分患儿可迁延 2～3 周，病情反复或加重。肺部听诊呼吸音粗糙，可闻及不固定的散在的干啰音、痰鸣音或少量湿啰音，其特点是随体位变动和咳嗽而改变。

哮喘性支气管炎是婴幼儿时期有哮喘表现的特殊类型的支气管炎。其特点为：①多见于 3 岁以下，有湿疹或其他过敏史。②有类似哮喘症状与体征，如呼气性呼吸困难，肺部叩诊呈鼓音，听诊两肺满布哮鸣音及少量粗湿啰音。③有反复发作倾向，但一般随年龄增长而发作逐渐减少，直至痊愈，仅有少数于数年后发展为支气管哮喘。

【辅助检查】

1. X 线检查　胸片显示正常或有肺纹理增粗、肺门阴影增深。

2. 实验室检查　白细胞计数增高（细菌感染）或正常（病毒感染），中性粒细胞增高或正常。

【诊断与鉴别诊断】

根据临床表现诊断急性支气管炎并不困难，但需要与支气管肺炎（见本章第四节）及咳嗽变异性哮喘等疾病进行鉴别。

【治疗】

1. 一般治疗 同上呼吸道感染。应经常变换体位，多饮水，适当湿化室内空气，以利于排出呼吸道分泌物。

2. 控制感染 由于病原体多为病毒，一般不采用抗生素治疗。对婴幼儿有发热、痰黄、白细胞增多、疑为细菌感染者可适当选用抗生素，如青霉素或头孢类药物；对明确为肺炎支原体感染者，则首选红霉素、阿奇霉素等大环内酯类药物。

3. 对症治疗 一般不用镇咳剂或镇静剂，以免抑制咳嗽反射，影响黏痰咳出。常用化痰止咳药，有复方甘草合剂、急支糖浆等，痰稠者可用 10% 氯化铵，每次 0.1 ～ 0.2mL/kg，亦可口服沐舒坦行超声雾化吸入。哮喘性支气管炎喘憋严重者可口服氨茶碱，每次 2 ～ 4mg/kg，每 6 小时一次；亦可选用 β_2 受体激动剂如沙丁胺醇、特布他林等；喘息严重时可加用泼尼松 1mg/（kg·d），疗程为 3 ～ 5 天。

本病多数预后较好，极少转为慢性支气管炎，常反复发作，原因不详。

第四节　肺　炎

案例导入

患儿，男，1岁半。因"发热、咳嗽2天，喘1天"入院。患儿2天前受凉后出现咳嗽、流涕伴发热。昨日症状加重，伴喘息。查体：体温39.5℃，心率160次/分，呼吸50次/分，体重7.5kg。烦躁，唇周及肢端发绀，消瘦，咽红，颈软，三凹征（+），心律齐，心音低钝，无杂音。双肺呼吸音增粗，可闻及中量细湿啰音。肝右肋下3.5cm，质软，边缘钝，脾未扪及。胸片示：双肺纹理增粗，有小斑片状阴影。血常规检查：白细胞 $8.6×10^9$/L，中性粒细胞0.63，红细胞 $3.5×10^{12}$/L，血红蛋白87g/L，平均红细胞血红蛋白量23.3pg，平均红细胞体积79.0fl，平均红细胞血红蛋白深度30.0g/L。

思考题

1. 该患儿最可能的诊断及诊断依据是什么？

2. 该患儿的治疗原则是什么？

肺炎（pneumonia）是由不同病原体或其他因素（如吸入羊水、过敏反应等）引起的肺部炎症。主要表现为发热、咳嗽、气促、呼吸困难和肺部固定中细湿啰音。肺炎是儿科常见病，尤其见于婴幼儿，是我国小儿死亡的第一位原因，已被列为我国儿科重点防治的四大疾病之一。本节重点介绍支气管肺炎。

【分类】

1.病理分类 支气管肺炎、大叶性肺炎、间质性肺炎（如毛细支气管炎）。儿童以支气管肺炎最多见。

2.病因分类 ①感染性肺炎，常见的有细菌性肺炎、病毒性肺炎、支原体肺炎、真菌性肺炎等；②非感染性肺炎，常见的有吸入性肺炎、过敏性肺炎、坠积性肺炎等。其中感染性肺炎以肺炎链球菌感染最多见，婴幼儿病毒性肺炎也较多见。新生儿以感染性和吸入性肺炎多见。

3.病情分类 ①轻症肺炎：以呼吸系统症状为主，无全身中毒症状。②重症肺炎：除呼吸系统受累外，其他系统亦受累，且全身中毒症状明显，甚至危及生命。

4.病程分类 急性肺炎（＜1个月）、迁延性肺炎（1～3个月）、慢性肺炎（＞3个月）。

5.按临床表现典型与否分类 典型肺炎、非典型肺炎。

6.按发生地点分类 ①社区获得性肺炎：无明显免疫抑制的患儿在院外或住院48小时内发生的肺炎。②院内获得性肺炎：住院48小时后发生的肺炎。

临床上若病原体明确，则按病因分类，以便指导治疗，否则按病理或其他方法分类。

支气管肺炎（bronchopneumonia）是小儿时期最常见的肺炎，好发于3岁以下婴幼儿，全年均可发病，以冬、春季多见。环境不良、营养障碍性疾病、先天性心脏病及免疫功能低下者，极易发生本病。

【病因】

常见的病原体主要是细菌和病毒，以肺炎链球菌多见，其次是流感嗜血杆菌、葡萄球菌、大肠埃希菌等，也可由病毒引起，如呼吸道合胞病毒、腺病毒、流感及副流感病毒等。近年来肺炎支原体肺炎、衣原体肺炎也逐渐增多。部分患儿在病毒感染的基础上继发细菌感染，称为混合性感染。病原体常由呼吸道入侵，少数经血行入侵。

【病理生理】

肺炎的病理变化以肺组织充血、水肿、炎性细胞浸润为主。当炎症累及到支气管、细支气管、肺泡和肺间质时，支气管因黏膜水肿而管腔变窄；肺泡壁因充血水肿而增厚，肺泡腔内充满炎性渗出物，从而造成通气和换气功能障碍，导致低氧血症和高碳酸血症。由于缺氧，患儿呼吸、心率加快，出现鼻翼扇动和三凹征。由于病原体毒素的作用，重症患儿常伴有毒血症，引起不同程度的感染中毒症状。缺氧、二氧化碳潴留及毒血症可导致循环系统、消化系统、神经系统的一系列症状及水电解质和酸碱平衡紊乱，严重时可发生呼吸衰竭。

1. 循环系统 低氧血症和二氧化碳潴留，可引起肺小动脉反射性收缩，使肺循环的阻力增高，肺动脉高压，致右心的负担加重。病原体毒素作用于心肌可引起中毒性心肌炎。肺动脉高压和中毒性心肌炎是诱发心力衰竭的主要原因。重症患儿可出现感染性休克、弥漫性血管内凝血（DIC）。

2. 神经系统 缺氧和二氧化碳潴留可使脑毛细血管扩张，血流减慢，血管壁的通透性增加而致脑水肿。严重缺氧使脑细胞无氧代谢增强，造成乳酸堆积，加重脑水肿称感染中毒性脑病。

3. 消化系统 低氧血症和病原体毒素的作用，可使胃肠道黏膜出现糜烂、出血、上皮细胞坏死脱落等应激反应，从而导致胃肠功能紊乱，严重者可出现中毒性肠麻痹和消化道出血。

4. 水、电解质和酸碱平衡紊乱 重症肺炎可因严重缺氧，无氧代谢致酸性代谢产物堆积引起代谢性酸中毒，而二氧化碳潴留、碳酸增加又可导致呼吸性酸中毒，出现混合性酸中毒。缺氧和二氧化碳潴留引起肾血管痉挛致水钠潴留，且重症肺炎缺氧时常有抗利尿激素分泌增加，同时缺氧致细胞膜通透性改变、钠泵功能失调，使钠离子进入细胞内，引起低钠血症。

【临床表现】

1. 轻症肺炎 仅以呼吸系统症状为主，大多数起病较急。

（1）症状：常见症状为发热、咳嗽、气促。

①发热：热型不定，多为不规则发热，亦可为弛张热或稽留热。新生儿或重度营养不良的患儿体温不升或低于正常。

②咳嗽：初为刺激性干咳，以后频繁咳嗽，有痰声，新生儿可表现为口吐白沫。

③气促：呼吸频率加快，可达40～80次/分，常有点头呼吸，严重者呼吸时有呻吟、鼻翼扇动、三凹征、口周或指端青紫。

（2）肺部体征：早期呼吸音粗糙，随病情发展，能听到较固定的中细湿啰音，以肺底部和脊柱两侧多见，新生儿、小婴儿不易闻及湿啰音，病灶融合者则出现肺实变体征。

2. 重症肺炎 除全身中毒症状及呼吸系统的症状加重外，可发生循环、消化、神经系统的功能障碍。

（1）循环系统：出现心肌炎、心力衰竭。心肌炎：表现为面色苍白、心动过速、心音低钝、心律不齐，心电图ST段下移，T波平坦或倒置，心肌酶谱发生改变。心力衰竭表现：①突发烦躁不安，面色苍白或发绀加重；②呼吸困难突然加重，频率超过60次/分。

③心率增快，超过 180 次 / 分；④心音低钝或奔马律，颈静脉怒张；⑤肝脏在短期内增大 1.5cm 以上；⑥少尿或无尿，面部或双下肢水肿。具备前 5 项即可诊断为心力衰竭。

（2）消化系统：出现食欲不振、腹泻、腹胀、呕吐咖啡样物，大便潜血试验阳性或柏油样便。甚至缺氧中毒性肠麻痹，肠鸣音消失，腹胀可加重呼吸困难。

（3）中枢神经系统：出现为烦躁或嗜睡、惊厥，严重者有颅内压增高表现如呕吐、前囟隆起、昏迷、呼吸不规则甚至呼吸停止等。

（4）休克及 DIC：出现血压下降、四肢厥冷、脉搏细速，皮肤、黏膜及胃肠道出血。

3. 几种不同病原体所致肺炎的特点（表 4-3）。

表 4-3　几种不同病原体所致肺炎的特点

	毛细支气管炎	腺病毒肺炎	金葡菌肺炎	支原体肺炎
病原体	呼吸道合胞病毒	腺病毒	金黄色葡萄球菌	肺炎支原体
好发年龄	2 岁以内，尤其 2～6 个月多见	6 个月～2 岁多见	新生儿及婴幼儿多见	婴幼儿可见，年长儿多见
临床表现	喘憋为突出表现，可有呼吸困难、发绀、鼻扇等，抗生素治疗无效	稽留高热、中毒症状重、咳嗽剧烈，喘憋青紫等，可伴有消化道症状和脑水肿症状，抗生素治疗无效	起病急、病情重、发展快。中毒症状重、有皮疹，易复发及并发脓胸、脓气胸、肺大疱	刺激性咳嗽，痰少，黏稠带血丝。全身多系统可受累，红霉素治疗有效
肺部体征	以喘鸣为主，肺部可听到中细湿性啰音	体征出现晚，发热 4～5 天后出现湿啰音，常有肺实变体征	体征出现早，两肺有中细湿啰音	肺部体征常不明显，婴幼儿可闻及喘鸣音和湿啰音
X 线检查	小点片状、斑片状阴影，可有肺气肿表现	出现早，片状阴影，可融合成大病灶，吸收慢	小片状浸润影，可迅速形成多发性小脓肿、肺大疱、脓胸等	可出现肺门阴影增浓、支气管炎、间质性肺炎、均匀片状影
白细胞数	正常或降低	正常或降低	增高，核左移	正常或偏高
病程	＜1 周	3～4 周或更长	数周至数月	2～4 周

【并发症】

在肺炎治疗过程中，出现中毒或呼吸困难突然加重，体温持续不退或退而复升，均应考虑有并发症的可能。并发症多见于金黄色葡萄球菌感染，其次见于某些革兰阴性杆菌感染。

1. 脓胸　表现为高热不退；呼吸困难加重；患侧呼吸运动受限，语颤减弱；叩诊浊音；听诊呼吸音减弱。积脓较多时，体检可发现患侧肋间隙饱满，纵隔和气管向健侧移位。

2. 脓气胸　出现突然呼吸困难加剧，咳嗽剧烈，烦躁不安，面色发绀。叩诊实音上方鼓音，听诊呼吸音减弱或消失。如气管破裂处形成张力性气胸，危及生命，须及时抢救。

3. **肺大疱**　于细支气管形成活瓣，气体只进不出或进多出少，使得肺泡扩大、破裂形成肺大疱。体积大可引起呼吸困难。

此外，还可并发肺脓肿、化脓性心包炎、败血症等。

【辅助检查】

1. 外周血检查

（1）血白细胞：细菌性肺炎的白细胞总数和中性粒细胞多增高，但幼儿、体弱儿及重病肺炎者的白细胞总数可正常或降低；病毒性肺炎白细胞总数正常或降低，分类以淋巴细胞为主，有时可见异型淋巴细胞。

（2）四唑氮蓝试验（NBT）：细菌性肺炎时，中性粒细胞吞噬活动增加，用四唑氮蓝染色时，NBT 阳性细胞增多。NBT 阳性细胞的正常值 < 10%，如 > 10% 即提示细菌感染，而病毒感染时 NBT 阳性细胞则不增加。

2. 病原学检查

（1）细菌培养：将深部痰液、气管吸出物和脓腔穿刺液等进行细菌培养，可明确病原菌，同时应做药敏试验，对治疗有指导作用。但本法需时较长，且在应用抗生素后的培养阳性率也较低。

（2）病毒分离和鉴别：于起病 7 日内取鼻咽或下呼吸道分泌物（限气管插管者）标本做病毒分离，阳性率较高，但需时亦长，不能做早期诊断。

（3）病原特异性抗原、抗体检测：目前，病毒病原学快速诊断技术已普遍开展。一类是直接测定标本的病毒抗原或病毒颗粒，简单快速，且在当日可得到结果供早期诊断。另一类是直接测定感染急性期出现的特异性 IgM、IgG 抗体以判断抗原。

（4）其他：①冷凝集试验：可作为肺炎支原体感染的筛查试验，一般病后 1 ～ 2 周开始上升，滴度 > 1 : 32 为阳性，可持续数月，50% ～ 70% 的肺炎支原体患儿可呈阳性。②鲎珠溶解物试验：有助于革兰阴性杆菌肺炎的诊断。

3. X 线检查　典型肺炎早期肺纹理增粗，以后出现絮状或小斑片状阴影，可融合成片，以双肺下野、中内带及心膈角居多，可伴有肺不张或肺气肿。若并发脓胸，早期示患侧肋膈角变钝，积液较多时患侧呈一致密阴影，肋间隙增宽，纵隔、心脏向健侧移位。并发脓气胸时，患侧胸膜腔可见空气、液面。肺大疱时则见完整的壁薄、无液平面的大疱。

【诊断与鉴别诊断】

典型的支气管肺炎常有发热、咳嗽、气促、呼吸困难，肺部有固定的中细湿啰音，据此可做出诊断。确诊后应进一步判断病情轻重，有无并发症，并做病原学检查，以便指导治疗。

支气管肺炎在临床上常需与急性支气管炎、肺结核和支气管异物相鉴别。支气管异物可根据异物吸入史、突然出现呛咳等，结合胸部 X 线检查鉴别，必要时可行支气管纤维镜检查术。

【治疗】

应采取综合措施，积极控制炎症，改善肺的通气功能，防止并发症。

1. 一般治疗

（1）护理：环境安静、整洁，空气新鲜、流通，室温以 18～20℃为宜，相对湿度 50%～60%。保持呼吸道通畅，及时清除上呼吸道分泌物，经常翻身叩背，变换体位，以利痰液排出。不同病原体肺炎患儿宜分室居住，以免交叉感染。

（2）营养：应供给易消化、富含营养的食物及适量水分，尽量不改变原有喂养方法，少量多餐。重症不能进食者，可给予静脉营养。

2. 病原治疗　按不同病原体选择药物。

（1）抗生素：绝大多数重症肺炎是由细菌感染引起的，或在病毒感染的基础上合并感染，故需采用抗生素治疗。使用原则：①根据病原菌选用敏感药物；②早期用药；③联合用药；④选用渗入下呼吸道浓度高的药；⑤足量、足疗程用药，重症宜静脉给药。

根据不同病原菌选择抗菌药物：①肺炎链球菌：首选青霉素，对青霉素过敏者可用大环内酯类药物，如红霉素等。②金黄色葡萄球菌：首选苯唑西林或氯唑西林，耐药者选用万古霉素或联用利福平。③流感嗜血杆菌：首选阿莫西林／克拉维酸、氨苄西林／舒巴坦。④大肠埃希菌：首选第三代头孢菌素，如头孢他啶等。⑤肺炎支原体、衣原体：首选大环内酯类药物，如红霉素、罗红霉素、阿奇霉素等。WHO 推荐 4 种一线抗生素，即复方新诺明、青霉素、氨苄西林和羟氨苄西林，其中青霉素是治疗肺炎的首选药。

用药时间：应持续至体温正常后 5～7 天，临床症状体征基本消失后 3 天。支原体肺炎至少用药 2～3 周，以免复发。葡萄球菌肺炎比较顽固，易于复发及产生并发症，疗程宜长，一般于体温正常后继续用药 2 周，总疗程 6 周。

（2）抗病毒治疗：目前尚无理想的抗病毒药物。用于临床的有：①利巴韦林 10mg/（kg·d），肌肉或静脉滴注，可超声雾化吸入，亦可抑制多种 DNA 和 RNA 病毒；② α-干扰素治疗病毒性肺炎有效，雾化吸入局部治疗比肌注疗效好，疗程 3～5 天。

3. 对症治疗

（1）退热与镇静：高热时用物理降温或退热药。对烦躁不安或惊厥的患儿可给镇静剂，常用水合氯醛、地西泮或苯巴比妥钠。

（2）氧疗：凡有低氧血症者，如出现呼吸困难、喘憋、口唇发绀等，应立即给氧。一般采用鼻前庭给氧，氧流量为 0.5 ～ lL/min，氧浓度不超过 40%。小婴儿或缺氧明显者可用面罩或氧罩给氧，氧流量为 2 ～ 4L/min，氧浓度为 50% ～ 60%。若出现呼吸衰竭，则应使用人工呼吸机，加压给氧。

（3）保持呼吸道通畅：①及时清除鼻痂、鼻腔内分泌物和吸痰，以保持呼吸道通畅。②支气管解痉剂：对喘憋严重者可选用氨茶碱或 β_2 受体激动剂。③雾化吸入以湿化气道，有利于痰液排出。

（4）心力衰竭的治疗：除镇静、给氧外，要增强心肌收缩，减慢心率，增加心搏出量；减轻体内水钠潴留，以减轻心脏负荷。常用快速洋地黄制剂、利尿剂和血管扩张剂（详见第十五章第四节）。

（5）腹胀的治疗：可先用肛管排气法。伴低钾血症者，按常规补钾。如系中毒性肠麻痹，应禁食、胃肠减压，联用酚妥拉明 0.3 ～ 0.5mg/kg，溶于 10% 葡萄糖 20 ～ 30mL 缓慢静滴。

（6）中毒性脑病的治疗：主要是纠正低氧血症，减轻脑水肿，包括改善通气、脱水疗法、扩血管、糖皮质激素、促进脑细胞康复等。可静脉注射甘露醇每次 0.25 ～ 1g/kg，每 4 ～ 8 小时一次，一般不超过 3 天。酚妥拉明每次 0.5 ～ 1.0/kg，新生儿每次不超过 3mg，婴幼儿每次不超过 10 mg，快速静脉滴注，每 2 ～ 6 小时一次。惊厥发生时可选用地西泮静脉注射。必要时可使用地塞米松。其他亦可用利尿剂、冬眠药物和促进脑细胞康复的药物如能量合剂等。

4. 糖皮质激素的应用　适应证：①中毒症状明显；②严重喘憋；③伴有脑水肿、中毒性脑病、感染性休克、呼吸衰竭；④有胸膜炎或胸腔积脓者。常用地塞米松 0.1 ～ 0.3mg/（kg·d），疗程 3 ～ 5 日。

5. 并存疾病和并发症的治疗　对并存佝偻病、营养不良者，应给予相应治疗。对并发脓胸、脓气胸者，应及时抽脓、抽气。遇到下列情况宜考虑胸腔闭式引流：①年龄小，中毒症状重；②脓液黏稠，经反复穿刺抽脓不畅者；③张力性气胸。

6. 物理疗法　肺部理疗有促进炎症消散的作用，尤适于迁延性或慢性肺炎，每日 1 次，5 次为一疗程。亦可使用松节油（稀释为 1 ：8）敷胸或拔火罐等。

【预防】

增强体质，注意手卫生，避免交叉感染。减少被动吸烟，室内通风，积极防治营养不良、贫血和佝偻病等。疫苗预防接种可有效降低儿童肺炎患病率。目前已有的疫苗包括：肺炎链球菌疫苗、B 型流感嗜血杆菌结合疫苗、流感病毒疫苗等。

第五节　支气管哮喘

支气管哮喘（bronchial asthma）简称哮喘，是儿童时期最常见的慢性呼吸道疾病，发病率近年呈上升趋势，以 1～6 岁小儿多见。哮喘是由嗜酸性粒细胞、肥大细胞、T 淋巴细胞、中性粒细胞及气道上皮细胞等多种细胞共同参与的气道慢性炎症性疾病。这种慢性炎症导致气道反应性增加，当接触物理、化学、生物等刺激因素时，发生广泛多变的可逆性气流受限，临床表现为反复发作的喘息、呼吸困难、胸闷和咳嗽等症状，常在夜间和（或）清晨发作或加剧，多数患儿经治疗可以缓解或自行缓解。儿童哮喘若不及时诊治，随着病程的延长，可引起气道不可逆性狭窄和重塑。因此，早期防治至关重要。

【病因及发病机制】

哮喘的发病机制极为复杂，尚未完全清楚，与免疫、神经、精神、内分泌因素和遗传学背景密切相关。

1. 免疫因素　气道慢性炎症被认为是哮喘的本质。

2. 神经、精神和内分泌因素　哮喘患儿的 β 肾上腺素能受体功能低下和迷走神经张力亢进，或同时伴有肾上腺素能神经反应性增强，从而发生气道高反应性。某些患儿哮喘与情绪有关，其原因不明。多数患儿于青春期哮喘症状完全消失，在月经期、妊娠期和患甲状腺功能亢进时症状加重，这些均提示哮喘的发病可能与内分泌功能紊乱有关，但其具体机制不明。

3. 遗传学背景　哮喘具有明显的遗传倾向，患儿及其家庭成员患过敏性疾病和有特异性体质的发生率明显高于正常人群。

4. 诱发因素　①呼吸道合胞病毒、副流感病毒等呼吸道感染。②油烟、花粉、尘螨、油漆、化学气体等吸入过敏源。③鱼、虾、鸡蛋、牛奶、食品添加剂等食入过敏源。④磺胺类药物、阿司匹林等药物过敏。⑤空气干燥、寒冷、大风等气温变化，精神过度兴奋、大哭大笑、剧烈运动等其他因素。

【病理生理】

气道高反应是哮喘的基本特征之一，指气道对多种刺激因素，如过敏源、理化因素、运动和药物等呈现高度敏感状态，在一定程度上反映了气道炎症的严重性。气道炎症通过气道上皮损伤、细胞因子和炎症介质的作用引起气道高反应。

哮喘死亡患儿的肺组织呈肺气肿状态，大、小气道内填满黏液栓。黏液栓由黏液、血清蛋白、炎症细胞和细胞碎片组成。显微镜显示支气管和毛细支气管上皮细胞脱落，管壁嗜酸性粒细胞和单核细胞浸润，血管扩张和微血管渗漏，基底膜增厚，平滑肌增生肥厚，杯状细胞和黏膜下腺体增生。

气流受阻是哮喘病理改变的核心，支气管痉挛、管壁炎症性肿胀、黏液栓形成和气道重塑均是造成患儿气流受阻的原因。

1. 支气管痉挛 急性支气管痉挛为速发型哮喘反应，是 IgE 依赖型介质释放所致，包括肥大细胞释放组胺、前列腺素和白三烯等。

2. 管壁炎症性肿胀 抗原对气道刺激后 6 ～ 24 小时内发生的气道直径减小，是微血管通透性和漏出物增加导致气道黏膜增厚和肿胀所致，伴随或不伴随平滑肌收缩，为即刻反应。

3. 黏液栓形成 主要引起迟发型哮喘。黏液分泌增多，形成黏液栓。重症病例黏液栓广泛阻塞细小支气管，引起严重呼吸困难，甚至发生呼吸衰竭。

4. 气道重塑 因慢性和反复的炎症损害，可以导致气道重塑，表现为气道壁增厚，基质沉积，胶原沉积，上皮下纤维化，平滑肌增生和肥大，肌成纤维细胞增殖及黏液腺杯状细胞化生及增生，上皮下网状层增厚，微血管生成。

【临床表现】

1. 主要症状 咳嗽和喘息、胸闷、呼吸困难为典型症状，常反复出现，以夜间和清晨为重。发作前可有流涕、打喷嚏和刺激性干咳，发作时呼吸困难，呼气相延长伴有喘鸣声。严重病例呈端坐呼吸，烦躁不安，大汗淋漓，面色青灰。

2. 体征 体格检查可见胸廓饱满、三凹征，双肺叩诊过清音，听诊呼吸音减弱，双肺满布哮鸣音。严重者气道广泛堵塞，哮鸣音反而消失，称"闭锁肺"，是哮喘最危险的体征。肺部粗湿啰音时隐时现，在剧烈咳嗽后或体位变化时可消失，提示湿啰音的产生是位于气管内的分泌物所致。在发作间歇期可无任何症状和体征。有些病例在用力时才可听到哮鸣音。此外，在体格检查时还应注意有无鼻炎、鼻窦炎和湿疹。

哮喘发作以夜间更为明显，一般可自行缓解或用平喘药物后缓解。若哮喘急剧严重发作，经合理应用常规缓解药物治疗后仍不能在 24 小时内缓解，称为哮喘持续状态。在合理应用常规缓解药物治疗后，仍有严重或进行性呼吸困难者，称为哮喘危重状态。表现为哮喘急性发作，出现咳嗽、喘息、呼吸困难、大汗淋漓和烦躁不安，甚至表现出端坐呼吸、语言不连贯、严重发绀、意识障碍及心肺功能不全的征象。

【辅助检查】

1. 血常规检查 嗜酸性粒细胞增高。

2. 肺功能检查 主要用于 5 岁以上的患儿，可显示出换气流量和潮气量降低，残气容量增高。

3. X 线检查 急性期胸片正常或肺透亮度增高，肺纹理增强，可有肺气肿或肺不张。胸片还可排除肺部其他疾病，如肺炎、肺结核、气管支气管异物和先天性畸形等。

4. 过敏源测试 用多种吸入性过敏源或食物性过敏源提取液所做的过敏源皮肤试验是诊断变态反应的首要工具，可提示患者对该过敏源是否过敏。目前常用皮肤点刺试验法和皮内试验法。血清特异性 IgE 和血清总 IgE 测定也很有价值，血清总 IgE 测定只能反映是否存在特异质。

5. 血气分析 PaO_2 下降；病初 $PaCO_2$ 可降低，严重时 $PaCO_2$ 增高；pH 值下降。

【诊断与鉴别诊断】

1. 诊断标准

（1）儿童哮喘诊断标准：中华医学会儿科分会呼吸学组于 2016 年修订了我国《儿童支气管哮喘诊断与防治指南》。哮喘的诊断主要依据呼吸道症状、体征及肺功能检查，证实存在可变的呼气气流受限，并排除可引起相关症状的其他疾病。

1）反复喘息、咳嗽、气促、胸闷，多与接触变应原、冷空气、物理、化学性刺激、呼吸道感染、运动以及过度通气（如大笑和哭闹）等有关，常在夜间和（或）凌晨发作或加剧。

2）发作时双肺可闻及散在或弥漫性，以呼气相为主的哮鸣音，呼气相延长。

3）上述症状和体征经抗哮喘治疗有效，或自行缓解。

4）除外其他疾病所引起的喘息、咳嗽、气促和胸闷。

5）临床表现不典型者（如无明显喘息或哮鸣音），应至少具备以下 1 项：①证实存在可逆性气流受限。支气管舒张试验阳性：吸入速效 $β_2$ 受体激动剂（如沙丁胺醇压力定量气雾剂 200～400 μg）15 分钟后，第一秒用力呼气量（FEV1）增加 ≥ 12%；抗炎治疗后肺通气功能改善：给予吸入糖皮质激素和（或）抗白三烯药物治疗 4～8 周，FEV1 增加 ≥ 12%。②支气管激发试验阳性。③最大呼气峰流量（PEF）日间变异率（连续监测 2 周）≥ 13%。

符合 1）～4）条或 4）、5）条者，可以诊断为哮喘。

（2）咳嗽变异性哮喘诊断标准：咳嗽变异性哮喘（CVA）是儿童慢性咳嗽最常的原因之一，以咳嗽为唯一或主要表现，不伴明显喘息。其诊断依据如下：

1）咳嗽持续 >4 周，常在运动、夜间和（或）凌晨发作或加重，以干咳为主。

2）临床上无感染征象，或经较长时间抗生素治疗无效。

3）抗哮喘药物诊断性治疗有效。

4）排除其他原因引起的慢性咳嗽。

5）支气管激发试验阳性和（或）PEF 每日变异率（连续监测 1 ～ 2 周）≥ 13%。

6）个人或一、二级亲属有过敏性疾病史，或变应原检测阳性。

以上 1）～ 4）项为诊断基本条件。

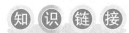

哮喘预测指数

　　哮喘预测指数能有效地用于预测 3 岁以下喘息儿童发展为持续性哮喘的危险性，具体为：在过去 1 年喘息 ≥ 4 次，具有 1 项主要危险因素或 2 项次要危险因素。主要危险因素包括：①父母有哮喘病史；②经医生诊断为特应性皮炎；③有吸入变应原致敏的依据。次要危险因素包括：①有食物变应原致敏的依据；②外周血嗜酸性粒细胞 ≥ 4%；③与感冒无关的喘息。如哮喘预测指数阳性，建议按哮喘规范治疗。

　　2. 临床分期　哮喘可分急性发作期、慢性持续期和临床缓解期三期。急性发作期是指突然出现喘息、咳嗽、气促、胸闷等症状，或原有症状急剧加重。慢性持续期是指近 3 个月内不同频度和（或）不同程度地出现过喘息、咳嗽、气促、胸闷等症状。临床缓解期指经过治疗或未经治疗，症状、体征消失，肺功能恢复到急性发作前水平，并维持 3 个月以上。

　　3. 鉴别诊断　以喘息为主要症状的哮喘应注意与毛细支气管炎、肺结核、气道异物、先天性气管支气管畸形和先天性心血管疾病相鉴别。咳嗽变异型哮喘应注意与支气管炎、鼻窦炎、胃食管反流和嗜酸性粒细胞支气管炎等疾病相鉴别。

【治疗】

　　治疗原则为祛除病因，控制发作和预防复发，坚持长期、持续、规范和个体化治疗。急性发作期治疗重点为抗炎、平喘，以便快速缓解症状；慢性持续期应坚持长期抗炎，降低气道反应性，防止气道重塑，避免接触诱发因素，还要自我保健。

　　1. 急性发作期治疗

　　（1）吸入型速效 β_2 受体激动剂：是目前临床应用最广的支气管舒张剂。根据起作用的快慢分为速效和缓慢起效两大类，根据维持时间的长短分为短效和长效两大类。吸入型速效 β_2 受体激动剂的疗效可维持 4 ～ 6 小时，是缓解哮喘急性症状的首选药物。药物剂量为每次沙丁胺醇 2.5 ～ 5.0mg 或特布他林 2.5 ～ 5.0mg。急性发作病情相对较轻时也可选择短期口服短效 β_2 受体激动剂如沙丁胺醇片和特布他林片等。

（2）全身性糖皮质激素：病情较重的急性病例应给予口服泼尼松短程治疗（1～7天），每日1～2mg/kg，分2～3次。一般不主张长期使用口服糖皮质激素治疗儿童哮喘。严重哮喘发作时应静脉给予甲基泼尼松龙，每日2～6mg/kg，分2～3次输注，也可用琥珀酸氢化可的松或氢化可的松，5～10mg/kg，必要时可加大剂量。一般静脉使用糖皮质激素1～7天，症状缓解后即停止静脉用药，若需持续使用糖皮质激素者，可改为口服泼尼松。

（3）抗胆碱能药物：吸入型抗胆碱药物如溴化异丙托品，舒张支气管的作用比 β_2 受体激动剂弱，起效也慢，但长期使用不易产生耐药，不良反应少。

（4）短效茶碱：可作为缓解药物用于哮喘急性发作的治疗，主张将其作为哮喘综合治疗方案中的一部分，而不单独用于治疗哮喘。需注意其不良反应，长时间使用者，最好监测茶碱的血药浓度。

2. 慢性持续期治疗

（1）吸入型糖皮质激素（ICS）：是哮喘长期控制的首选药物，也是目前最有效的抗炎药物。其优点是通过吸入，药物直接作用于气道黏膜，局部抗炎作用强，全身不良反应少。通常需要长期、规范吸入1～3年才能起预防作用。目前临床上常用的吸入型糖皮质激素有布地奈德、丙酸氟替卡松和丙酸倍氯米松。每3个月应评估病情，以决定升级治疗、维持目前治疗或降级治疗。

（2）白三烯调节剂：分为白三烯合成酶抑制剂和白三烯受体拮抗剂，耐受性好，副作用少，服用方便。白三烯受体拮抗剂包括孟鲁司特和扎鲁斯特。

（3）缓释茶碱：用于长期控制时，主要协助吸入性糖皮质激素抗炎，每日分1～2次服用，以维持昼夜血药浓度的稳定。

（4）长效 β_2 受体激动剂：包括福莫特罗、沙美特罗、班布特罗及卡特罗等。

（5）肥大细胞膜稳定剂：如色甘酸钠，常用于预防运动及其他刺激诱发的哮喘，治疗儿童哮喘效果较好，副作用小，在美国等国家应用较多。

（6）全身性糖皮质激素：在哮喘慢性持续期控制哮喘发作过程中，全身性糖皮质激素仅短期在慢性持续期分级为重度持续患儿且长期使用高剂量 ICS 加吸入型长效 β_2 受体激动剂及其他控制药物疗效欠佳的情况下使用。

（7）联合治疗：对病情严重分级为重度持续和单用 ICS 病情控制不佳的中跨度持续哮喘提倡长期联合治疗，如 ICS 联合吸入型长效 β_2 受体激动剂、ICS 联合白三烯调节剂和 ICS 联合缓释茶碱。

3. 哮喘持续状态的处理

（1）体位：患儿取半卧位，以利于呼吸，另可采用体位引流协助患儿排痰。

（2）氧气吸入：所有危重哮喘患儿均存在低氧血症，需用密闭面罩或双鼻导管提供高浓度湿化氧气，初始氧浓度以 40% 为宜，流量 4 ～ 5L/min。定时进行血气分析，及时调整氧流量，使 PaO_2 保持在 70 ～ 90mmHg。

（3）补液：纠正酸中毒，注意维持水、电解质平衡，纠正酸碱紊乱。

（4）糖皮质激素：全身应用糖皮质激素为儿童危重哮喘治疗的一线药物，应尽早使用。病情严重时不能以吸入治疗替代全身糖皮质激素治疗，以免延误病情。

（5）支气管扩张剂：①吸入型速效 β_2 受体激动剂；②抗胆碱能药物；③静脉滴注氨茶碱；④皮下注射肾上腺素。

（6）镇静剂：可用水合氯醛灌肠，慎用或禁用其他镇静剂。

（7）抗生素：如伴有下呼吸道细菌感染者，可选用病原体敏感的抗生素。

（8）机械辅助通气：指征为：①持续严重的呼吸困难；②呼吸音减弱或几乎听不到哮鸣音及呼吸音；③因过度通气和呼吸肌疲劳而使胸廓运动受限；④意识障碍、烦躁或抑制，甚至昏迷；⑤吸气状态下，发绀进行性加重；⑥ $PaCO_2 \geq 65mmHg$。

【预防】

1.避免危险因素　应避免接触过敏源，积极治疗和清除感染灶，去除各种诱发因素（吸烟、呼吸道感染和气候变化等）。

2.哮喘的教育与管理　哮喘患儿的教育与管理是提高疗效、减少复发、提高患儿生活的重要措施。通过对患儿及家长进行哮喘基本防治知识的教育，调动其对哮喘防治的主观能动性，提高依从性，避免各种危险因素，巩固治疗效果，提高生活质量。教会患儿及家长正确应用"儿童哮喘控制测试（C-ACT）"等儿童哮喘控制问卷，以判定哮喘控制水平，选择合适的治疗方案。

3.多形式教育　可通过门诊、集中教育、媒体宣传、网络教育、定点教育等多种形式，向哮喘患儿及其家属、社区保健人员、学校教师等宣传哮喘基本防治知识。

复习思考

1.简述急性上呼吸道感染的临床表现。
2.简述支气管肺炎的临床表现及治疗。
3.简述儿童支气管哮喘的诊断标准。
4.简述支气管哮喘的临床表现及治疗原则。

扫一扫，知答案

扫一扫，看课件

第五章

循环系统疾病

【学习目标】

1. 掌握小儿先天性心脏病、病毒性心肌炎的临床表现、诊断及治疗。

2. 熟悉儿童心血管病的检查方法。

3. 了解小儿循环系统的解剖、生理特点。

第一节　小儿循环系统解剖生理特点

【小儿心脏的解剖特点】

人类在胚胎早期22天左右原始心管形成，22～24天在一系列基因的调控下，由头至尾，形成了动脉干、心球、心房、心室与静脉窦等结构。此时，心管发生扭转，心球转至右尾侧位，心管逐渐扭曲旋转，心室的扩展和伸张较快，因此渐渐向腹面突出，这样使出自心球、原来处于心管前后两端的动脉总干和静脉窦都位于心脏的前端，心脏的流入及流出孔道并列在一端，四组瓣膜环也连在一起，组成纤维支架。

至胚胎29天左右，心脏外形基本形成，但此时心脏仍为单一的管道。房和室的最早划分为房室交界的背面和腹面长出心内膜垫，背侧内膜垫与腹侧内膜垫相互融合成为中间的分隔结构，将房室分隔开。心房的左右之分起始于胚胎第3周末，在心房腔的前背部长出一镰状隔，为第一房间隔。其下缘向心内膜垫生长，暂时未长合时所留的孔道名为第一房间孔。在第一房间孔未闭合前，第一房间隔的上部形成另一孔，名第二房间孔，这样使左右心房仍保持相通。至胚胎第5～6周，于第一房间隔右侧又长出一镰状隔，名第二房间隔，此隔在向心内膜垫延伸的过程中，其游离缘留下一孔道，名卵圆孔，此孔与第一房间隔的第二房间孔上下相对。随着心脏继续成长，第一房间隔与第二房间隔渐渐接近而

89

黏合，第二房间孔被第二房间隔完全掩盖，即卵圆孔处第一房间隔紧贴着作为此孔的幕帘，血流可由右侧推开幕帘流向左侧，反向时幕帘遮盖卵圆孔而阻止血液自左心房流向右心房。

心房内分隔形成时，由心室底部突出室间隔基胚并向房室管方向生长，使心室分成左右两半。至胚胎第 7 周时室间隔上缘的结缔组织、漏斗部及心内膜垫融合成膜部室间隔，使室间孔完全闭合。心室间隔的形成有三个来源：①肌隔，由原始心室底壁向上生长，部分地将左右二室分开；②心内膜垫向下生长与肌隔相合，完成室间隔；③小部分为动脉总干及心球分化成主动脉与肺动脉时，其间隔向下延伸的部分。后两部分形成室间隔的膜部。室间隔的发育过程中任何部分出现异常即可出现室间隔缺损，其中以室间隔膜周部缺损最常见。二尖瓣、三尖瓣分别由房室交界的左右侧及腹背侧心内膜垫及圆锥隔所组成。

原始的心脏出口是一根动脉总干。在总干的内层对侧各长出一纵嵴，两者在中央轴相连，将总干分为主动脉与肺动脉。由于该纵隔自总干分支处呈螺旋形向心室生长，使肺动脉向前、向右旋转与右心室连接，主动脉向左、向后旋转与左心室连接。如该纵隔发育遇障碍，分隔发生扭转不全或偏差，则可造成大动脉错位或主动脉骑跨等畸形。

原始心脏于胚胎第 2 周开始形成以后，约于第 4 周起有循环作用，至第 8 周房室间隔已完全长成，即成为四腔心脏。先天性心脏畸形的形成主要就是在这一时期。

【胎儿、新生儿的血液循环】

1. **正常胎儿的血液循环**　胎儿时期的营养和气体代谢是通过胎盘和脐血管与母体之间以弥散的方式进行交换的。来至胎盘的动脉血经脐静脉进入胎儿体内至肝脏下缘，约 50% 的血流入肝与门静脉血流汇合，另一部分经静脉导管入下腔静脉，与来自下半身的静脉血混合，共同流入右心房。由于下腔静脉瓣的阻隔，使来自下腔静脉的混合血（以动脉血为主）流入右心房后，约三分之一经卵圆孔流入左心房，再经左心室流入升主动脉，主要供应心脏、脑及上肢；其余的流入右心室。从上腔静脉回流的来自上半身的静脉血，流入右心房后绝大部分流入右心室，与来自下腔静脉的血一起进入肺动脉。由于胎儿肺脏处于压缩状态，故肺动脉的血只有少量流入肺脏经肺静脉回到左心房，而约 80% 的血液经动脉导管与来自升主动脉的血汇合后进入降主动脉（以静脉血为主），供应腹腔器官及下肢，同时经过脐动脉流回胎盘，换取营养及氧气（图 5-1）。故胎儿期供应脑、心、肝及上肢的血氧量远远较下半身为高。右心室在胎儿期不仅要克服体循环的阻力，同时还承担着远远多于左心室的容量负荷。

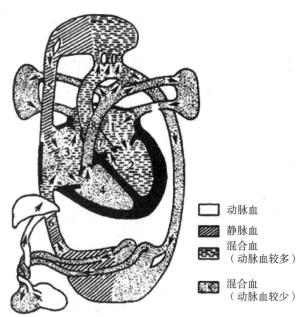

动脉血

静脉血

混合血
（动脉血较多）

混合血
（动脉血较少）

1. 左心房；2. 左心室；3. 右心房；4. 右心室；5. 上腔静脉；6. 下腔静脉；7. 主动脉；8. 肺动脉

图5-1　正常胎儿血液循环

2. 出生后血液循环的改变　出生后脐血管被阻断，呼吸建立，肺泡扩张，肺小动脉管壁肌层逐渐退化，管壁变薄并扩张，肺循环压力下降。从右心经肺动脉流入肺脏的血液增多，使肺静脉回流至左心房的血量也增多，左心房压力因而增高。当左心房压力超过右心房时，卵圆孔瓣膜先在功能上关闭。到出生后 5 ～ 7 个月，解剖上大多闭合。自主呼吸使血氧增高，动脉导管壁平滑肌受到刺激后收缩，同时，低阻力的胎盘循环由于脐带结扎而终止，体循环阻力增高，动脉导管处逆转为左向右分流，高的动脉氧分压加上出生后体内前列腺素的减少，使导管逐渐收缩、闭塞，最后血流停止，成为动脉韧带。足月儿约 80% 在生后 10 ～ 15 小时形成功能性关闭。约 80% 的婴儿于生后 3 个月、95% 的婴儿于生后 1 年内形成解剖性关闭。若动脉导管持续未闭，可认为有畸形存在，脐血管则在血流停止后 6 ～ 8 周完全闭锁，形成韧带。

第二节　小儿心血管系统疾病检查方法

【病史和体格检查】

在小儿心血管系统疾病的诊断中，病史和体格检查具有非常重要的价值。仔细的病史询问和体格检查，可以对疾病的诊疗过程及后续的诊断性检查提供重要线索。

1. 病史　小儿时期，尤其是 3 岁以内婴幼儿的心血管系统疾患以先天性心脏病最常见。心脏杂音、紫绀及心功能不全是先天性心脏病患者最常见的就诊原因。其出现时间及演变对疾病的诊断、治疗决策、预后判断有重要意义。反复的肺炎、心功能不全、生长发育迟缓是大量左向右分流的证据。左心房或肺动脉扩张压迫喉返神经可引起声音嘶哑。婴幼儿的心功能不全则以呼吸浅促、喂养困难、易出汗等为特点。有紫绀者应注意排除呼吸系统疾病，还要询问有无蹲踞、缺氧发作。一些后天获得性心血管疾病，如川崎病，主要见于3岁以下小儿，临床上皮肤、黏膜、淋巴结等的表现独特。风湿性心脏病多见于年长儿，注意有无咽痛、游走性关节痛、舞蹈病等病史。对胸闷、心悸、心前区疼痛者应注意是否有心律失常和心肌疾病。病史询问中还要注意母孕早期有无病毒感染、放射线接触、有害药物应用史及有无家族遗传性疾病史。许多先天性心脏病与遗传有关，肥厚型心肌病常有阳性家族史。

2. 体格检查

（1）全身检查：评价生长发育，注意特殊面容及全身合并畸形的状况、精神状态、体位和呼吸频率。检查口唇、鼻尖、指（趾）端等毛细血管丰富的部位有无发绀、青紫，6个月至1年后是否出现杵状指（趾）。皮肤黏膜淤点是感染性心内膜炎血管栓塞的表现，皮下小结、环形红斑是风湿热的主要表现之一。注意颈动脉搏动，有无肝颈静脉回流征、肝脾大小、质地及有无触痛，以及下肢有无水肿。

（2）心脏检查

①视诊：心前区有无隆起，心尖搏动的位置、强弱及范围。心前区隆起者多提示有心脏扩大，应注意与佝偻病引起的鸡胸相鉴别。正常<2岁的小儿，心尖搏动见于左侧第4肋间，其左侧最远点可达锁骨中线外1cm；5～6岁时在左侧第5肋间锁骨中线上。正常的心尖搏动范围不超过2.0～2.5cm，若心尖搏动强烈、范围扩大，提示心室肥大。左心室肥大时，心尖搏动最强点向左下偏移；右心室肥大时，心尖搏动弥散，有时扩散至剑突下。心尖搏动减弱见于心包积液和心肌收缩力减弱。右位心的心尖搏动则见于右侧。消瘦者心尖搏动易见，而肥胖者相反。

②触诊：进一步确定心尖搏动的位置、强弱及范围，心前区有无抬举感及震颤。左侧第5～6肋间锁骨中线外的抬举感为左心室肥大，胸骨左缘第3～4肋间和剑突下的抬举感提示右心室肥大。震颤的位置有助于判断杂音的来源。

③叩诊：可粗略估计心脏的位置和大小。

④听诊：注意心率的快慢，节律是否整齐。第一、第二心音的强弱，是亢进、减弱还是消失，有无分裂。特别是肺动脉瓣区第二心音（P_2）意义更大。P_2亢进提示肺动脉高压，而减弱则支持肺动脉狭窄的诊断；正常儿童在吸气时可有生理性P_2分裂，P_2固定性分裂是房间隔缺损的独特体征。杂音对鉴别先天性心脏病的类型有重要意义，需注意其位置、性质、响度、时相及传导方向。

（3）周围血管征：比较四肢脉搏及血压，若股动脉搏动减弱或消失，下肢血压低于上肢，提示主动脉缩窄。脉压增宽，伴有毛细血管搏动和股动脉枪击音，提示动脉导管未闭或主动脉瓣关闭不全等。

【特殊检查】

1. 普通 X 线检查　X 线平片是诊断小儿先天性心脏病的常用手段，具有价格低廉、辐射量小、方法简便和易于复查的优点。包括胸部透视和摄片，透视可动态观察心脏和大血管的搏动、位置、形态及肺血管的粗细、分布，但不能观察细微病变；摄片可弥补这一缺点，并留下永久记录。常规拍摄正位片，必要时辅以心脏三位片。分析心脏病 X 线片时，应注意以下几点：

（1）摄片时要求理想的胸片应为吸气相拍摄，显示肺纹理清晰，对比良好，心影轮廓清晰，心影后的胸椎及椎间隙可见。

（2）测量心胸比值，年长儿应小于 50%，婴幼儿小于 55%，呼气相及卧位时心胸比值增大。

（3）肺血管阴影显示是充血还是缺血，有无侧支血管形成。

（4）心脏的形态、位置及各房室有无增大，血管有无异位，肺动脉段是突出还是凹陷，主动脉结是增大还是缩小。

（5）确定有无内脏异位症，注意肝、胃及横膈的位置，必要时可摄增高电压（100～140kV）的高 kV 胸片，观察支气管的形态。

2. 心电图　心电图对心脏病的诊断有一定的帮助，对各种心律失常具有特异性，对房室肥大、传导阻滞、电解质紊乱及药物中毒等有提示意义，对心脏的位置及心肌病变也有重要的参考价值。24 小时动态心电图及各种负荷心电图可提供更多的信息。

在分析小儿心电图时应注意年龄的影响。①年龄越小，心率越快，各间期及各波时限较短，有些指标的正常值与成人有差别。② QRS 综合波以右心室占优势，尤其是新生儿及婴幼儿，随着年龄增长逐渐转为左心室占优势。③右胸前导联的 T 波在不同年龄有不同改变，如生后第 1 天，V_1 导联 T 波直立，4～5 天后 T 波转为倒置或双相。

3. 超声心动图　超声心动图是一种无创检查技术，不仅可以提供详细的心脏解剖结构信息，还能提供心脏功能及部分血流动力学信息。分为以下几种：

（1）M 型超声心动图：能显示心脏各层结构，特别是瓣膜的活动。常用于测量心腔、血管内径，结合同步记录的心电图和心音图可计算多种心功能指标。

（2）二维超声心动图：是目前各种超声心动图的基础。可实时地显示心脏和大血管各解剖结构的活动情况，以及它们的空间毗邻关系。经食管超声使解剖结构显示更加清晰，现已用于心脏手术和介入性导管术中，用于监护及评估手术效果。

（3）多普勒超声：有脉冲波多普勒、连续波多普勒及彩色多普勒血流显像三种。可以检测血流的速度及方向，并换算成压力阶差，可用于评估瓣膜、血管的狭窄程度，估算分流量及肺动脉压力，以评价心功能等。

（4）三维超声心动图：成像直观、立体感强、易于识别。还可对图像进行任意切割，充分显示感兴趣区，为外科医师模拟手术进程及切口途径的选择提供了丰富的信息。

超声心动图检查已经能为绝大多数的先天性心脏病做出准确的诊断并为外科手术提供足够的信息，已部分取代了心脏导管及造影术，而且能在胎儿期做出部分先天性心脏病的诊断。

4. 心导管检查　是先天性心脏病进一步明确诊断和决定手术前的重要检查方法之一，根据检查部位不同分为右心导管检查和左心导管检查两种。右心导管检查系经皮穿刺股静脉，插入不透 X 线的导管，经下腔静脉、右心房、右心室至肺动脉；左心导管检查时，导管经股动脉、降主动脉逆行至左心室。检查时可探查异常通道、测定不同部位的心腔、大血管的血氧饱和度、压力，并进一步计算心排血量、分流量及血管阻力。通过肺小动脉楔压测定可以评价肺动脉高压患者的肺血管床状态，对左心房入口及出口的病变、左心室功能等有一定意义。连续压力测定可评价瓣膜或血管等狭窄的部位、类型、程度。此外经心导管检查还可进行心内膜活体组织检查、电生理测定。

5. 心血管造影　心导管检查时，根据诊断需要将导管顶端送到选择的心腔或大血管，并根据观察不同部位病损的要求采用轴向（成角）造影，同时进行快速摄片或电影摄影，以明确心血管的解剖畸形。数字减影造影技术（DSA）的发展及新一代造影剂的出现降低了心血管造影对人体的伤害，并使诊断更精确。

6. 放射性核素　心血管显像小儿心血管疾病的放射性核素示踪技术主要用于心功能的测定、左向右分流定量分析和了解心肌缺血的状况。常用的放射性核素 ^{99m}Tc，静脉注射后，应用 γ 闪烁照相机将放射性核素释放的 γ 射线最终转换为点脉冲，所有的数据均由计算机记录、存储，并进行图像重组及分析。

7. 磁共振成像　磁共振成像（MRI）具有无电离辐射损伤、多剖面成像能力等特点。有多种技术选择，包括自旋回波技术（SE）、电影 MRI、磁共振血管造影（MRA）及磁共振三维成像技术等。常用于主动脉弓等流出道畸形的诊断，并已经成为复杂畸形诊断的重要补充手段。

8. 计算机断层扫描　电子束计算机断层扫描（EBCT）和螺旋 CT 现已应用于心血管领域。对下列心脏疾病有较高的诊断价值：心外大血管异常及其分支的病变，心脏瓣膜、心包和血管壁钙化，心腔肿块，心包缩窄，心肌病等。

第三节 先天性心脏病

先天性心脏病（congenital heart disease，CHD）简称先心病，是指心脏及大血管在胚胎早期发育异常或发育障碍而导致的心血管解剖结构异常的一种先天性畸形，是小儿时期最常见的心脏病。各类先天性心脏病中以室间隔缺损最多见，其次为房间隔缺损、动脉导管未闭和肺动脉瓣狭窄。法洛四联症是存活的发绀型先天性心脏病中最常见者。

近年来随着科学技术的不断发展，如介入治疗以及在低温麻醉和体外循环、深低温麻醉下心脏直视手术的发展，绝大多数先天性心脏病均能获得明确的诊断和手术矫正治疗。新生儿时期复杂的心脏畸形也能及时诊断并给以手术治疗。因此，先天性心脏病的预后已大为改观。

1.病因 先天性心脏病的病因尚不清楚，可能是遗传因素和环境因素相互作用的结果。

（1）遗传因素：可为单基因缺陷、多基因缺陷和染色体异常引起。但大多数为多基因。

（2）环境因素：主要为宫内感染，特别是妊娠早期的病毒感染（风疹、流行性感冒、腮腺炎和柯萨奇病毒感染等）；其他如妊娠早期酗酒、吸毒、孕母缺乏叶酸、接触放射线、服用药物史（抗癌药、抗癫药等）、代谢紊乱性疾病（如糖尿病等）及宫内缺氧等均可能与发病有关。

2.分类 临床上可根据心脏左右两侧及大血管之间有无分流将先心病分为三大类。

（1）左向右分流型（潜伏青紫型）：左、右心腔或主、肺动脉间有异常通道时，血液从左向右分流而不出现青紫。当剧哭、屏气或任何病理情况，导致肺动脉或右心室压力增高并超过左心压力时，则可使血液自右向左分流而出现暂时性青紫。以室间隔缺损、动脉导管未闭和房间隔缺损最多见。

（2）右向左分流型（青紫型）：右心腔或肺动脉内压力增高，血流通过异常通道流入左心腔或主动脉，可出现持续性青紫，以法洛四联症最多见。

（3）无分流型（无青紫型）：心脏左、右两侧或动、静脉之间无分流，无发绀，以肺动脉狭窄和主动脉缩窄多见。

1.房间隔缺损 房间隔缺损（ASD）简称房缺，是房间隔在胚胎发育过程中发育不良所致，该病的发病率约为活产婴儿的1/1500，也是成人最常见的先天性心脏病之一，占先天性心脏病发病总数的5%～10%，女性较多见，男女之比为1∶2。

【病理解剖】

根据缺损部位的不同，房间隔缺损可分为以下 4 种类型：

（1）原发孔型缺损：也称为 I 孔型房间隔缺损，约占 15%。

（2）继发孔型缺损：最为常见，约占 75%，缺损位于房间隔中心卵圆窝部位，也称为中央型。

（3）静脉窦型缺损：约占 5%。

（4）冠状静脉窦型缺损：约占 2%。

【病理生理】

出生后随着肺小动脉阻力的下降，体循环血量增加，左心房压力高于右心房，房间隔缺损时，出现左向右分流，分流量大小与缺损大小、两侧心房压力差以及心室的顺应性有关。出生后初期左、右心室壁厚度相似，顺应性也相近，故分流量不多。随年龄增长，肺血管阻力及右心室压力下降，右心室壁较左心室壁薄，右心室充盈阻力也较左心室低，故分流量增加，导致右心舒张期容量负荷加重，故右心房、右心室增大。肺循环血量增加，压力增高，晚期可导致肺小动脉肌层及内膜增厚，管腔狭窄，引起肺动脉高压，使左向右分流减少，甚至出现右向左分流，临床出现青紫症状。

【临床表现】

（1）症状：房间隔缺损的症状随缺损大小而不同。缺损小的可无症状，仅在体格检查时发现胸骨左缘第 2～3 肋间有收缩期杂音。缺损较大时分流量也大，导致肺循环充血及体循环血流量不足。临床表现为：面色苍白、乏力、多汗、活动后气促、体形瘦长、生长发育迟缓等。由于肺循环血量增多而易反复呼吸道感染，严重者可早期发生心力衰竭。当哭闹、患肺炎或心力衰竭时，右心房压力可超过左心房，出现暂时性右向左分流而呈现发绀。

（2）体征：多数患儿在婴幼儿期无明显体征，以后心脏增大，心前区饱满，触诊心前区有抬举冲动感，一般无震颤，少数缺损大分流量大者可出现震颤。叩诊胸骨右缘心浊音界增大。听诊有以下特点：①第一心音亢进，肺动脉瓣区第二心音亢进，固定分裂；②大多数在左侧第 2 肋间近胸骨旁可闻及 II～III 级收缩期喷射性杂音，杂音因右心室搏血量增加、肺动脉口相对狭窄而产生；③当肺循环血流量超过体循环达 1 倍以上时，通过三尖瓣血流量增多，在胸骨左下第 4～5 肋间隙处可听到三尖瓣相对狭窄的舒张期隆隆样杂音。

【辅助检查】

（1）X线检查：对分流较大的房缺具有诊断价值。心脏外形呈轻至中度增大，以右心房及右心室为主，心胸比大于0.5。肺动脉段突出，肺野明显充血，主动脉影缩小。透视下可见"肺门舞蹈"征，心影略呈梨形。

（2）心电图：电轴右偏，显示右心房和右心室肥大、不完全性右束支传导阻滞的图形。原发孔型房缺常见电轴左偏及左心室肥大。

（3）超声心动图：M型超声可见右心房、右心室增大及室间隔的矛盾运动。多普勒二维超声心动图可显示分流的位置、方向，且能估计分流的大小。动态三维超声心动图可直接见到缺损的位置和性状。

（4）心导管检查：当合并肺动脉高压、肺动脉瓣狭窄或肺静脉异位引流时需行右心导管检查。检查时可发现导管易通过缺损由右心房进入左心房，右心房血氧含量较腔静脉血氧含量高，右心房、右心室和肺动脉压力多正常。

【治疗】

小型房间隔缺损，不一定需要治疗，有自发关闭的可能，小于3mm的房间隔缺损多在3个月内自然闭合，大于8mm的房间隔缺损一般不会自然闭合。房缺分流量较大时一般可选择手术治疗和介入性心导管术，多在学龄前期进行。

【预后】

一般预后较好，绝大部分患儿在婴儿期无症状，至学龄期才出现活动耐力降低、劳累后呼吸急促等现象。常见并发症为肺炎，至青中年期可合并心律失常、肺动脉高压及心力衰竭等。

2.室间隔缺损　室间隔缺损（VSD）简称室缺，由胚胎期室间隔发育不全所致，是最常见的先天性心脏病，约占我国先心病的50%。可单独存在，也可与其他心脏畸形并存。最多见者为膜周型缺损，占60%～70%，肌部缺损占20%～30%。

【病理生理】

分流量大小取决于缺损面积、心室间压差及肺小动脉阻力。正常人右心室的收缩压明显低于左心室，而肺循环阻力仅为体循环的1/10左右。当存在室间隔缺损时，血液自左心室经缺损分流入右心室到肺动脉至肺循环。此时肺循环血流量大于体循环血流量。当大量分流使肺循环血流量增加，超过肺血管床容量限度时，导致肺动脉高压，当右心室压力超过左心室，可出现血流自右向左分流而呈现发绀，即艾森曼格（Eisenmenger）综合征。

缺损大致可分为 3 种类型，见表 5-1。

表 5-1　室间隔缺损分类

	小型室缺 Roger 病	中型室缺	大型室缺
缺损直径（mm）	< 5	5 ~ 10	> 10
缺损面积（cm^2/m^2）	< 0.5	0.5 ~ 1.0	> 1.0
分类量	少	较多	大
症状	无或轻	有	明显
肺血管	可无影响	有影响	肺高压，Eisenmenger 综合征

【临床表现】

（1）症状：小型室缺可无症状，一般活动不受限，有时可在剧烈运动时发生呼吸急促，生长发育多正常，多在体检时发现杂音。缺损较大时分流量大，体循环血流量减少，肺循环明显充血，临床表现为发育不良，体重增加缓慢或不增，喂养困难，活动后乏力、气促、多汗，易患呼吸道感染及心力衰竭。有时扩张的肺动脉压迫喉返神经可出现声音嘶哑。一般情况下无青紫，当屏气、剧哭等因素使肺循环阻力增加，出现右向左分流时可发生暂时性青紫。晚期或缺损很大且伴有明显肺动脉高压时，出现右向左分流，出现发绀，并逐渐加重。

（2）体征：可发现心尖搏动增强并向左下移位，心界扩大，胸骨左缘第 3、4 肋间可闻及Ⅲ～Ⅳ级粗糙响亮的全收缩期杂音，向四周广泛传导，并伴有收缩期震颤。分流量大时在心尖区可闻及舒张中期隆隆样杂音，由二尖瓣相对狭窄所致。肺动脉瓣第二心音显著亢进。

【辅助检查】

（1）X 线检查：小型室缺心脏形态及大小正常或稍增大。中型及大型缺损者心影增大，左、右心室增大，中型缺损以左室增大为主，大型缺损多以右心室增大为主；主动脉弓影缩小，肺动脉段明显突出，肺血管影增粗，搏动增强，透视下可见"肺门舞蹈"征。

（2）心电图：可正常或表现为轻度左心室肥大；肺动脉压力增高不明显，血液分流方向为左向右，心电图表现以左心室肥厚为主；当肺动脉压增高，伴较大的左向右分流，心电图表现为双心室肥厚。症状严重合并心力衰竭时，可伴有心肌劳损的心电图改变。

（3）超声心动图：左心房和左心室内径增宽，右心室内径也可增宽，室间隔活动正常，主动脉内径缩小。二维超声可在心脏长轴和四腔切面上显示室间隔缺损，彩色多普勒超声可直接见到分流的位置、方向和区别分流的大小，还可无创性估测肺动脉压力。

（4）心导管检查：单纯室间隔缺损很少需要进行心导管检查，若右心室的血氧含量比右心房高 1.0 容积 % 以上，即有诊断意义。伴有右向左分流的患者，动脉血氧饱和度降低。分流量的不同导致肺动脉或右心室压力不同程度的增高。

【治疗】

（1）内科治疗：主要防治感染性心内膜炎、肺部感染和心力衰竭。有心力衰竭时给予洋地黄、利尿剂，限制盐分摄入，防治呼吸道感染，以保证正常的生长发育。

（2）手术治疗：小型室间隔缺损有自然闭合可能，中型缺损临床有症状者，可在 1～3 岁在体外循环心内直视下做手术修补。大型缺损在 6 个月内发生内科难以控制的充血性心力衰竭，包括反复发生肺炎和生长缓慢，应手术治疗。6 个月～2 岁婴儿，虽然心力衰竭能控制，但肺动脉压力持续升高、超过体循环压的 1/2 或 2 岁以后肺循环 / 体循环之比大于 2：1 时，也应及时手术修补。晚期器质性肺动脉高压，有双向或右向左分流为主者，不宜手术。食管超声引导下小切口室间隔缺损封堵术是近年来新兴的一种治疗方法，更适合婴幼儿室缺修补。

【预后】

室间隔缺损的预后取决于缺损的大小和部位。小型室缺预后良好，可能合并感染性心内膜炎。30%～50% 的膜部和肌部缺损在 5 岁以内有自然闭合的可能，但多发生于 1 岁以内，较大室缺如不及时治疗，可因并发肺炎或心力衰竭死亡。

3. 动脉导管未闭 动脉导管未闭（PDA）较多见，占先心病发病总数的 10%。在胎儿期，肺动脉的大部分血液经开放的动脉导管流入降主动脉。生后随着自主呼吸的建立，动脉血氧分压升高，肺循环阻力降低，大约在出生后 24 小时内发生功能性关闭，一年内达到解剖学关闭。若动脉导管未按正常程序关闭，即为动脉导管未闭。根据动脉导管的形态可分为管型、漏斗型及窗型等不同类型。

【病理生理】

主动脉压力较高，血液经未闭的动脉导管分流至肺动脉。分流量主要取决于导管的粗细及主、肺动脉之间的压差。左向右的分流使肺循环回流到左心的血流量增多，导致左心房、左心室负荷加重，甚至发生充血性心力衰竭。肺动脉血流量增大导致动力性肺动脉高压；晚期管壁增厚，管腔狭窄、阻塞，导致梗阻性肺动脉高压。当肺动脉压力超过主动脉压时，血流即从肺动脉分流入降主动脉，患儿呈现差异性青紫：即下半身青紫，左上肢有轻度青紫，而右上肢正常。

【临床表现】

（1）症状：临床症状与导管粗细有关，导管细小者可无症状。重症患儿一般体型瘦长，面色苍白，常有活动后疲乏、气急、多汗，喂养困难，生长发育落后，易发生反复呼吸道感染或肺炎及充血性心力衰竭。可因扩大的肺动脉压迫喉返神经出现声音嘶哑。合并严重肺动脉高压者，可出现差异性青紫。

（2）体征：心前区隆起，心尖搏动弥散强烈，在胸骨左缘第2肋间可闻及连续性"机器"样杂音，向左锁骨下和颈部传导。分流量超过肺循环量50%以上，在心尖部可闻及低频的舒张中期杂音。肺动脉瓣区第二心音增强。收缩压多正常，而舒张压很低，脉压增宽，一般＞40mmHg，可出现周围血管体征，如水冲脉、毛细血管搏动征、枪击音等。

【辅助检查】

（1）X线检查：分流量小者心影正常。分流量大者心胸比率增大，左心室增大，心尖向下扩张，左心房亦轻度增大。双肺野轻至重度充血，肺动脉段突出，肺门血管影增粗，主动脉结正常或凸出，透视下可见"肺门舞蹈"征。

（2）心电图：大部分患者心电图正常，分流量大者可有左心室肥大、电轴左偏，偶有左心房肥大。若心电图表现为左、右心室肥厚，或右心室肥厚，提示肺动脉压力显著增高。

（3）超声心动图：对诊断极有帮助。左心房、左心室增大，主动脉增宽。二维超声心动图可直接显示未闭合的动脉导管的管径与长度。多普勒超声可在动脉导管开口处可探测到典型的收缩期与舒张期连续性湍流频谱。彩色多普勒超声可显示分流的方向和大小。

（4）心导管检查：典型动脉导管未闭一般可不必做心导管检查，诊断困难时可选用。可进一步明确分流部位，是否存在肺动脉高压及动脉导管形态。

【治疗】

防治呼吸道感染、心力衰竭及感染性心内膜炎。早产儿或新生儿早期动脉导管未闭者，可在生后1周内使用吲哚美辛治疗，能促进动脉导管闭合，有效率90%；通过心导管介入堵闭动脉导管是小儿动脉导管未闭的首选治疗方案，常用弹簧圈（coil）、蘑菇伞（Amplazer）封堵。外科治疗分为手术结扎与切断缝合手术，手术最佳年龄为1～6岁。

4. 法洛四联症　法洛四联症（TOF）是最常见的青紫型先天性心脏病，约占先天性心脏病总数的10%。法洛四联症由四种畸形组成：肺动脉狭窄、室间隔缺损、主动脉骑跨和右心室肥厚。

【病理生理】

肺动脉明显的狭窄使右心室排血阻力增加，右心室压力超过左心室导致出现右向左的分流。由于存在室间隔缺损、主动脉骑跨，使左心室内血液和部分右心室血液进入主动脉，此时主动脉内为动静脉混合血，使输送到全身各部的血液氧含量降低，出现发绀；发绀的轻重取决于肺动脉狭窄程度和室间隔缺损的大小。肺动脉狭窄愈重和室间隔缺损愈大，右向左分流量愈大，发绀也就愈重。同时因肺动脉狭窄，进入肺循环进行气体交换的血流减少，更加重了缺氧和发绀的程度。右心室肥大属继发性病变，是由于肺动脉的狭窄使右心室后负荷加重，引起右心室的代偿性肥厚。

在动脉导管关闭之前，使较大的血流进入肺循环，发绀可不明显，随着动脉导管的关闭和肺动脉狭窄的逐渐加重，发绀日益明显，并出现杵状指（趾）。长期缺氧使红细胞代偿性增多，血液黏稠度高，血流缓慢，可引起脑血栓，若为细菌性血栓，则易形成脑脓肿。

【临床表现】

（1）发绀：为法洛四联症的主要表现，其出现的早晚和程度与肺动脉狭窄的程度有关。多见于唇、指（趾）甲床等毛细血管丰富的浅表部位。由于缺氧，患儿经常呼吸急促，啼哭、吃奶、活动后即可出现气急及发绀加重。

（2）蹲踞：婴儿喜大人抱起，双下肢屈曲状，睡眠时呈屈曲位，年长患儿在行走、游戏时，常主动下蹲片刻。因下蹲时下肢屈曲，动静脉受压，既能增加体循环阻力，使右向左分流量减少，又能减轻心脏负荷，可以改善缺氧程度。

（3）杵状指（趾）：发绀持续6个月以上者，可因缺氧使指、趾端毛细血管扩张增生，局部软组织和骨组织也增生肥大，表现为指（趾）端膨大如杵状。

（4）阵发性缺氧发作：多见于婴儿，当吃奶、哭闹、情绪激动、贫血、感染等时，可突然出现阵发性呼吸困难，表现为呼吸加快、加深，发绀逐渐加重，严重者可突然神志不清，甚至惊厥或昏厥，偶致死亡。年长儿常诉头痛、头昏。为右心室漏斗部肌肉痉挛使肺动脉血流减少，导致脑缺氧所致。

（5）心脏体征：心前区略隆起，心界不大，胸骨左缘第2～4肋间可闻及Ⅱ～Ⅲ级粗糙的喷射性收缩期杂音，此为肺动脉狭窄所致。一般无收缩期震颤。肺动脉瓣第二心音减弱。部分患儿可听到亢进的第二心音。狭窄极严重者或在阵发性呼吸困难发作时，可听不到杂音。

（6）其他：一般生长发育稍迟缓，智能发育也可落后于正常同龄儿。

【辅助检查】

（1）X线检查：心影正常或稍大，右心室增大，有时右心房也增大，典型患者心影呈"靴状"，即心尖圆钝上翘，肺动脉段凹陷，心底部主动脉影增宽。有时可见右位主动脉弓。肺门血管细小，肺野透亮度增加，侧支循环丰富者肺野呈网状。

（2）心电图：电轴右偏，右心室肥大，部分患者可见右心房肥大。

（3）超声心动图：二维超声可见主动脉前壁和室间隔连续中断，主动脉内径增宽、骑跨，肺动脉狭窄。此外，右心室、右心房内径增大，左心室内径缩小。彩色多普勒血流显像可见室间隔水平分流，右心室直接将血液注入骑跨的主动脉及狭窄的肺动脉。

（4）心导管检查：一般不需要，必要时进行检查。可见右心室压力明显增高，可与体循环压力相等，而肺动脉压力明显降低。心导管较易从右心室进入主动脉或左心室，提示主动脉骑跨与室间隔缺损。周围动脉血氧饱和度下降。

【治疗】

（1）内科治疗：主要为防治呼吸道感染及感染性心内膜炎，摄入足够的水分，防止脱水，防治阵发性缺氧发作，措施为：①及时去除诱因，保持患儿安静；②发作时轻者采取胸膝位即可缓解，重者立即吸氧；③静注去氧肾上腺素（新福林），每次0.05mg/kg，或静注普萘洛尔（心得安），每次0.1mg/kg；④必要时皮下注射吗啡每次0.1～0.2mg/kg；⑤纠正酸中毒，静注5%碳酸氢钠1.5～5.0mL/kg；⑥既往常有发作者，可口服心得安1～3mg/（kg·d）。经上述处理后仍不能有效控制者，考虑急症外科手术修补。

（2）外科治疗：法洛四联症都需要手术治疗。出生时血氧饱和度满意者无须紧急手术，但血氧饱和度过低时必须手术干预。缺氧发作为手术指征，应在婴儿期尽早进行，频繁发作者急诊手术治疗。单纯法洛四联症患者可行一期根治手术，目前手术时机趋于小龄化，多提倡1岁内进行。重症患者可先行姑息手术，待一般情况改善，肺血管发育好转后，再作二期根治手术。

【预后】

为青紫型先心病中预后最好的一种，与肺动脉狭窄程度有关，肺动脉越狭窄，预后越差。最常见的并发症为脑血栓、脑脓肿和感染性心内膜炎，如有上述并发症预后不良。

第四节　病毒性心肌炎

案例导入

患儿，女，9岁，因"发热10天，心悸、乏力1天"入院。

患者10天前无明显诱因出现发热，体温38～39℃，口服退热药、消炎药（具体不详）无明显好转。1天前出现心悸、乏力来诊。病中无咳嗽咳痰、恶心呕吐、腹痛腹泻，无皮疹，无抽搐，无昏迷。2周前曾患"感冒"。

体检：体温38.5℃，呼吸20次/分，脉搏94次/分，血压75/50mmHg，精神萎靡，面色苍白，呼吸平稳，双瞳孔等大等圆，直径3mm，对光反射灵敏，浅表淋巴结未及肿大，双肺呼吸音清，心界向左下稍大，心音低钝，未闻及杂音，腹软，肝脾未及，双下肢无水肿，关节无红肿，神经系统检查未及异常。

辅助检查：X线示心影向左下扩大。心电图示ST段偏移，T波低平。心肌酶谱示CK-MB 80.24ng/mL。

思考题

1. 该患儿初步诊断是什么？诊断依据是什么？

2. 该患儿应进一步做什么检查？治疗原则是什么？

病毒性心肌炎是由病毒感染引起的以局限性或弥漫性心肌炎性病变为主的疾病。临床发病以3～10岁小儿常见。其临床表现轻重不一，轻者可无明显的自觉症状，只出现心电图改变；重者心律失常、心脏扩大，少数发生心源性休克或急性心力衰竭，甚至猝死。本病如能及早诊断和治疗，预后大多良好。部分患儿因治疗不及时或病后调养失宜，可迁延不愈而致顽固性心律失常。

【病因及发病机制】

1.病因　引起儿童心肌炎的常见病毒有柯萨奇病毒、埃可病毒、脊髓灰质炎病毒、腺病毒、传染性肝炎病毒、麻疹病毒、流感和副流感病毒、单纯疱疹病毒，以及流行性腮腺炎病毒等。值得注意的是，新生儿期柯萨奇病毒B组感染可导致群体流行，其死亡率可高达50%以上。

2.发病机制　本病的发病机制尚不完全明确。但随着分子病毒学、分子免疫学的发展，揭示出病毒性心肌炎的发病机制涉及病毒对被感染的心肌细胞的直接损害，以及病毒触发人体自身免疫反应而引起的心肌损害。病毒性心肌炎急性期，柯萨奇病毒和腺病毒等通过心肌细胞的相关受体侵入心肌细胞，在细胞内复制，并直接损害心肌细胞，导致变性、坏死和溶解。机体受病毒的刺激，激活细胞和体液免疫反应，产生抗心肌抗体、白介素和 γ – 干扰素等，诱导产生细胞黏附因子，促使细胞毒性 T 细胞选择性地向损害心肌组织黏附、浸润和攻击。

【临床表现】

1. 前驱症状 在心肌炎症状出现前数日或 2 周内有前驱表现，主要为呼吸道或肠道感染，可伴有发热、全身不适、咽痛、咳嗽、腹泻、皮疹。不同病原体也可出现不同的表现，如咽结膜热、无菌性脑膜炎等。

2. 症状 轻者可无症状，仅心电图不正常。主要症状有精神萎靡、疲乏无力、发热、面色苍白、多汗、食欲缺乏、恶心、呕吐、上腹痛等。年长儿可诉心前区不适、头晕、心悸、腹痛、肌痛等。严重患儿还可出现水肿、活动受限、气急、发绀等，也可表现为严重心律失常、暴发心源性休克、急性或慢性充血性心力衰竭。新生儿患病时病情进展快，常见反应低下、高热、呼吸困难和发绀，常有神经、肝和肺的并发症。

3. 体征 心脏正常或轻度增大，心音低弱，心尖部第一心音低钝，呈胎心音或奔马律，心动过速或过缓，或心律失常，血压下降，脉压低。有心包炎者可闻及心包摩擦音，有心力衰竭者可出现双肺湿啰音及肝脾肿大或伴有水肿等。出现心源性休克者表现为脉搏微弱、血压下降、皮肤发花、四肢湿冷。

【辅助检查】

1. 血沉 部分患儿在急性期可见血沉增快。

2. 血清酶的测定 肌酸激酶（CK）、肌酸激酶同工酶（CK–MB）、乳酸脱氢酶（LDH）在早期多增高，其中 CK–MB 对心肌损害的诊断较有意义。肌钙蛋白 T、肌钙蛋白 I 的变化对心肌炎的诊断特异性强，但敏感性不高。

3. 心电图 常见 ST–T 段改变，T 波低平、双向或倒置，Q–T 间期延长，各种心律失常、期前收缩、阵发性心动过速及心房扑动或颤动等。

4. 超声心动图 轻者可正常，心房、心室扩张，心室收缩功能轻度受损。有时可见少量心包积液和二尖瓣关闭不全。

5. X 线检查 轻型病例心影一般在正常范围，伴心力衰竭或心包积液者可见心影扩大。

6. 病毒学诊断 早期可分离特异性病毒。恢复期血清抗体滴度比急性期高 4 倍以上，特异性 IgM 抗体滴度在 1∶128 以上。

7. 心肌活检 目前仍被认为是诊断的金标准，特异性强，但敏感性差。

【诊断】

1. 临床诊断依据

（1）心功能不全、心源性休克或心脑综合征。

（2）心脏扩大（X 线、超声心动图检查具有表现之一）。

（3）心电图的改变：以 R 波为主的 2 个或 2 个以上主要导联（Ⅰ、Ⅱ、aVF、V_5）的 ST-T 改变持续 4 天以上伴动态变化，窦房、房室传导阻滞，完全右束支或左束支传导阻滞，成联律、多型、多源、成对或并行期前收缩，非房室结及房室折返引起的异位性心动过速，低电压（新生儿除外）及异常 Q 波。

（4）CK-MB 升高，心肌肌钙蛋白（cTnI 或 cTnT）阳性。

2. 病原学诊断依据

（1）确诊指标：自心内膜、心肌、心包（活体组织检查、病理）或心包穿刺液检查发现以下之一者可确诊：①分离到病毒；②用病毒核酸探针查到病毒核酸；③特异性病毒抗体阳性。

（2）参考依据：有以下之一者结合临床表现可考虑心肌炎由病毒引起：①自粪便、咽拭子或血液中分离到病毒，且恢复期血清同型抗体滴度较第一份血清升高或降低 4 倍以上；②病程早期血中特异性 IgM 抗体阳性；③用病毒核酸探针自患儿血中查到病毒核酸。

3. 确诊依据 具备临床诊断依据 2 项，可临床诊断为心肌炎。发病同时或发病前 1～3 周有病毒感染的证据支持诊断者。

（1）同时具备病原学确诊依据之一者，可确诊为病毒性心肌炎。

（2）具备病原学参考依据之一者，可临床诊断为病毒性心肌炎。

（3）凡不具备确诊依据，应给予必要的治疗或随诊，根据病情变化，确诊或除外心肌炎；

（4）应除外风湿性心肌炎、中毒性心肌炎、先天性心脏病、由风湿性疾病以及代谢性疾病（如甲状腺功能亢进症）引起的心肌损害、原发性心肌病、原发性心内膜弹力纤维增生症、先天性房室传导阻滞、心脏自主神经功能异常、β 受体功能亢进及药物引起的心电图改变。

4. 鉴别诊断 凡不具备确诊依据，疑似病毒性心肌炎，应给予必要的治疗或随诊。应根据病情变化，确诊或除外心肌炎。应除外风湿性心肌炎、先天性心脏病、中毒性心肌炎、结缔组织病及代谢性疾病的心肌损害、甲状腺功能亢进症、原发性心内膜弹力纤维增生症、原发性心肌病、先天性房室传导阻滞、心脏自主神经功能异常、β 受体功能亢进及药物引起的心电图改变。

【治疗】

本病目前无有效的治疗方法，多采用综合性治疗措施。

1. 休息　急性期需卧床休息，尽量减轻心脏负荷。

2. 药物治疗

（1）改善心肌营养：1，6-二磷酸果糖有益于改善心肌能量代谢，促进受损细胞的修复；同时可选用大剂量维生素 C、泛醌（CoQ10）和维生素 E；中药生脉饮、黄芪口服液等。

（2）大剂量丙种球蛋白：通过免疫调节作用减轻心肌细胞的损害。

（3）糖皮质激素：通常不主张使用。对重型患者合并心源性休克、致死性心律失常（三度房室传导阻滞、室性心动过速）、心肌活体组织检查证实有慢性自身免疫性心肌炎症反应者应足量、早期应用。

（4）心律失常治疗：根据期前收缩的不同类型选用药物，可服用普萘洛尔或普罗帕酮等 β 受体阻滞剂。房性期前收缩若用以上药物无效，可改用洋地黄类药物。室性期前收缩必要时可选用利多卡因、美西律和莫雷西嗪等；阵发性室上性心动过速可考虑应用下列药物进行治疗：洋地黄类药物、β 受体阻滞剂、选择性钙拮抗剂、钠通道阻滞剂；多型性室速伴 Q-T 间期延长者，如为先天性因素，则首选 β 受体阻滞剂，后天性因素所致者，可选用异丙肾上腺素，必要时可试用利多卡因。

（5）其他治疗：可根据病情联合应用利尿剂、洋地黄和血管活性药物，应特别注意用洋地黄时饱和量应较常规剂量减少，并注意补充氯化钾，避免洋地黄中毒。

复习思考

1. 简述出生后的血液循环的改变。

2. 引起先天性心脏病的主要原因是什么？小儿常见四种先心病如何鉴别？

3. 比较常见的先天性心脏病临床表现及辅助检查的异同。

4. 简述病毒性心肌炎的诊断标准、治疗方法。

扫一扫，知答案

扫一扫，看课件

第六章

消化系统疾病

【学习目标】

1. 掌握口炎、胃炎、小儿腹泻的临床表现及诊治要点。

2. 熟悉儿科常用溶液的配制及用途、儿科液体疗法的具体措施。

3. 了解小儿消化系统解剖生理特点。

第一节　小儿消化系统解剖生理特点

1. 口腔　口腔是消化道的起端，具有吸吮、吞咽、咀嚼、消化、味觉、感觉和语言等功能。足月新生儿出生时已具有较好的吸吮及吞咽功能，颊部有坚厚的脂肪垫，舌短而宽，有助于吸吮，早产儿则较差。婴幼儿口腔黏膜薄嫩，血管丰富，唾液腺不够发达，口腔黏膜易受损伤和发生局部感染；3～4个月时唾液分泌开始增加。婴儿口底浅，不能及时吞咽所分泌的全部唾液，常出现生理性流涎。

2. 食管　婴儿的食管呈漏斗状，黏膜薄嫩，腺体较少，弹力组织及肌层发育不完善，食管下端贲门括约肌发育不成熟，控制能力差，常发生胃食管反流，如吮奶时吞咽过多空气，易发生溢乳，一般在8～10个月时症状逐渐消失。食管长度：新生儿8～10cm，1岁时12cm，5岁时16cm，学龄儿童20～25cm，成人25～30cm；食管横径：婴儿为0.6～0.8cm，幼儿为1cm，学龄儿童为1.2～1.5cm。

3. 胃　婴儿胃呈水平位，当开始站立行走时才逐渐变为垂直位。婴儿胃黏膜有丰富的血管，盐酸和各种消化酶的分泌均较成人少，且酶活性低，消化功能差。新生儿胃淀粉酶不足，3～4个月后才逐渐增多，故3～4个月前的婴儿不宜过早添加淀粉类食物；胃液中有较丰富的凝乳酶、蛋白酶等，适合乳汁消化。胃平滑肌发育不完善，在充满液体食物后易使胃扩张。由于贲门和胃底部肌张力低，而幽门括约肌发育较好，易发生幽门痉挛而出现呕吐。胃容量：新生儿为 30～60mL，1～3 个月为 90～150mL，1 岁为 250～300mL，5 岁为 700～850mL，成人约为 2000mL。哺乳开始后幽门即开放，胃内容物陆续进入十二指肠，实际胃容量不受上述容量限制。胃排空时间：水为 1.5～2 小时，母乳为 2～3 小时，牛乳为 3～4 小时，早产儿胃排空更慢，易发生胃潴留。

4. 肠　儿童肠管相对比成人长，一般为身长的 5～7 倍（成人仅为 4 倍）。小肠的主要功能包括运动（蠕动、摆动、分节运动）、消化、吸收及免疫。大肠的主要功能是贮存食物残渣、进一步吸收水分，形成粪便。婴幼儿肠黏膜肌层发育差，肠系膜柔软而长，结肠无明显结肠带和脂肪垂，升结肠与后壁固定差，易发生肠扭转和肠套叠。由于肠壁薄、通透性高、屏障功能差，肠内毒素、消化不全产物等过敏源可经肠黏膜进入体内，引起全身感染、中毒和变态反应。由于婴儿大脑皮层功能发育不完善，进食时常引起胃－结肠反射，产生便意，所以大便次数多于成人。

5. 肝　肝脏是人体最大的消化腺，年龄愈小，肝相对愈大，正常婴幼儿肝脏可在右肋下触及 1～2cm，柔软、无压痛，7 岁后不应触及。婴儿肝脏结缔组织发育较差，肝细胞再生能力强，不易发生肝硬化；肝功能不成熟，解毒能力差，在感染、缺氧、中毒等情况下易发生肝充血肿大和肝细胞变性；肝糖原储存相对较少，易因饥饿发生低血糖症。婴儿期胆汁分泌较少，对脂肪的消化、吸收能力较差。

6. 胰腺　胰腺除分泌胰岛素调节糖代谢外，也是合成、贮存和分泌消化酶及碳酸氢盐的部位。出生时胰腺分泌量少，出生后 3～4 个月时胰腺发育较快，胰液分泌量随之增多。胰消化酶出现的顺序为：胰蛋白酶，其后是糜蛋白酶、羧基肽酶、脂肪酶，最后是胰淀粉酶。< 6 个月小儿的胰淀粉酶活力低下，1 岁后才接近成人，故不宜过早喂淀粉类食物。新生儿胰液中脂肪酶活性不高，直到 2～3 岁才接近成人水平。婴幼儿时期胰腺液及其消化酶的分泌极易受炎热气候和各种疾病的影响而被抑制，发生消化不良。

7. 肠道细菌　胎儿消化道内无细菌，出生后细菌很快从空气、奶头、用具等经口、鼻、肛门侵入肠道，一般情况下，胃内几乎无菌，结肠和直肠细菌较多。肠道菌群种类受食物成分影响，母乳喂养者以双歧杆菌为主，人工喂养和混合喂养者肠道内的大肠埃希菌、嗜酸杆菌、双歧杆菌及肠球菌所占比例几乎相等。正常肠道菌群对侵入肠道的致病菌有一定的拮抗作用，参与免疫调节、促进黏膜生理发育以及肠道营养代谢等作用。婴幼儿肠道正常菌群脆弱，易受各种因素的影响而发生菌群失调，导致消化功能紊乱。

8. 健康婴儿粪便

（1）母乳喂养儿粪便：呈黄色或金黄色，均匀膏状或带少许黄色粪便颗粒，或较稀薄，绿色，不臭，呈酸性反应，每日 2～4 次。

（2）牛、羊乳喂养儿粪便：呈淡黄色或灰黄色，较干稠成形，略有臭味，量多，呈碱性或中性反应，每日 1～2 次，易发生便秘。

（3）混合喂养儿粪便：与喂牛乳者相似，但质地较软，颜色较黄。

（4）生理性腹泻：多见于6个月以内外观虚胖的婴儿，常有湿疹，生后不久即出现腹泻，大便一直保持每日4～5次甚至5～6次，呈黄绿色稀便，小儿一般情况好，食欲好，生长发育不受影响，转乳期添加辅食后大便次数减少逐渐转为正常。

（5）转乳期粪便：外观褐色，添加谷类、蛋、肉、蔬菜等辅食后的大便性状逐渐接近成人，每日1次。

在食物量及种类没有改变的情况下，大便次数突然增加、变稀，应视为异常。

第二节　小儿口炎

小儿口炎（stomatitis）是指口腔黏膜的炎症，若病变限于局部，如舌、牙龈、口角，亦可称为舌炎、牙龈炎、口角炎。本病多见于婴幼儿。可单独发生，亦可继发于急性感染、腹泻、营养不良以及维生素B、维生素C缺乏等全身性疾病。感染常由病毒、真菌、细菌引起，亦可因局部受理化刺激而引起。不注意食具及口腔卫生、不适当擦拭口腔、食物过高温度刺激或各种疾病导致机体抵抗力下降等因素均可导致口炎的发生。临床以口腔黏膜破损、疼痛、流涎及发热为特点。

1. 鹅口疮　鹅口疮（thrush，oral candidiasis）为白色念珠菌感染在口腔黏膜表面形成白色斑膜的疾病。多见于新生儿和婴幼儿，营养不良、腹泻、长期应用广谱抗生素或类固醇激素的患儿易患此病。新生儿多由产道感染或哺乳时乳头不洁及奶具污染获得感染。

【临床表现】

口腔黏膜表面覆盖白色乳凝块样小点或小片状物，常见于颊黏膜，可逐渐融合成大片，略高于黏膜表面，周围无炎症反应，不易擦去，强行剥离后，局部黏膜潮红、粗糙，可有溢血。患处不痛，不流涎，一般不影响吃奶，也无全身症状。重者口腔全部被白色斑膜覆盖，甚至蔓延至咽、喉、食管、气管、肺等处，出现低热、拒食、吞咽困难、声音嘶哑或呼吸困难等。取白膜少许放玻片上，加10%氢氧化钠一滴，在显微镜下可见真菌的菌丝和孢子。使用抗生素可加重病情，促其蔓延。

【治疗】

一般不需口服抗真菌的药物。用2%的碳酸氢钠溶液于哺乳前后清洗口腔，或局部可涂抹10万～20万U/mL制霉菌素鱼肝油混悬液，每日2～3次。亦可口服肠道微生态制剂，抑制真菌生长。预防应注意哺乳卫生，加强营养，适当补充维生素B_2和维生素C。

2. 疱疹性口腔炎　疱疹性口腔炎（herpetic stomatitis）由单纯疱疹病毒Ⅰ型感染所致。

多见于 1 ～ 3 岁小儿，发病无明显季节差异，传染性强，常在托幼机构引起小流行。

【临床表现】

起病时发热，体温达 38 ～ 40℃，1 ～ 2 天后唇红部及邻近口周皮肤和口腔黏膜出现散在或成簇的小疱疹，直径 2 ～ 3mm，周围有红晕，迅速破溃后形成浅溃疡，溃疡表面覆盖黄白色膜样渗出物，多个小溃疡可融合成不规则的大溃疡。局部疼痛明显，出现流涎、拒食、烦躁，伴颌下淋巴结肿大。发热常于 3 ～ 5 天后恢复正常，病程 1 ～ 2 周，局部淋巴结肿大可持续 2 ～ 3 周。

本病应与疱疹性咽峡炎鉴别，后者由柯萨奇病毒引起，多发生于夏秋季，常骤起发热及咽痛，疱疹主要发生在咽部和软腭，有时见于舌面，但不累及齿龈和颊黏膜。

【治疗】

保持口腔清洁，多饮水，以微温或凉的流质食物为宜，避免刺激性食物。局部可涂碘苷（疱疹净），亦可喷洒西瓜霜、锡类散、冰硼散等。为预防感染可涂 2.5% ～ 5% 金霉素鱼肝油软膏。疼痛重者可在进食前用 2% 利多卡因涂抹局部。发热时应给予降温，继发感染时应用抗生素。

3. 溃疡性口炎 由链球菌、金黄色葡萄球菌、肺炎链球菌、铜绿假单胞菌、大肠埃希菌等感染引起，主要表现为假膜形成，又称假膜性口炎。多见于婴幼儿，常发生于急性感染、长期腹泻等体弱患儿，在口腔不洁时有利于细菌繁殖而致病。

【临床表现】

起病急，全身症状明显，如全身不适、烦躁、发热（体温可达 39 ～ 40℃）、白细胞增高，严重者可出现脱水及酸中毒。起病初期口腔黏膜充血、水肿，继而在舌、唇内及颊黏膜处形成大小不等、界限清楚的糜烂和浅溃疡，溃疡表面有纤维素性炎症渗出物形成的灰白色或黄色假膜，易拭去，拭去后遗留溢血的创面，但不久又被假膜覆盖。患处疼痛，哭闹、流涎、拒食，局部淋巴结肿大。假膜涂片或培养可查到细菌。数日后体温恢复正常。病程 7 ～ 10 天。

【治疗】

1. 抗感染治疗 以 0.1% ～ 0.3% 依沙吖啶（利凡诺）溶液漱口，1 ～ 2 次/日。局部涂抹 0.2% 甲硝唑溶液或 5% 金霉素鱼肝油软膏。全身症状明显者，给予抗生素。

2. 对症 疼痛明显，可局部涂 2% 利多卡因。对发热者给予降温处理，烦躁者可酌情给予镇静剂，有脱水、酸中毒者应予以积极纠正。

3. **保证营养和水分** 给予温凉半流食或流食，富含足够营养和 B 族维生素及维生素 C，有利于疮口愈合，避免刺激性食物及饮料。

第三节　小儿胃炎

胃炎（gastritis）是指由各种物理性、化学性或生物性有害因子引起的胃黏膜或胃壁炎性病变。根据病程分急性和慢性两种，后者发病率高。

【病因及发病机制】

1. **急性胃炎** 多为继发性。由严重感染、休克、颅内损伤、严重烧伤、呼吸衰竭和其他危重疾病所致的应激反应（又称急性胃黏膜损伤、急性应激性黏膜病变）。误服毒性物质和腐蚀剂、摄入由细菌及其毒素污染的食物、服用对胃黏膜有损害的药物（如阿司匹林）、食物过敏、胃内异物、情绪波动、精神紧张和各种因素所致的变态反应等均能引起胃黏膜的急性炎症。

2. **慢性胃炎** 是有害因子长期反复作用于胃黏膜引起损伤的结果，儿童慢性胃炎中以非萎缩性（即浅表性）胃炎常见，占 90% ～ 95%，萎缩性胃炎和特殊类型胃炎少见。幽门螺杆菌（Hp）所致的胃内感染是胃炎的主要病因；其次是胆汁反流、长期不良的饮食习惯、持续精神紧张及全身慢性疾病的影响等均与发病有关。

【临床表现】

1. **急性胃炎** 发病急骤，轻者仅有食欲不振、腹痛、恶心、呕吐，严重者可出现呕血、黑便、脱水、电解质及酸碱平衡紊乱。有感染者常伴有发热和全身中毒症状。

2. **慢性胃炎** 常见症状为反复发作的无规律性腹痛，疼痛经常出现于进食过程中或餐后，多数位于上腹部或脐周。轻者为间歇性隐痛或钝痛，严重者为剧烈绞痛。常伴有食欲不振、恶心、呕吐、腹胀，继而影响营养状况及生长发育。

【辅助检查】

胃镜检查是最可靠的诊断手段，可直接观察胃黏膜病变及其程度，可见黏膜广泛充血、水肿、糜烂、出血等。同时，可取病变部位组织进行幽门螺杆菌检测和病理学检查。

【诊断与鉴别诊断】

根据病史、临床表现、胃镜和病理学检查，多可以确诊。急性发作的腹痛必须注意与外科急腹症、肝、胆、胰、肠等器质性疾病、腹型过敏性紫癜相鉴别。慢性反复发作的腹

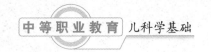

痛应与肠道寄生虫、肠痉挛及功能性腹痛等疾病鉴别。

【治疗】

1. 急性胃炎 去除病因，积极治疗原发病，避免服用一切刺激性食物和药物，给予 H_2 受体拮抗剂和胃黏膜保护剂，及时纠正水、电解质紊乱。有上消化道出血者应卧床休息，保持安静，监测生命体征及呕吐与黑便情况，有细菌感染者应用有效抗生素。

2. 慢性胃炎 积极治疗原发病；养成良好的饮食习惯和生活规律，饮食定时定量，避免服用刺激性食物和对胃黏膜有损害的药物。治疗药物有：①黏膜保护剂：如枸橼酸铋钾、硫糖铝、谷氨酰胺呱仑酸钠颗粒剂、蒙脱石粉剂（思密达）等；② H_2 受体拮抗剂：如西咪替丁、雷尼替丁；③胃肠动力药：多潘立酮（吗丁啉）、西沙必利等；④有幽门螺杆菌感染者应进行规范的抗幽门螺杆菌（如枸橼酸铋钾、阿莫西林、克拉霉素、甲硝唑等）治疗；⑤抗酸药：氢氧化铝、复方碳酸钙、铝碳酸镁。

第四节　小儿腹泻

📚 案例导入

男婴，8个月，因腹泻伴发热2天入院。2天前无明显诱因出现腹泻，呈蛋花汤样便，每日10余次，伴发热、呕吐、咳嗽、流涕。入院前4小时排尿1次，量少。查体：体温39℃，精神萎靡，皮肤干，弹性差，前囟和眼眶明显凹陷，口腔黏膜干燥，口唇呈樱桃红色，咽红，双肺（－），心音低钝，腹稍胀，肠鸣音2次/分，四肢稍凉，膝腱反射减弱。血钠120mmol/L，血钾3.0mmol/L，血［HCO_3^-］12mmol/L。

思考题

根据患儿目前状况，做出临床诊断（包括：临床诊断及鉴别，判断脱水程度、脱水性质，判断酸碱平衡紊乱的类型和程度）。

小儿腹泻（diarrhea）是一组多病原、多因素引起的以大便次数增多和大便性状改变为特点的消化道综合征，严重者可引起脱水和电解质紊乱。腹泻是我国婴幼儿最常见的疾病之一，是造成婴幼儿营养不良、生长发育障碍甚至死亡的主要原因之一。多见于6个月～2岁婴幼儿，1岁以内占半数。一年四季均可发病，以夏、秋季发病率高，是我国重点防治的小儿常见"四病"之一。

临床上根据腹泻的病因分为感染性腹泻和非感染性腹泻；根据病程分为急性腹泻（病程在 2 周以内，最多见）、迁延性腹泻（病程在 2 周至 2 个月）和慢性腹泻（病程在 2 个月以上）；根据病情分为轻型腹泻和重型腹泻。

【病因及发病机制】

1. 易感因素

（1）消化系统特点：婴幼儿消化系统发育尚不完善，胃酸和消化酶分泌少、酶活性低，不能适应食物质和量的较大变化；小儿生长发育又较快，需要营养物质相对较多，消化道负担重，容易发生消化道功能紊乱。

（2）胃肠道防御功能较差：①婴幼儿胃酸偏低，胃排空较快，对进入胃内的细菌杀灭能力较弱；②体液及细胞免疫功能差，血清免疫球蛋白（尤其是 IgM、IgA）和胃肠道分泌型 IgA 均较低；③正常肠道菌群建立不完善（新生儿出生后尚未建立正常肠道菌群），对入侵的致病微生物的拮抗作用弱，或由于使用抗生素等引起肠道菌群失调，均易患肠道感染。

（3）人工喂养：母乳中含有的大量体液因子（分泌型 IgA、乳铁蛋白）和巨噬细胞及粒细胞等有很强的抗肠道感染作用。牛乳中虽可含有上述成分，但在加热过程中被破坏，而且人工喂养的食物和食具易受污染，故人工喂养儿肠道感染发生率明显高于母乳喂养儿。

2. 感染因素

（1）肠道内感染：可由病毒、细菌、真菌和寄生虫引起，以轮状病毒和致腹泻大肠埃希菌最常见。病原微生物多随污染的食物或饮水进入消化道，亦可通过污染的日用品、手、玩具或带菌者传播。在机体防御功能下降时，病原微生物侵入并大量繁殖、产生毒素，引起腹泻。

①病毒性肠炎：80% 婴幼儿腹泻由病毒感染引起，主要为轮状病毒，其次为肠道病毒。各类病毒侵入肠道后，在小肠绒毛顶端的柱状上皮细胞上复制，使细胞发生空泡变性和坏死，绒毛变短脱落，引起水、电解质吸收减少；同时，病变的肠黏膜细胞分泌双糖酶不足且活性降低，使食物中糖类消化不全而积滞在肠腔内，并被细菌分解成小分子的短链有机酸，使肠液的渗透压增高，进一步造成水和电解质的丧失，导致水样腹泻。

②肠毒素性肠炎：如产肠毒素性大肠埃希菌、空肠弯曲菌等，主要通过细菌在肠腔内繁殖，释放不耐热肠毒素和耐热肠毒素，促使水和电解质向肠腔内转移，肠道分泌增加，导致分泌性腹泻。

③侵袭性肠炎：如侵袭性大肠埃希菌、空肠弯曲菌、鼠伤寒沙门菌以及金黄色葡萄球菌等，均可直接侵入肠黏膜组织，使黏膜产生广泛的炎症反应，出现血便或黏冻状大便。

（2）肠道外感染：如上感、中耳炎、肺炎、肾盂肾炎、皮肤感染以及急性传染病等，多因发热和病原体毒素作用使消化道功能紊乱，有时肠道外感染的病原体可同时感染肠道。

3. 非感染因素

（1）饮食因素：①喂养不当，是引起腹泻的常见原因，多为人工喂养儿，由于喂养不定时、饮食过量或过少，食物成分不适宜或突然改变食物的质和量所致；②过敏性腹泻，个别婴儿对牛奶或大豆等食物过敏；③原发性或继发性双糖酶（主要为乳糖酶）缺乏或活性降低，肠道对糖的吸收不良。

（2）气候变化：天气骤变，腹部受凉致使肠蠕动增加；天气过热使消化液分泌减少，而天热口渴又吃奶过多，增加消化道负担，易诱发腹泻。

（3）其他因素：精神过度紧张、过度哭吵、饮水水质过硬等可使肠道功能紊乱，引起腹泻。

非感染性腹泻主要是由于食物不能充分消化吸收，积滞于小肠上部，使局部酸度降低，肠道下部细菌上移和繁殖，使未消化的食物发生腐败和发酵造成消化功能紊乱，肠蠕动亢进，引起腹泻。

【临床表现】

1. 轻型腹泻　多为肠道外感染和非感染因素引起，以胃肠道症状为主。主要表现为食欲不振，可有溢乳或呕吐，大便次数增多，每日数次至十余次，每次大便量不多，呈黄色、黄绿色或蛋花汤样，常见白色或黄白色奶瓣，少量黏液和泡沫，有酸臭味。大便镜检可见大量脂肪球和少量白细胞。排便前常因腹痛而哭闹不安，便后恢复安静。无脱水和全身中毒症状，多在数日内痊愈。

2. 重型腹泻　多由肠道内感染所致，除有较重的消化道症状外，多伴有中度以上的脱水、电解质紊乱及发热等明显的全身中毒症状。具体表现为：

（1）胃肠道症状：食欲明显低下，常有呕吐，有时进水即吐，严重者可吐出咖啡渣样液体。腹泻频繁，每日大便可达10次至数十次，呈黄绿色水样，每次量多，可有少量黏液。大便镜检可见脂肪球及少量白细胞，少数患儿可有少量血便。由于频繁的大便刺激，肛周皮肤可发红或糜烂。

（2）全身中毒症状：发热或体温不升、面色青灰、精神萎靡、烦躁不安或嗜睡，甚至惊厥、昏迷等。

（3）水、电解质及酸碱平衡紊乱症状

①脱水：由于吐泻丢失体液、摄入量不足和感染、发热等机体消耗水分过多，使体液总量尤其是细胞外液量减少，引起轻度、中度或重度脱水（表6-1）。

表6-1　不同程度脱水的临床表现

	轻度	中度	重度
失水量占体重百分比（％）	< 5	5～10	> 10
累积损失量（mL/kg）	50	50～100	100～120
精神状态	稍差，略烦躁	烦躁或萎靡	呈重病容，昏睡甚至昏迷
皮肤弹性	正常或稍差	差	极差
口腔黏膜	稍干燥	干燥	极度干燥
眼窝、前囟	轻度凹陷	明显凹陷	深凹陷
眼泪	哭时有泪	哭时泪少	哭时无泪
尿量	略减少	明显减少	极少或无尿
外周循环	尚好	四肢末梢凉	四肢厥冷
酸中毒	无	有	严重

营养不良患儿因皮下脂肪少，皮肤弹性较差，容易把脱水程度估计过高；肥胖患儿皮下脂肪多，脱水程度常易估计过低，加之体液占体重比例少，在脱水量相同的情况下，更易产生严重后果。

由于腹泻时水和电解质丧失的比例不同，引起现存体液渗透压的改变，造成等渗、低渗或高渗性脱水，临床上以等渗性脱水最常见，其次为低渗性脱水，高渗性脱水少（表6-2）。

表6-2　不同性质脱水的临床表现

	等渗性脱水	低渗性脱水	高渗性脱水
原因	失水等于失钠，常见于病程较短、营养状态比较好的患儿	失钠大于失水，常见于病程较长，营养不良和重度脱水患儿	失水大于失钠，常见于起病初期、高热及大汗患儿
血清钠浓度（mmol/L）	130～150	< 130	> 150
口渴	明显	不明显	极明显
皮肤弹性	稍差	极差	变化不明显
血压	下降	明显下降	正常或稍低
尿量	减少	正常（休克时减少）	明显减少
神志	萎靡	嗜睡或昏迷	烦躁或惊厥

等渗性脱水为一般脱水表现。低渗性脱水除一般脱水表现外，由于细胞外液呈低渗状态，水分渗入细胞内造成细胞外液容量进一步减少，其脱水症状比其他两种类型严重，容易出现循环衰竭，发生休克。高渗性脱水由于细胞外液呈高渗状态，水从细胞内向细胞外转移，使细胞内脱水明显，患儿烦渴、高热、烦躁，肌张力增强，甚至惊厥；而细胞外液容量却得到部分补偿，在失水量相等情况下，其脱水症状比其他两种类型轻。

②代谢性酸中毒：由于腹泻丢失大量碱性物质；进食少及肠吸收不良，摄入热量不足，体内脂肪分解增加，产生大量酮体；脱水时血液浓缩，循环缓慢，组织灌注不足和缺氧，致乳酸堆积；脱水时肾血流量不足，尿量减少，体内酸性代谢产物潴留等。中、重度脱水患儿多有不同程度代谢性酸中毒，脱水越重，酸中毒越重。根据二氧化碳结合力（CO_2CP）将酸中毒分为轻、中、重三度（表6-3）。

表6-3　代谢性酸中毒的分度

	轻度	中度	重度
CO_2CP（mmol/L）	18～13	13～9	< 9
精神状态	正常	精神萎靡、烦躁不安	昏睡、昏迷
呼吸改变	呼吸稍快	呼吸深大	呼吸深快、节律不整、有烂苹果味
口唇颜色	正常	樱红	发绀

当pH值在7.20以下时，心率减慢，心输出量减少导致血压偏低，心力衰竭，甚至出现室颤。新生儿及小婴儿因呼吸代偿功能较差，常可以仅有精神萎靡、拒乳，面色苍白等一般表现，而呼吸改变并不典型。

③低钾血症：由于腹泻、呕吐丢失大量钾盐；进食少，钾摄入不足；肾保钾功能比保钠差，在缺钾时尿中仍有一定量的钾继续排出，故腹泻患儿都有不同程度缺钾，尤其是久泻及营养不良的患儿。但在脱水未纠正前，由于血液浓缩，酸中毒时钾由细胞内向细胞外转移；以及尿少而致钾排出量减少等原因，血钾浓度多数仍正常。当输入不含钾的溶液时，随着脱水的纠正，血钾被稀释；酸中毒被纠正和输入的葡萄糖合成糖原（每合成1g糖原需钾0.36mmol）等，使钾由细胞外向细胞内转移；利尿后钾排出增加；腹泻继续失钾等，因此使血钾迅速下降。

当血钾低于3.5mmol/L时出现神经、肌肉兴奋性降低，精神萎靡，反应低下，躯干和四肢肌肉无力，腱反射减弱，腹胀、便秘，肠鸣音减弱甚至出现肠、膀胱麻痹，呼吸肌麻痹，腱反射消失。低钾对心脏功能亦有严重影响，出现心率增快，心肌收缩无力，心音低钝，甚至血压降低，心脏扩大，心律不齐，可危及生命。心电图示T波低平、双向或倒置，Q-T间期延长，S-T段下降，出现U波（> 0.1mV），逐渐增高，在同一导联中U波

＞ T 波，心律失常等。

④低钙、低镁血症：见于久泻、营养不良或有活动性佝偻病的患儿。由于腹泻丢失钙、镁，及进食少、吸收不良引起。但在脱水和酸中毒时，由于血液浓缩和离子钙增加，可不出现低钙症状；输液后血钙被稀释和酸中毒被纠正，血清钙降低，离子钙减少，易出现手足搐搦或惊厥。少数患儿可有低镁，表现为震颤、手足搐搦或惊厥；有效补钙无效时，应考虑低镁血症的可能。

3. 几种常见急性感染性肠炎的临床特点

（1）轮状病毒肠炎：好发于秋季，又称秋季腹泻，见于 6 个月～ 2 岁的婴幼儿。潜伏期 1 ～ 3 天，起病急，常伴有发热和上感症状，病初即可发生呕吐，大便次数多，每日可几次至几十次，量多，黄色或淡黄色，呈水样或蛋花汤样，无腥臭味，常并发脱水、酸中毒。本病为自限性疾病，数日后呕吐渐停，腹泻减轻，不喂乳类的患儿恢复更快，3 ～ 8 天自行恢复。大便镜检偶有少量白细胞。

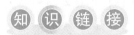

轮状病毒

轮状病毒有很高的传染性，但卫生状况的改善并不能有效地阻止轮状病毒的传播，高危人群主要为 6 个月～ 3 岁的婴幼儿，目前世界上尚无治疗轮状病毒的特效药物。接种疫苗是唯一有效的预防措施。一年四季均可服用，2 个月～ 3 岁每年服用 1 次，服用 2 周后可产生抗体，获得有效免疫保护。

（2）大肠埃希菌肠炎：多发生在 5 月至 8 月气温较高季节，可在新生儿室、托儿所甚至病房内流行。营养不良、人工喂养或更换饮食时更易发病。①致病性大肠埃希菌肠炎和产毒性大肠埃希菌肠炎：大便呈蛋花汤样或水样，混有黏液，常伴呕吐，严重者可伴发热、脱水、电解质紊乱和酸中毒。②侵袭性大肠埃希菌肠炎：可排出痢疾样黏液脓血便，常伴恶心、呕吐、腹痛和里急后重，可出现严重的全身中毒症状甚至休克。③出血性大肠埃希菌肠炎：开始为黄色水样便，后转血水便，有特殊臭味，伴腹痛，大便镜检有大量红细胞，一般无白细胞。④黏附 - 集聚性大肠埃希菌肠炎：多见于婴幼儿，发热，腹泻，大便为黄色稀水样。

（3）空肠弯曲菌肠炎：多发生于夏季，可散发或暴发流行，6 个月～ 2 岁婴幼儿多见，为人畜共患病，以侵袭性感染为主。发病急，症状与细菌性痢疾相似，恶心、呕吐、腹痛，可有发热、头痛，大便次数增多，排黏液便、脓血便，有腥臭味，大便镜检有大量白细胞及数量不等的红细胞。

（4）耶尔森菌小肠结肠炎：多发生于冬春季节，常累及婴儿和较大儿童，以粪-口途径传播为主，可散发或暴发流行；5岁以下患儿以急性水泻起病，可有黏液便、脓血便伴里急后重，大便镜检有红细胞、白细胞。5岁以上患儿除腹泻外，可伴有发热、头痛、呕吐和腹痛，需与阑尾炎鉴别。由产生肠毒素菌株引起者，可出现频繁水泻和脱水，严重病例可发生肠穿孔和腹膜炎。

（5）鼠伤寒沙门菌小肠结肠炎：夏季发病率高，多见于2岁以下婴幼儿，尤其是新生儿和1岁以内的婴儿，易在新生儿室流行。发病急，发热、腹泻，大便性状多样易变，为黄绿色或深绿色，水样、黏液样或脓血样，镜检有大量白细胞和数量不等的红细胞。

（6）抗生素诱发的肠炎：多继发于长期使用广谱抗生素使肠道正常菌群被抑制，而继发肠道内耐药金黄色葡萄球菌、变形杆菌、梭状芽孢杆菌或白色念珠菌等大量繁殖引起的肠炎。多发生在持续用药2～3周后，也有在用药数日内发病者。病情与耐药菌株的不同以及菌群失调的程度有关，婴幼儿病情多较重。①真菌性肠炎：多为白色念珠菌所致，大便稀黄，泡沫较多带黏液，有时可见豆腐渣样细块（菌落），常伴有鹅口疮。大便镜检有真菌菌丝及孢子，真菌培养阳性。②金黄色葡萄球菌肠炎：由耐药性金黄色葡萄球菌引起，以腹泻为主要症状，伴有腹痛和中毒症状，甚至休克。典型大便为黄或暗绿色似海水样，量多带黏液，少数为血便，有腥臭味。大便镜检有大量脓细胞和成簇的 G^+ 球菌，培养有葡萄球菌生长，凝固酶阳性。③假膜性小肠结肠炎：梭状芽孢杆菌引起，主要表现为腹泻，大便黄或黄绿色，水样，可有假膜排出，少数大便带血。

4. 迁延性腹泻和慢性腹泻 多与营养不良和急性期治疗不彻底有关。以人工喂养儿、营养不良儿多见。表现为腹泻迁延不愈，病情反复，大便次数和性质不稳定，严重时可出现水、电解质紊乱。

【诊断与鉴别诊断】

根据大便次数增多和（或）性状的改变即可考虑腹泻病。结合发病的年龄、季节、腹泻特点、呕吐特点、有无发热和全身中毒等症状及实验室血常规检查、大便镜检等明确病因是感染或非感染性腹泻。必要时进行大便培养、病毒检测或抗体检查，进行感染性腹泻的病原学诊断。确诊后进一步判断有无脱水、电解质紊乱和酸中毒。小儿腹泻还需与下列疾病鉴别：

1. 生理性腹泻 多见于6个月以内婴儿，外观虚胖，常有湿疹，生后不久即出现腹泻，大便呈黄绿色稀便，每日4～5次或更多。婴儿精神、食欲良好，生长发育不受影响，转乳期添加辅食后，大便即逐渐转为正常。

2. 细菌性痢疾 婴儿症状常不典型，往往里急后重或脓血便不明显，但常有菌痢接触史，起病急，全身症状重，神经症状出现较早，可有肛门松弛，大便镜检有较多脓细胞、红细胞和吞噬细胞，大便培养有志贺痢疾杆菌生长可确诊。

3. 急性坏死性肠炎 中毒症状重，腹痛、腹胀、频繁呕吐、高热，初起大便可呈黄色稀水黏液状或蛋花汤样，粪便隐血强阳性，逐渐出现典型的赤豆汤样稀水便，有腥臭味，常伴休克。腹部 X 线呈小肠局限性充气扩张，肠间隙增宽，肠壁积气等。

4. 饥饿性腹泻 见于长期喂养不足的婴儿，大便次数频繁，粪质少，黏液多，绿色，碱性反应，无白细胞。经补充营养可治愈。

【治疗】

治疗原则为：调整饮食，加强护理，合理用药，预防和纠正水、电解质紊乱，预防并发症。

1. 饮食疗法 根据患儿病情，合理安排饮食，以减轻胃肠道负担，恢复消化功能。除严重呕吐者暂禁食 4 ～ 6 小时（不禁水）外，均应继续进食，暂停辅食。人工喂养者，可喂以等量米汤或稀释的牛奶。病毒性肠炎不宜用蔗糖，对可疑病例暂停乳类改为豆制代乳品或发酵乳，以减轻腹泻、缩短病程。母乳喂养儿，可减少哺乳次数或缩短哺乳时间，暂停喂不易消化和脂肪类食物。恢复饮食时，应由少到多，由稀到稠，逐步过渡到正常饮食。

2. 纠正水、电解质紊乱及酸碱失衡 液体疗法的目的是纠正水、电解质和酸碱平衡紊乱，通过恢复血容量，纠正水、电解质紊乱和酸碱平衡紊乱，排泄毒素，补充部分热量及静脉给药，以恢复机体的生理功能。临床常用溶液有非电解质溶液与电解质溶液。

（1）非电解质溶液：常用 5% 和 10% 葡萄糖溶液，前者为等渗溶液，后者为高渗溶液。葡萄糖输入体内后逐渐被氧化成水和二氧化碳，同时提供能量或转变为糖原储存，不能起到维持血浆渗透压的作用，因此 5%、10% 的葡萄糖液被视为无张力溶液，主要用于补充水分和提供部分热量。

（2）电解质溶液：用于补充所丢失的体液、所需的电解质，纠正体液的渗透压和酸碱平衡失调。

①生理盐水（0.9% 氯化钠溶液、NS 液）：含 Na^+ 和 Cl^- 各为 154mmol/L，与血浆离子渗透压近似，为等渗液，氯含量比血浆含量（103mmol/L）高 1/3，若大量或长期应用，可造成高氯性酸中毒。

②5%、10% 葡萄糖氯化钠溶液（葡萄糖生理盐水）：葡萄糖生理盐水是指每 100mL 生理盐水中含 5g、10g 的葡萄糖，该溶液的效用与生理盐水完全相同，并能补充热能。仍视为等渗溶液，为 1 张力溶液。

③复方氯化钠溶液（林格溶液）：除含氯化钠外尚有与血浆含量相同的钾离子和钙离子，其作用和缺点与生理盐水基本相同，但大量输入不会发生低血钾和低血钙。

④碱性溶液：主要是用于纠正酸中毒。常用的有以下两种：

1.4% 碳酸氢钠溶液：为等渗含钠碱性溶液，常用于纠正酸中毒。市售成品 5% 碳酸氢钠溶液为高渗溶液，可用 5% 或 10% 葡萄糖溶液稀释 3.5 倍，即为等渗液。在抢救重度酸中毒时，可不稀释而直接静脉推注，但不宜多用，以免引起细胞外液高渗状态。

1.87% 乳酸钠溶液：为等渗含钠碱性溶液。市售成品 11.2% 乳酸钠溶液为高渗溶液，可用 5% 或 10% 葡萄糖溶液稀释 6 倍，配成等渗液后使用。在肝功能不全、缺氧、休克、新生儿期以及乳酸潴留性酸中毒时，不宜使用。

⑤氯化钾溶液：用于补充钾离子。使用时需见尿补钾；严格掌握稀释浓度，一般静脉滴注浓度为 0.2% 溶液，最高浓度不超过 0.3%；总量不宜过大；速度不宜过快，每日总钾溶液补给的时间不得少于 6 ~ 8 小时；不可直接静脉推注，以免发生心肌抑制、心搏骤停。市售成品浓度为 10% 或 15% 两种。

（3）混合溶液：将各种溶液按不同比例配成混合溶液，可减少或避免各自的缺点，更加适合于不同情况补液的需要。常用混合液的组成（表 6-4）如下：

表 6-4　常用混合液的组成

溶液名称	5% 葡萄糖或 10% 葡萄糖（份）	0.9% 氯化钠或 5% 葡萄糖生理盐水（份）	1.4% 碳酸氢钠或 1.87% 乳酸钠（份）	电解质渗透压（张力）
2：1 溶液	—	2	1	等张
3：2：1 溶液	3	2	1	1/2 张
3：4：2 溶液	3	4	2	2/3 张
6：2：1 溶液	6	2	1	1/3 张
1：1 溶液	1	1	—	1/2 张
1：2 溶液	2	1	—	1/3 张
1：4 溶液	4	1	—	1/5 张

2：1 溶液又称 2：1 等渗含钠液，是由 2 份 0.9% 氯化钠溶液和 1 份等渗碱（即 1 份 1.4% 碳酸氢钠或 1.87% 乳酸钠溶液）配制而成。其 Na^+ 与 Cl^- 之比为 3：2，与血浆相仿，为等渗液。常用于低渗性脱水或重度脱水伴循环不良及休克的患儿，以快速扩充血容量。

临床上也可采用简便配制法方法配制常用混合液（表 6-5）。

表6-5　几种常用混合液的简配制

溶液种类	溶液性质	加入溶液（mL）			
		5% 或 10% 葡萄糖	10% 氯化钠	5% 碳酸氢钠（11.2% 乳酸钠）	10% 氯化钾
2∶1液	等张	500	30	47（30）	—
1∶1液	1/2 张	500	20	—	—
1∶4液	1/5 液	500	10	—	—
3∶2∶1液	1/2 张	500	15	24（15）	—
3∶4∶2液	2/3 张	500	20	33（20）	—
维持液	1/5	500	10	—	7.5

（4）口服补液盐（ORS）：ORS是世界卫生组织推荐用于治疗急性腹泻合并脱水的一种口服溶液，其理论基础是基于小肠 Na^+ – 葡萄糖偶联转运吸收机制，即小肠上皮细胞刷状缘的膜上存在着 Na^+ – 葡萄糖共同载体，此载体上有 Na^+ – 葡萄糖两个结合位点，当 Na^+ – 葡萄糖同时与结合位点结合时即能运转，并显著增加钠和水的吸收。ORS 液为 2/3 张溶液，如作为维持补液或高渗性脱水补液可采用 ORS "2∶1轮流法"，即每 2 份 ORS 后，再给 1 份白开水或米汤交替服用，使其张力降为 1/2 张。

3. 婴儿腹泻的液体疗法　婴儿腹泻的液体补充包括累积损失量、继续丢失量和生理需要量三部分。补充液体的方法包括口服补液法和静脉补液法两种。

（1）口服补液：ORS 适用于轻、中度脱水而无明显呕吐、腹胀和周围循环障碍，能做到口服的急性腹泻患儿。目前有多种 ORS 配方，在用于补充继续损失和生理需要量时，ORS 需适当稀释。

补充累积损失量，轻度脱水补液量约 50mL/kg，中度脱水约 100mL/kg，每 5 ～ 10 分钟一次，每次 10 ～ 20mL，于 4 小时内喂完；继续损失量根据排便次数和量而定，一般可按估计排便量的 1/2 喂给，鼓励患儿少量多次口服 ORS，并多饮水，防止高钠血症的发生。对于无脱水征的腹泻患儿，可将 ORS 加等量水或米汤稀释，每天约 40 ～ 60mL/kg，少量频服，以预防脱水。服用 ORS 期间应密切观察病情，如患儿出现眼睑水肿，应停止服用 ORS，改用白开水或母乳；在口服补液过程中，如呕吐频繁或腹泻、脱水加重，应改为静脉补液。

（2）静脉补液：静脉补液适用于严重呕吐、腹泻，伴中、重度脱水的患儿，主要用以快速纠正水、电解质平衡紊乱。在静脉补液的实施过程中要正确掌握"三定"（定量、定性、定速）、"三先"（先盐后糖、先浓后淡、先快后慢）及"三见"（见尿补钾、防惊补钙、见酸补碱）的原则。

1）第一天补液

①补液的"三定"、"三先"和"三见"（表6-6）

表6-6 补液的"三定"、"三先"和"三见"

	定量［mL/（kg·d）］			定性（张力）			定速（h）
累积损失	轻度	中度	重度	等渗	低渗	高渗	前8～12小时内输完（约为总量的1/2)8～10mL/（kg·h）
	50	50～100	100～120	1/2	2/3	1/3	
继续损失	10～30			1/2～1/3			后12～16小时内输完（约为余量的1/2）5mL/（kg·h）
生理需要	60～80			1/3～1/5			
总量	轻度脱水 90～120	中度脱水 120～150	重度脱水 150～180	伴有休克时，用2：1等渗含钠液或1.4%碳酸氢钠，按20mL/kg（总量≤300mL）于30～60分钟内输完，以扩充血容量，剩余的累积损失量在8～12小时内补完			

低渗性脱水和重度脱水时，补液速度应快些；高渗性脱水输液速度应适当减慢，以免在过多的钠尚未排出之前进入神经细胞内的水量过多，而引起脑细胞水肿。补充生理需要量时，加0.15%氯化钾。

②纠正酸中毒：因输入的混合溶液中已有一部分碱性溶液，输液后循环和肾脏功能改善，轻度酸中毒可随着补液而纠正。当pH < 7.3时，结合血气分析，进行补碱。碳酸氢钠常作为首选药物来纠正酸中毒，其用量计算：

$$5\% 碳酸氢钠量（mL）=剩余碱（-BE）\times 0.5 \times 体重（kg）$$

$$5\% 碳酸氢钠量（mL）=（22-测量得的CO_2CP）mmol/L \times 1 \times 体重（kg）$$

一般稀释成1.4%的等渗碳酸氢钠溶液输入，并先给计算量的1/2，再根据病情变化、治疗后的反应及复查血气后调整剂量。严重酸中毒患儿，可先用5%碳酸氢钠5mL/kg，可提高二氧化碳结合力约4.5mmol/L。纠正酸中毒后要注意补钾和补钙。

③纠正低血钾：有尿或补液前6小时内排过尿者应及时补钾。轻度低钾患儿可口服氯化钾每日200～300mg/kg，重度低钾血症需静脉补钾，全日总量一般为100～300mg/kg（即10%氯化钾1～3mL/kg）。输入时稀释成0.2%～0.3%（新生儿0.15%），每日补钾总量输入时间不应少于6～8小时，补钾的时间一般要持续4～6天。静脉滴注含钾液体局部有刺激反应，尽量避免溶液外渗。

④纠正低血钙或低血镁：对于原有营养不良、佝偻病或腹泻较重的患儿，在补充液体后尿量较多时，应及时给予10%葡萄糖酸钙溶液5～10mL，加葡萄糖溶液稀释后，缓慢（10分钟以上）静脉推注，以免出现低钙惊厥。低镁血症者可给予25%硫酸镁0.1mg/kg，深部肌内注射，每6小时1次，每日3～4次，症状缓解后停用。

⑤供给热能：静脉输入葡萄糖以维持基础代谢所需。正常情况下，机体每小时可代

谢葡萄糖 1g/kg，若输入葡萄糖速度过快及浓度过高，可使血浆中葡萄糖浓度上升，渗透压增高，故输入葡萄糖时浓度不宜过高（不超过 15%），速度不宜过快（每小时不超过 1g/kg）。必要时可应用部分或全静脉营养。

2）入院第二天及以后的补液：经第一天补液后，脱水和电解质紊乱已基本纠正，第二天以后主要是补充生理需要量和继续损失量，继续补钾，供给热量。一般可改为口服补液，若腹泻仍频繁或口服量不足者，仍需静脉补充。补液量需根据吐泻和进食情况估算，一般继续损失量是丢多少补多少，用 1/2 ～ 1/3 张含钠液，生理需要量按每日 60 ～ 80mL/kg，可用 1/5 张含钠液；这两部分总量为每日 100 ～ 120mL/kg，于 12 ～ 24 小时内均匀静滴，仍需注意继续补钾和纠正酸中毒。

3）几种特殊情况的液体疗法

①新生儿液体疗法：新生儿体液总量多，血清钾、氯、磷酸盐、乳酸、有机酸等含量稍高，对水、电解质、酸碱平衡的调节功能不完善。补液总量与速度均应控制，出生后 1 ～ 2 天，如无明显失水，一般不需补液，生后 3 ～ 5 天每日液量为 40 ～ 80mL/kg；电解质含量应适当减少，以 1/5 张含钠液为宜；速度应缓慢，除急需扩充血容量外，全日量应在 24 小时内匀速滴注；新生儿肝功能较差，酸中毒时应选用碳酸氢钠。新生儿生后 10 天之内，由于红细胞破坏过多，一般不补钾，如有明显缺钾而需静脉补充时，应量少，速度慢，浓度不超过 0.15%，必须见尿补钾。新生儿易发生低钙血症、低镁血症，应及时予以补充。

②婴幼儿肺炎的液体疗法：重症肺炎患儿，因发热、进食少、呼吸增快，失水较失钠多；因肺部炎症，肺循环阻力加大，心脏负担较重，常伴有呼吸性、代谢性酸中毒和心功能不全。补液总量不能过多，一般按生理需要量每日 60 ～ 80mL/kg 补充；电解质浓度不能过高，以 1/5 张为宜；补液速度宜慢，一般控制在每小时 5mL/kg。对伴有呼吸性酸中毒者，以改善肺的通换气功能为主，尽量少用碱性溶液，随着通气、换气功能的改善，酸中毒将得到纠正。如肺炎合并腹泻伴脱水、电解质紊乱必须静脉补液时，按小儿腹泻补液量来计算，输液总量和钠量要相应减少 1/3，速度宜慢。输液过程中，要注意变换患儿体位。有烦躁不安者，于输液前，最好注射镇静剂使之安静，以减轻心脏负担及氧的消耗量。

③营养不良伴腹泻时的液体疗法：营养不良伴腹泻时，多为低渗性脱水，且脱水程度容易估计过重，故补液总量按现有体重计算后应减少 1/3，以 2/3 张溶液为宜，葡萄糖浓度以 15% 为佳，输液速度宜慢，以在 24 小时内匀速输完为妥，一般每小时为 3 ～ 5mL/kg。

④急性感染的补液：急性感染时，常致高渗性脱水和代谢性酸中毒。补液量可按生理需要量每日 70 ～ 90mL/kg 给予补充，用 1/4 张～ 1/5 张含钠液，并供给一定热量，速度

均匀滴入。休克患儿按休克进行快速补液。

4）观察脱水纠正情况：如补液方案合理，患儿一般于补液后 3～4 小时开始排尿（说明血容量已恢复）；补液后 8～12 小时口唇樱红、呼吸深大改善（说明酸中毒基本纠正）；补液后 12～24 小时皮肤弹性恢复，眼窝凹陷消失，口舌湿润、饮水正常，无口渴（表明脱水已被纠正）；如补液后眼睑水肿，可能是钠盐输入过多；补液后尿量多而脱水未纠正，可能是输入液体张力过低，应及时调整输液计划。

3. 药物治疗

（1）控制感染

①水样腹泻患儿多为病毒及非侵袭性细菌所致，一般不用抗生素，应合理使用液体疗法，选用微生态制剂和黏膜保护剂。如伴有明显中毒症状不能用脱水解释者，尤其是对重症患儿、新生儿、小婴儿和衰弱患儿应选用抗生素。

②黏液、脓血便患儿多为侵袭性细菌感染，应根据临床特点，针对病原选用抗生素，再根据大便细菌培养和药敏试验结果进行调整。大肠埃希菌、空肠弯曲菌、耶尔森菌、鼠伤寒沙门菌所致感染常选用庆大霉素、卡那霉素、红霉素、氯霉素、头孢霉素、诺氟沙星、环丙沙星、呋喃唑酮、复方磺胺甲噁唑等。金黄色葡萄球菌肠炎、假膜性肠炎、真菌性肠炎应立即停用原使用的抗生素，根据症状可选用万古霉素、新青霉素、利福平、甲硝唑或抗真菌药物治疗。婴幼儿选用氨基糖苷类时应慎重。

（2）微生态疗法：有助于恢复肠道正常菌群的生态平衡，抑制病原菌定植和侵袭，有利于控制腹泻。常用双歧杆菌、嗜酸乳杆菌、粪链球菌、需氧芽孢杆菌、蜡样芽孢杆菌制剂。

（3）肠黏膜保护剂：能吸附病原体和毒素，维持肠细胞的吸收和分泌功能；与肠道黏液糖蛋白相互作用，可增强其屏障功能，阻止病原微生物的攻击，如蒙脱石粉。

（4）避免用止泻剂：如洛哌丁胺，因为它抑制胃肠动力的作用，增加细菌繁殖和毒素的吸收，对于感染性腹泻有时是很危险的。

（5）补充锌制剂：世界卫生组织（WHO）/联合国儿童基金会最近建议，对于急性腹泻患儿，6 个月以下婴儿应给予元素锌 10mg/d，＞6 个月小儿应给予 20mg/d，疗程 10～14 天，有缩短病程的作用。

【预防】

合理喂养，提倡母乳喂养，添加辅助食品时每次限一种，逐步增加，适时断奶。人工喂养者应根据具体情况选择合适的代乳品。对于生理性腹泻的婴儿应避免不适当的药物治疗或不按时添加辅食。养成良好的卫生习惯，注意乳品的保存和奶具、食具、便器、玩具等的定期消毒。

感染性腹泻患儿应积极治疗，做好消毒隔离，防止交叉感染。避免长期使用抗生素，特别是广谱抗生素，应加用微生态制剂，防止由于肠道菌群失调所致的难治性腹泻。轮状病毒肠炎流行甚广时，接种疫苗预防。

第五节　肠套叠

肠套叠（intussusception）是部分肠管及其肠系膜套入邻近肠腔所致的一种肠梗阻。临床主要表现为腹痛、呕吐、便血及腹部肿块。4～10个月婴儿最多见。男女之比为1.5～3∶1。

肠套叠分为原发和继发两种。95%为原发性，多见于婴幼儿，婴儿回盲部系膜尚未完全固定、活动度较大是容易发生肠套叠的结构因素。5%继发性病例多为年长儿，发生肠套叠的肠管多有明显的器质性原因，如梅克尔憩室翻入回肠腔内，成为肠套叠的起点。肠息肉、肠肿瘤、肠重复畸形、腹型紫癜致肠壁肿胀增厚等均可牵引肠壁发生肠套叠。

饮食改变、病毒感染及腹泻等可导致肠蠕动的节律发生紊乱，从而诱发肠套叠。依据套入部位可分为回盲型、回结型、回回型、小肠型、结肠型和多发型。肠套叠一旦形成，仅有很少部分的小肠套叠可以自行复位（暂时性小肠套叠），对于套入结肠或复套的一般不能自行复位。最终可导致肠壁坏死出现全身中毒症状，严重者可并发肠穿孔和腹膜炎。

【临床表现】

1. 急性肠套叠

（1）腹痛：腹痛为阵发性规律性发作，表现为突然发生剧烈的阵发性绞痛，患儿哭闹不安、屈膝缩腹、面色苍白，持续数分钟或更长时间后腹痛缓解，患儿安静入睡，间隔10～20分钟后伴随肠蠕动出现时又反复发作。阵发性腹痛系肠系膜受牵拉和肠套鞘部强烈收缩所致。

（2）呕吐：为早期症状，初为反射性，含乳块和食物残渣，晚期可吐粪便样液体，说明有肠管梗阻。

（3）血便：为肠套叠特征性表现，出现症状的最初几小时大便可正常，以后大便少或无便。约85%的病例在发病后6～12小时排出典型的红果酱样黏液血便，或直肠指检时发现血便。

（4）腹部包块：多数病例在右上腹季肋下可触及有轻微触痛的套叠肿块，呈腊肠样，光滑不太软，稍可移动。晚期病例发生肠坏死或腹膜炎时，出现腹胀、腹腔积液、腹肌紧张和压痛不易扪及肿块，有时腹部扣诊和直肠指检双合检查可触及肿块。

（5）全身情况：早期患儿一般情况良好，体温正常，无全身中毒症状。随着病程延长，病情加重，并发肠坏死或腹膜炎时，全身情况恶化，常有脱水、高热、嗜睡、昏迷、休克等中毒症状及腹膜炎体征。

2. 慢性肠套叠　年龄越大，发病过程越缓慢。主要表现为阵发性腹痛，腹痛时上腹或脐周可触及肿块，不痛时腹部平坦、柔软、无包块，病程有时长达10日余。由于年长儿肠腔较宽阔，可无梗阻现象，肠管不易坏死。呕吐少见，便血发生也较晚。

【治疗】

急性肠套叠是一种危及生命的急症，其复位是紧急的治疗措施，一旦确诊需立即进行。

1. 非手术灌肠疗法

（1）适应证：肠套叠48小时内，全身情况良好，腹部不胀，无明显脱水及电解质紊乱。

（2）禁忌证：①病程已超过48小时，全身情况差，有脱水、精神萎靡、高热、休克等症状者，对3个月以下婴儿尤应注意；②高度腹胀、腹膜刺激征，X线腹部平片可见多数液平面者；③套叠头部已达脾曲，肿物硬而且张力大者；④多次复发，疑有器质性病变者；⑤小肠型肠套叠。

（3）方法：①B超监视下水压灌肠；②空气灌肠；③钡剂灌肠复位。

（4）灌肠复位成功的表现：①拔出肛管后排出大量带臭味的黏液血便和黄色粪水；②患儿很快入睡，不再哭闹及呕吐；③腹部平软，触不到原有的包块；④灌肠复位后给予0.5～1g活性炭口服，6～8小时后应有炭末排出，表示复位成功。

2. 手术治疗　肠套叠超过48～72小时，或虽时间不长但病情严重疑有肠坏死或穿孔，以及小肠型肠套叠者，均需手术治疗。根据患儿全身情况及肠套叠等的病理变化选择进行肠套叠复位、肠切除吻合术或肠造瘘术等。

复习思考

1. 如何对鹅口疮、疱疹性口腔炎患儿进行正确的诊治？
2. 小儿腹泻的临床表现、诊断及治疗是什么？
3. 如何对脱水患儿进行静脉补液？
4. 胃炎的临床表现和治疗是什么？
5. 急性肠套叠的临床表现是什么？

扫一扫，知答案

扫一扫，看课件

第七章

泌尿系统疾病

【学习目标】

1. 掌握急性肾小球肾炎、肾病综合征的临床表现、并发症、诊断及治疗。

2. 熟悉泌尿道感染的临床表现、诊断及治疗。

3. 了解小儿泌尿系统解剖生理特点；急性肾小球肾炎、肾病综合征、泌尿道感染的发病机制。

第一节　小儿泌尿系统解剖生理特点

【解剖特点】

1. 肾脏　位于腹膜后脊柱两侧，左右各一，形似蚕豆。小儿年龄越小，肾脏相对越重（新生儿两肾重量约为体重的 1/125，而成人两肾重量约为体重的 1/220）。婴儿肾脏位置较低，其下极可低至髂嵴以下第 4 腰椎水平，2 岁以后始达髂嵴以上，右肾稍低于左肾。由于腹壁肌肉薄而松弛，2 岁以内健康小儿腹部触诊时容易扪及肾脏。婴儿肾脏表面呈分叶状，至 2 ～ 4 岁时，分叶完全消失。

2. 输尿管　婴幼儿输尿管长而弯曲，管壁肌肉和弹力纤维发育不良，容易受压、扭曲而导致梗阻，易发生尿潴留而诱发感染。

3. 膀胱　婴儿膀胱位置比年长儿高，尿液充盈时，膀胱顶部常在耻骨联合之上，容易触到，随年龄增长逐渐下降至盆腔内。

4. 尿道　新生女婴尿道长仅 1cm（性成熟期 3 ～ 5cm），外口暴露而又接近肛门，易受细菌污染。男婴尿道虽较长，但常有包茎，尿垢积聚时也易引起上行性细菌感染。

【生理特点】

肾脏的主要生理功能：①排泄体内代谢终末产物，如尿素、有机酸等；②调节机体水、电解质、酸碱平衡，维持内环境相对稳定；③内分泌功能，产生激素和生物活性物质，如促红细胞生成素、肾素、前列腺素等。肾脏主要通过肾小球滤过和肾小管重吸收、分泌及排泄完成其生理活动。在胎龄 36 周时肾单位数量已达成人水平，小儿肾脏也已具备大部分成人肾的功能，但其发育是由未成熟逐渐趋向成熟。婴儿期肾脏调节能力较弱，贮备能力差，一般至 1～2 岁时接近成人水平。肾脏完成其生理活动，主要通过肾小球的滤过和肾小管的重吸收、分泌和排泄作用。

1. 肾小球滤过率（GFR） 婴儿肾小球滤过率低，新生儿出生时 GFR 平均约 20mL/（min·1.73m^2），早产儿更低，生后一周为成人的 1/4，3～6 个月为成人的 1/2，6～12 个月为成人 3/4，2 岁方达成人水平，故婴儿不能有效地排出过多的水分和溶质。造成小儿 GFR 低的原因有：①新生儿滤过膜表面积较成人小，滤过量少；②心搏出量少，动脉血压低，肾灌注不足；③入球和出球小动脉阻力高；④肾小球毛细血管通透性低。

血肌酐作为反映肾小球滤过功能的常用指标，由于受到身高和肌肉发育等影响，不同年龄有不同的正常参考值（表 7-1、表 7-2）。

表 7-1　足月和极低出生体重新生儿最初几周血清肌酐平均值

体重（g）	血清肌酐（μmol/L）			
	生后 1～2 天	生后 8～9 天	生后 15～16 天	生后 22～23 天
1001～1500	95	64	49	35
1501～2000	90	58	50	30
2001～2500	83	47	38	30
足月	66	40	30	27

表 7-2　儿童血清肌酐参考值

年龄（岁）	血清肌酐	
	μmol/L	mg/dL
<2	35～40	0.4～0.5
2～8	40～60	0.5～0.7
9～18	50～80	0.6～0.9

2. 肾小管重吸收及排泄功能 新生儿葡萄糖、氨基酸和磷的肾阈较成人低，易出现糖

尿、一过性的生理性高氨基酸尿。新生儿血浆中醛固酮浓度较高，近端肾小管回吸收钠较少，而远端肾小管回吸收钠相应增加，加之新生儿排钠能力较差，如输入过多钠，容易发生钠潴留和水肿。生后数周近端肾小管功能发育成熟，钠的吸收与成人相似，此时醛固酮分泌也相应减少。生后10日内的新生儿，钾排泄能力较差，故血钾偏高。

3. 浓缩和稀释功能 新生儿及幼婴由于髓袢短，尿素形成量少（婴儿蛋白合成代谢旺盛）以及抗利尿激素分泌不足，使肾浓缩功能不足，在应激状态下保留水分的能力低于年长儿和成人。婴儿每从尿中排出1mmol溶质时需水分$1.4 \sim 2.4mL$，成人仅需0.7mL。脱水时幼婴尿渗透压最高不超过700mmol/L，而成人可达1400mmol/L，故入量不足时易发生脱水甚至诱发急性肾功能不全。新生儿及幼婴尿稀释功能接近成人，可将尿稀释至40mmol/L，但因GFR较低，入液量过多或输液过快时易出现水肿。

4. 酸碱平衡调节 新生儿及婴幼儿易发生酸中毒，主要原因有：①肾保留HCO_3^-的能力差，碳酸氢盐的肾阈低，仅为$19 \sim 22mmol/L$，而成人为$25 \sim 27mmol/L$；②泌NH_3^-和泌H^+的能力低；③尿中排磷酸盐量少，故排出可滴定酸的能力受限。

5. 肾脏的内分泌功能 新生儿的肾脏已具有内分泌功能，其血浆肾素、血管紧张素和醛固酮均等于或高于成人，生后数周内逐渐降低。新生儿肾血流量低，因而前列腺素合成速率较低。由于胎儿血氧分压较低，故胚肾合成促红细胞生成素较多，生后随着血氧分压的增高，促红细胞生成素合成减少。婴儿血清$1, 25-(OH)_2D_3$水平高于儿童期。

6. 小儿排尿及尿液特点

（1）排尿次数：93%新生儿在生后24小时内、99%在生后48小时内排尿。生后头几天内，因摄入量少，每日排尿仅$4 \sim 5$次；1周后因新陈代谢旺盛，进水量较多而膀胱容量小，排尿突增至每日$20 \sim 25$次；1岁时每日排尿$15 \sim 16$次，至学龄前和学龄期每日$6 \sim 7$次。

（2）排尿控制：正常排尿机制在婴儿期由脊髓反射完成，以后建立脑干大脑皮层控制，至3岁已能控制排尿。在$1.5 \sim 3$岁之间，小儿主要通过控制尿道外括约肌和会阴肌控制排尿，若3岁后仍保持这种排尿机制，不能控制膀胱逼尿肌收缩，则出现不稳定膀胱，表现为白天尿频尿急，偶然尿失禁和夜间遗尿。

（3）尿量：小儿尿量个体差异较大，新生儿生后48小时正常尿量一般为$1 \sim 3mL/(kg \cdot h)$，婴儿为$400 \sim 500mL/d$，$1 \sim 3$岁为$500 \sim 600mL/d$，$3 \sim 5$岁为$600 \sim 700mL/d$，$5 \sim 8$岁为$600 \sim 1000mL/d$，$8 \sim 14$岁为$800 \sim 1400mL/d$，>14岁为$1000 \sim 1600mL/d$。新生儿尿量$< 1.0mL/(kg \cdot h)$为少尿，$< 0.5mL/(kg \cdot h)$为无尿。学龄儿童排尿量<400mL/d、学龄前儿童<300mL/d、婴幼儿<200mL/d为少尿；每日尿量<50mL为无尿。每日尿量超过正常3倍以上为多尿。

（4）尿的性质

①尿色：生后头$2 \sim 3$日尿色深，稍混浊，放置后有红褐色沉淀，此为尿酸盐结晶。

数日后尿色变淡。正常婴幼儿尿液淡黄透明，但遇寒冷季节尿液放置后可有盐类结晶析出而变混浊，尿酸盐加热后、磷酸盐加酸后可溶解，可与脓尿或乳糜尿鉴别。

②尿酸碱度：生后头几天因尿内含尿酸盐多而呈强酸性，以后接近中性或弱酸性，pH值多为 5 ～ 7。

③尿渗透压与比重：新生儿尿渗透压平均为 240mmol/L，尿比重为 1.006 ～ 1.008，随年龄增长逐渐增高。婴儿尿渗透压为 50 ～ 600mmol/L，1 岁后接近成人水平，儿童通常为 500 ～ 800mmol/L；尿比重范围为 1.003 ～ 1.030，通常为 1.011 ～ 1.025。

④尿蛋白：正常小儿尿中仅含微量蛋白，通常 ≤ 100mg/（m^2·24h），定性为阴性；一次随意尿的尿蛋白（mg/dL）/尿肌酐（mg/mg）≤ 0.2。若尿蛋白含量 > 150mg/d 或 > 4mg/（m^2·h），或 > 100mg/L，定性检查阳性为异常。尿蛋白主要来自血浆蛋白，2/3 为白蛋白，1/3 为 Tamm–Horsfall 蛋白和球蛋白。

⑤尿细胞与管型：正常新鲜尿液离心后沉渣镜检，红细胞 < 3 个 /HP，白细胞 < 5 个 /HP，偶见透明管型。12 小时尿细胞计数：红细胞 < 50 万，白细胞 < 100 万，管型 < 5000 个为正常。

第二节　小儿肾小球疾病的临床分类

中华医学会儿科分会肾脏病学组于 2000 年 11 月珠海会议对 1981 年修订的关于小儿肾小球疾病临床分类再次修订如下：

一、原发性肾小球疾病

1. 肾小球肾炎

（1）急性肾小球肾炎（AGN）：急性起病，多有前驱感染，以血尿为主，伴不同程度蛋白尿，可有水肿、高血压或肾功能不全，病程多在 1 年内。可分为：①急性链球菌感染后肾小球肾炎（APSGN）：有链球菌感染的血清学证据，起病 6 ～ 8 周内有血补体低下；②非链球菌感染后肾小球肾炎。

（2）急进性肾小球肾炎（RPGN）：起病急，有尿改变（血尿、蛋白尿、管型尿）、高血压、水肿，并常有持续性少尿或无尿，进行性肾功能减退。若缺乏积极有效的治疗措施，预后不佳。

（3）迁延性肾小球肾炎：指有明确急性肾炎病史，血尿和（或）蛋白尿迁延达 1 年以上，或没有明确急性肾炎病史，但血尿和蛋白尿超过半年，不伴肾功能不全或高血压。

（4）慢性肾小球肾炎：病程超过 1 年，或隐匿起病，有不同程度的肾功能不全或肾性高血压的肾小球肾炎。

2. 肾病综合征（NS）诊断标准 ①大量蛋白尿:1 周内 3 次尿蛋白定性（+++）～（++++），或随机或晨尿尿蛋白 / 尿肌酐（mg/mg）≥ 2.0，24 小时尿蛋白定量≥ 50mg/kg；②低蛋白血症：血浆白蛋白低于 30g/L；③高脂血症：血浆胆固醇超过 5.7mmol/L；④不同程度的水肿。

以上 4 项中以①和②作为诊断的必要条件。

（1）依临床表现分为两型：单纯型肾病和肾炎型肾病。

凡具有以下四项之一或多项者属于肾炎型肾病：①2 周内分别 3 次以上离心尿检查红细胞≥ 10 个 /HP，并证实为肾小球源性血尿者；②反复或持续高血压，学龄儿童≥ 130/90mmHg，学龄前儿童≥ 120/80mmHg，并除外糖皮质激素等原因所致；③肾功能不全，并排除由于血容量不足等所致；④持续低补体血症。

（2）按糖皮质激素反应分为：①激素敏感型肾病：以泼尼松足量治疗≤ 8 周尿蛋白转阴者。②激素耐药型肾病：以泼尼松足量治疗 8 周尿蛋白仍阳性者。③激素依赖型肾病：对激素敏感，但减量或停药 1 个月内复发，重复 2 次以上者。④肾病复发与频复发：复发（包括反复）是指尿蛋白由阴转阳＞ 2 周。频复发是指肾病病程中半年内复发≥ 2 次或 1 年内复发≥ 3 次。

3. 孤立性血尿或蛋白尿 指仅有血尿或蛋白尿，而无其他临床症状、化验改变及肾功能改变者。

（1）孤立性血尿：指肾小球源性血尿，分为持续性和再发性。

（2）孤立性蛋白尿：分为体位性和非体位性。

二、继发性肾小球疾病

1. 紫癜性肾炎。

2. 狼疮性肾炎。

3. 乙肝病毒相关性肾炎。

4. 其他如毒物、药物中毒，或其他全身性疾患所致的肾炎及相关性肾炎。

三、遗传性肾小球疾病

1. 先天性肾病综合征指生后 3 个月内发病，临床表现符合肾病综合征，可除外继发所致者（如 TORCH 或先天性梅毒等）。可分为以下两种：①遗传性：芬兰型、法国型（弥漫性系膜硬化，DMS）。②原发性：指生后早期发生的原发性肾病综合征。

2. 遗传性进行性肾炎（Alport 综合征）。

3. 家族性复发性血尿。

4. 其他，如指甲 – 髌骨综合征。

第三节 急性肾小球肾炎

📚 案例导入

患儿，男，7岁，因水肿、少尿、肉眼血尿3天就诊。10天前曾患"感冒"。体检：颜面及眼睑均明显水肿，非凹陷性，血压140/95mmHg，双肺呼吸音清，心率90次/分，腹软，肝肋下未触及。尿常规检查示：红细胞20～30/HP，白细胞0～3/HP，尿蛋白（++），颗粒管型1～2个/HP；血补体C3降低；抗"O"500U。

思考题

1. 该患儿最可能的诊断是什么？

2. 该病的处理原则是什么？

急性肾小球肾炎（AGN）简称急性肾炎，是儿科常见的免疫反应性肾小球疾病。临床表现为急性起病，多有前驱感染，是以血尿为主，伴不同程度蛋白尿，可有水肿、高血压，或肾功能不全等特点的肾小球疾患。本病多见于感染之后，尤其是在溶血性链球菌感染之后，故又称为急性链球菌感染后肾炎。

本病是小儿时期常见的一种肾脏疾病，多发生于3～12岁儿童。发病前多有前驱感染史，发病后病情轻重悬殊，轻者除实验室检查异常外，临床无明显症状；重者可出现并发症（急性循环充血、高血压脑病及急性肾衰竭）。

【病因及发病机制】

本病绝大多数为A组β溶血性链球菌急性感染后引起的免疫复合物性肾小球肾炎。溶血性链球菌感染后，肾炎的发生率一般在20%以内。我国各地区均以上呼吸道感染或扁桃体炎最常见，占51%；脓皮病或皮肤感染次之，占25.8%。除A组β溶血性链球菌之外，其他细菌，如草绿色链球菌、金黄色葡萄球菌、肺炎球菌、伤寒杆菌、流感嗜血杆菌等；病毒，如柯萨奇病毒B_4型、麻疹病毒、腮腺炎病毒、ECHO病毒、乙型肝炎病毒、巨细胞病毒、EB病毒、流感病毒等；还有疟原虫、肺炎支原体、白色念珠菌、钩虫、弓形虫、血吸虫、丝虫、梅毒螺旋体、钩端螺旋体等也可导致急性肾炎。

目前认为急性肾炎主要与A组溶血性链球菌中的致肾炎菌株感染有关，所有致肾炎菌株均有共同的致肾炎抗原性，包括菌壁上的M蛋白内链球菌素和"肾炎菌株协同蛋白"。

本病主要发病机制为抗原抗体免疫复合物引起肾小球毛细血管炎症病变，包括：①循环免疫复合物学说；②原位免疫复合物形成学说；③某些链球菌菌株可通过神经氨酸苷酶的作用，或其产物如某些菌株产生的唾液酸酶，与机体的 IgG 结合，从而改变了 IgG 的化学组成或其免疫原性，产生自家源性免疫复合物。上述链球菌有关抗原诱发的免疫复合物或链球菌的菌体外毒素激活补体系统，在肾小球局部造成免疫病理损伤，引起炎症过程。急性肾小球肾炎的发病机制见图 7-1。

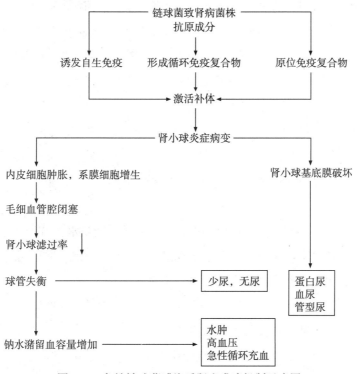

图 7-1　急性链球菌感染后肾炎发病机制示意图

【病理生理】

在疾病早期，肾脏病变典型，呈毛细血管内增生性肾小球肾炎改变。

光镜下肾小球表现为程度不等的弥漫性增生性炎症及渗出性病变。肾小球增大、肿胀，内皮细胞和系膜细胞增生，炎性细胞浸润。毛细血管腔狭窄，甚或闭锁、塌陷。肾小球囊内可见红细胞、球囊上皮细胞增生。部分患者可见到新月体。肾小管病变较轻，呈上皮细胞变性，间质水肿及炎症细胞浸润。

电镜检查可见内皮细胞胞浆肿胀呈驼峰状，使内皮孔消失。电子致密物在上皮细胞下沉积，呈散在的圆顶状驼峰样分布。基膜有局部裂隙或中断。

免疫荧光检查在急性期可见弥漫一致性纤细或粗颗粒状的 IgG、C3 和备解素沉积，主要分布于肾小球毛细血管袢和系膜区，也可见到 IgM 和 IgA 沉积。系膜区或肾小球囊腔内可见纤维蛋白原和纤维蛋白沉积。

【临床表现】

急性肾炎临床表现轻重悬殊，轻者，全无临床症状，仅发现镜下血尿；重者，可呈急进性过程，短期内出现肾功能不全。

1. 前驱感染 急性肾炎发病前 1～3 周有上呼吸道或皮肤等前驱感染史，急性期常有全身不适、食欲不振、乏力、发热、头痛、头晕、气急、咳嗽、恶心、呕吐、腹痛及鼻出血等。90% 病例有链球菌的前驱感染，以呼吸道及皮肤感染为主。在前驱感染后经 1～3 周无症状的间歇期而急性起病。咽炎引起者，间歇期 6～12 天（平均 10 天），皮肤感染引起者，间歇期 14～28 天（平均 20 天）。

2. 典型表现 急性期常有全身不适、乏力、食欲缺乏、发热、头痛、头晕、咳嗽、气急、恶心、呕吐、腹痛及鼻出血等。

（1）水肿：70% 的病例有水肿，一般仅累及眼睑及颜面部，重者 2～3 天遍及全身，呈非凹陷性。

（2）血尿：50%～70% 患儿有肉眼血尿，酸性尿呈烟灰水样或茶褐色，中性或弱碱性尿呈鲜红色或洗肉水样，持续 1～2 周即转为镜下血尿。镜下血尿可持续 1～3 个月，少数可持续半年或更久。肉眼血尿严重者可伴有排尿困难。

（3）高血压：30%～80% 病例有血压增高，一般呈轻中度增高，为 120～150/80～110mmHg，1～2 周后随尿量增加血压恢复正常。

（4）蛋白尿：程度不等，有 20% 可达肾病水平。

（5）尿量减少：肉眼血尿严重者可伴有尿量减少。

3. 严重表现 少数患儿在疾病早期（2 周之内）可出现下列严重症状：

（1）严重循环充血：常发生在起病一周内，由于水、钠潴留，血浆容量增加而出现循环充血。当肾炎患儿出现呼吸急促和肺部出现湿啰音时，应警惕循环充血的可能性，严重者可出现呼吸困难、端坐呼吸、颈静脉怒张、频咳、咳粉红色泡沫痰、两肺满布湿啰音、心脏扩大甚至出现奔马律、肝大压痛、水肿加剧。少数可突然发生，病情急剧恶化。

（2）高血压脑病：由于脑血管痉挛，导致缺血、缺氧、血管渗透性增高而发生脑水肿。也有人认为是脑血管扩张所致。常发生在疾病早期，血压突然上升之后，血压可高达 150～160/100～110mmHg 以上，年长儿可诉剧烈头痛、呕吐、复视或一过性失明，严重者可突然出现惊厥、昏迷。

（3）急性肾功能不全：常发生于疾病初期，出现尿少、尿闭等症状，引起暂时性氮质血症、电解质紊乱和代谢性酸中毒，一般持续 3 ～ 5 日，不超过 10 日。

4. 非典型表现

（1）无症状性急性肾炎：为亚临床病例，患儿仅有显微镜下血尿或仅有血清 C3 降低而无其他临床表现。

（2）肾外症状性急性肾炎：有的患儿水肿、高血压明显，甚至有严重循环充血及高血压脑病，但尿改变轻微或尿常规检查正常，可有链球菌前驱感染和血清 C3 水平明显降低。

（3）以肾病综合征为表现的急性肾炎：少数患儿以急性肾炎起病，但水肿和蛋白尿突出，伴低蛋白血症和高胆固醇血症，临床表现似肾病综合征。

【辅助检查】

1. 尿液检查　尿液镜检除多少不等的红细胞外，尿蛋白可在（＋）～（＋＋＋）之间，且与血尿的程度相平行，可有透明、颗粒或红细胞管型，疾病早期可见较多的白细胞和上皮细胞，并非感染。

2. 血液检查　可有轻度贫血，与血容量增高、血液稀释有关。外周血白细胞一般轻度升高或正常。血沉增快，一般 2 ～ 3 个月内恢复正常。

约半数以上患儿抗链球菌溶血素 O（ASO）升高，通常于链球菌感染 10 ～ 14 日开始升高，3 ～ 5 周达高峰，3 ～ 6 个月恢复正常。80% ～ 90% 的患者血清补体 C3 下降，6 ～ 8 周恢复正常。

3. 肾功能检查　血尿素氮和肌酐一般正常，明显少尿时可升高。肾小管功能正常。持续少尿无尿者，血肌酐升高，内生肌酐清除率降低，尿浓缩功能也受损。

4. 肾活组织病理检查　急性肾炎出现以下情况时考虑肾活检：①持续性肉眼血尿在 3 个月以上者；②持续性蛋白尿和血尿在 6 个月以上者；③发展为肾病综合征者；④肾功能持续减退者。

【诊断与鉴别诊断】

1. 诊断　根据以下 3 项即可临床诊断急性肾炎：①有前期链球菌感染史，急性起病；②具备血尿、蛋白和管型尿、水肿及高血压等特点；③急性期血清 ASO 滴度升高，C3 浓度降低。肾穿刺活检只在考虑有急进性肾炎或临床、化验不典型或病情迁延时才进行以确定诊断。

2. 鉴别诊断

（1）其他病原体感染的肾小球肾炎：多种病原体可引起急性肾炎，如细菌、病毒、支原体、原虫等，可从原发感染灶及各自临床特点上来区别。如病毒性肾炎，一般前驱期短，为 3 ～ 5 日，临床症状轻，以血尿为主，无明显水肿及高血压，补体 C3 不降低，ASO 不升高。

（2）IgA 肾病：以血尿为主要症状，表现为反复发作性肉眼血尿，多在上呼吸道感染后 24 ～ 48 小时出现血尿，多无水肿、高血压，血补体 C3 正常。确诊靠肾活检免疫病理诊断。

（3）慢性肾炎急性发作：既往肾炎史不详，无明显前期感染，除有肾炎症状外，常有贫血、肾功能异常、低比重尿，尿改变以蛋白增多为主。

（4）原发性肾病综合征：具有肾病综合征表现的急性肾炎需与原发性肾病综合征鉴别。若患儿呈急性起病，有明确的链球菌感染的证据，血清 C3 降低，肾活检病理为毛细血管内增生性肾炎者，有助于急性肾炎的诊断。

（5）其他：还应与急进性肾炎或其他系统性疾病引起的肾炎如紫癜性肾炎、狼疮性肾炎、乙肝病毒相关性肾炎等相鉴别。

【治疗】

1. 一般治疗

（1）休息：急性期需卧床 2 ～ 3 周，直到肉眼血尿消失，水肿减退，血压正常，方可下床轻微活动。血沉正常可上学，但仅限于完成课堂作业。3 个月内应避免重体力活动。尿沉渣细胞绝对计数正常后，方可恢复体力活动。

（2）饮食：以低盐饮食为好［钠摄入量 < 1g/d，或 < 60mg/（kg·d）］，严重水肿或高血压患者需无盐饮食。水分一般不限，有氮质血症者应限蛋白，可给优质动物蛋白 0.5g/（kg·d）。

（3）抗感染：有感染灶时用青霉素 10 ～ 14 天。

（4）对症治疗

①利尿：经控制水、盐入量后仍水肿、少尿者可用氢氯噻嗪 1 ～ 2mg/（kg·d），分 2 ～ 3 次口服。无效时需用呋塞米，口服剂量 2 ～ 5mg/（kg·d），注射剂量每次 1 ～ 2mg/kg，每日 1 ～ 2 次，静脉注射剂量过大时可有一过性耳聋。

②降血压：凡经休息、控制水盐摄入、利尿而血压仍高者均应给予降压药。

硝苯地平：系钙通道阻滞剂。开始剂量为 0.25mg/（kg·d），最大剂量 1mg/（kg·d），分 3 次口服。在成人此药有增加心肌梗死发生率和死亡率的危险，一般不单独使用。

卡托普利：系血管紧张素转换酶抑制剂。初始剂量为 0.3 ～ 0.5mg/（kg·d），最大剂量 5 ～ 6mg/（kg·d），分 3 次口服，与硝苯地平交替使用降压效果更佳。

（5）严重循环充血的治疗

①纠正水钠潴留，恢复正常血容量，可使用呋塞米注射。

②表现有肺水肿者除一般对症治疗外，可加用硝普钠 5 ～ 20mg 加入 5% 葡萄糖液 100mL 中，以 1μg/（kg·min）速度静滴。用药时严密监测血压，随时调节药液滴速，每分钟不宜超过 8μg/kg，以防发生低血压；滴注时针筒、输液管等须用黑纸覆盖，以免药物遇光分解，影响疗效。

③对难治病例可采用连续血液净化治疗或透析治疗。

（6）高血压脑病的治疗：原则为选用降压效力强而迅速的药物，用法同上。首选地西泮，每次 0.3mg/kg，总量不大于 10mg，缓慢静脉注射。同时静注呋塞米每次 2mg/kg。通常用药 1 ～ 5 分钟内可使血压明显下降，原有抽搐停止。如在静脉注射苯巴比妥钠后再静脉注射地西泮，应注意发生呼吸抑制的可能。

（7）急性肾衰竭的治疗：治疗原则是去除病因，积极治疗原发病因，减轻症状，改善肾功能，防止并发症的发生。

2. 少尿期的治疗

①去除病因和治疗原发病：应及时纠正全身循环障碍，包括补液、输注血浆和白蛋白、控制感染；停用影响肾灌注或肾毒性药物，注意调整药物剂量，密切检测尿量和肾功能变化。

②饮食和营养：应选用高糖、低蛋白、富含维生素的食物，尽可能供给足够能量。供给热量 201 ～ 250J/（kg·d），蛋白质 0.5g/（kg·d），应选用优质动物蛋白，脂肪占总热量的 30% ～ 40%。

③控制水和钠的摄入：坚持"量出为入"的原则，严格限制水、钠的摄入，有透析支持则可适当放宽液体入量。每日液体量控制在：尿量 + 显性失水（呕吐、大便、引流量）+ 不显性失水 - 内生水。无发热患儿每日不显性失水为 300mL/m²，体温每升高 1℃，不显性失水增加 75 mL/m²；内生水在非高分解代谢状态约为 300mL/m²。所用液体均为非电解质液。

④纠正代谢性酸中毒：轻中度代谢性酸中毒一般无需处理。当血浆 HCO_3^- < 12mmol/L 或动脉血 pH < 7.2，可补充 5% 碳酸氢钠 5mL/kg，提高 CO_2CP 5mmol/L，纠酸中应防治低钙性抽搐。

⑤纠正电解质紊乱：包括高钾血症、低钠血症、低钙血症和高磷血症的处理。

⑥透析治疗：凡上述保守治疗无效者，均应尽早进行透析。透析指征：①严重水潴留，有肺水肿、脑水肿的倾向；②血钾 ≥ 6.5mmol/L 或心电图有高血钾表现；③严重酸中毒，血浆 HCO_3^- < 12mmol/L 或动脉血 pH < 7.2；④严重氮质血症，血浆尿素氮 > 28.6mmol/L，或血浆肌酐 > 707.2μmol/L，特别是高分解代谢的患儿。现透析指征有放宽的趋势。

3. 利尿期的治疗 利尿期早期，肾小管功能和 GFR 尚未恢复，血肌酐、尿素氮、血钾和酸中毒仍继续升高，伴随着多尿，还可出现低钾和低钠血症等电解质紊乱，故应注意监测尿量、电解质和血压变化，及时纠正水、电解质紊乱，当血浆肌酐接近正常水平时，应增加饮食中蛋白质的摄入量。

4.恢复期的治疗 此期肾功能日趋恢复正常，但可遗留营养不良、贫血和免疫力低下，少数患者遗留不可逆性肾功能损害，应注意休息和加强营养，防治感染。

【预防】

平时加强锻炼，增强体质，以提高抗病能力。防治感染是预防急性肾炎的根本。减少呼吸道及皮肤感染，对急性扁桃体炎、猩红热及脓疱疮患儿应尽早、彻底地用青霉素或其他敏感抗生素治疗。另外，感染后 1 ～ 3 周内应注意反复检查尿常规，及时发现和治疗本病。

第三节 肾病综合征

📚 案例导入

男孩 6 岁，近 20 天水肿，呈凹陷性。血压 100/70mmHg，尿检示：尿蛋白（+++），红细胞 1 ～ 2/HP，24 小时尿蛋白定量为 170mg/（kg·d）。血浆白蛋白 25g/L，胆固醇 9.2mmol/L。

思考题

1.该患儿的诊断是什么？尚需完善哪些相关检查以明确诊断？

2.制订治疗方案。

3.该患儿在治疗一月后出现腹胀，软弱无力，膝反射减弱等表现。心电图示：T 波低平，且有 U 波。请考虑发生了什么情况？形成原因可能是什么？如何处理？

肾病综合征（NS）简称肾病，是一组由多种病因引起的临床综合征。以大量蛋白尿、低蛋白血症、高脂血症及不同程度的水肿为其主要特征。肾病是一种常见病，多发生于 2 ～ 8 岁小儿，其中以 3 ～ 5 岁为发病高峰，男多于女。多数患儿经恰当治疗后预后良好，但部分患儿病情反复，病程迁延，预后欠佳。

肾病综合征按病因可分为原发性、继发性和先天性三种类型。原发性肾病综合征（PNS）约占儿童时期 NS 总数的 90%。本节主要介绍 PNS。

【病因及发病机制】

目前尚未完全阐明。近年来研究已证实：①肾小球毛细血管壁结构或电荷变化可导致蛋白尿；②非微小病变型常见免疫球蛋白和（或）补体成分肾内沉积，局部免疫病理过程可损伤滤过膜正常屏障作用而发生蛋白尿；③患者外周血淋巴细胞培养上清液经尾静脉注射可致小鼠发生大量蛋白尿和肾病综合征的病理改变，表明 T 淋巴细胞异常参与本病的发病。

肾病综合征的发病具有遗传基础，还有家族性表现，且绝大多数是同胞患病。

【病理生理】

1. 蛋白尿 原发性肾损害使肾小球通透性增加引起蛋白尿，而低蛋白血症、高脂血症及水肿是继发的病理生理改变。其中大量蛋白尿是 NS 最主要的病理生理改变，也是导致本病其他三大特点的根本原因。

2. 低蛋白血症 低蛋白血症是 NS 病理生理改变的中心环节。血浆蛋白由尿中大量丢失和从肾小球滤出后被肾小管吸收分解是造成肾病综合征低蛋白血症的主要原因；肝脏合成蛋白的速度和蛋白分解代谢率的改变也使血浆蛋白降低。患儿胃肠道也可有少量蛋白丢失。

3. 高脂血症 高脂血症是 NS 的实验室特征。患儿血清总胆固醇、甘油三酯、低密度脂蛋白、极低密度脂蛋白增高。其主要机制是低蛋白血症促进肝脏合成脂蛋白增加，其中的大分子脂蛋白难以从肾脏排出而蓄积于体内，导致了高脂血症。血中胆固醇和低密度脂蛋白，尤其 α 脂蛋白持续升高，而高密度脂蛋白却正常或降低，促进了动脉硬化的形成；持续高脂血症，脂质从肾小球滤出，可导致肾小球硬化和肾间质纤维化。

4. 水肿 水肿是 NS 的主要临床表现。水肿的发生与下列因素有关：①低蛋白血症使血浆胶体渗透压降低，当血浆白蛋白低于 25g/L 时，液体将在间质区潴留；低于 15g/L 则可有腹水或胸水形成；②血浆胶体渗透压降低使血容量减少，刺激渗透压和容量感受器，促使抗利尿激素和肾素血管紧张素醛固酮分泌增加，心钠素减少，使远端肾小管钠、水吸收增加，导致钠、水潴留；③低血容量使交感神经兴奋性增高，近端肾小管 Na^+ 吸收增加；④某些肾内因子改变了肾小管管周体液平衡机制，使近曲小管 Na^+ 吸收增加。

5. 其他 ①患儿体液免疫功能降低与血清 IgG 和补体系统 B、D 因子从尿中大量丢失有关，也与 T 淋巴细胞抑制 B 淋巴细胞 IgG 合成转换有关。②抗凝血酶Ⅲ丢失，而Ⅳ、Ⅴ、Ⅶ因子和纤维蛋白原增多，使患儿处于高凝状态。③由于钙结合蛋白降低，血清结合钙可以降低；当 25-（OH）D_3 结合蛋白同时丢失时，使游离钙也降低。④另一些结合蛋白降低，可使结合型甲状腺素（T_3、T_4）、血清铁、锌和铜等微量元素降低，转铁蛋白减少则可发生低色素小细胞性贫血。

【临床表现】

一般起病隐匿，常无明显诱因。大约 30% 有病毒感染或细菌感染病史，70% 肾病复发与病毒感染有关。

1. 单纯型肾病 较多见，约占 68.4%。临床上常表现为：水肿是最主要的临床表现，开始见于眼睑，以后逐渐遍及全身，呈凹陷性。严重者可有腹水或胸腔积液。常伴有尿量减少，尿色变深，一般无明显血尿。大多数血压正常，约 15% 的患儿可见轻度高血压。

2. 肾炎型肾病 约占 31.6%。发病年龄多为 7 岁以上小儿。水肿不如单纯型肾病明显，多伴有血尿、不同程度的高血压和氮质血症。

此外，蛋白质的长期丢失可引起蛋白质营养不良，出现面色苍白、皮肤干燥、精神萎靡、倦怠无力等症状。部分病例晚期可有肾小管功能障碍，出现低血磷性佝偻病、肾性糖尿、氨基酸尿和酸中毒等。

【并发症】

1. 感染 感染是 NS 患儿最常见的并发症。常见为呼吸道、皮肤、泌尿道感染和原发性腹膜炎等，尤以上呼吸道感染最多见，占 50% 以上。其中病毒感染常见。细菌感染中以肺炎链球菌为主，结核杆菌感染亦应引起重视。此外肾病患儿的医院内感染不容忽视，以呼吸道感染和泌尿道感染最多见，致病菌以条件致病菌为主。

2. 电解质紊乱和低血容量 常见的电解质紊乱有低钠、低钾、低钙血症。可因不恰当长期禁盐或长期食用不含钠的食盐代用品、过多使用利尿剂以及感染、呕吐、腹泻等因素导致低钠血症。临床表现有厌食、乏力、懒言、嗜睡、血压下降甚至出现休克、抽搐等。另外，由于低蛋白血症，血浆胶体渗透压下降、显著水肿而常有血容量不足，尤其在各种诱因引起低钠血症时易出现低血容量性休克。

3. 血栓形成 肾病综合征高凝状态易致各种动、静脉血栓形成，以肾静脉血栓形成常见，表现为突发腰痛、出现血尿或血尿加重，少尿甚至发生肾衰竭。但临床以不同部位血管血栓形成的亚临床型更多见，包括下肢动脉或深静脉血栓、肺栓塞和脑栓塞等。

4. 急性肾衰竭 5% 微小病变型肾病可并发急性肾衰竭。

5. 肾小管功能障碍 除原有肾小球的基础病可引起肾小管功能损害外，由于大量尿蛋白的重吸收，可导致肾小管（主要是近曲小管）功能损害。可出现肾性糖尿或氨基酸尿，严重者呈 Fanconi 综合征。

【辅助检查】

1. 尿液分析 尿蛋白定性多在（+++），约 15% 有短暂镜下血尿，大多可见透明管型、颗粒管型和卵圆脂肪小体。24 小时尿蛋白定量检查超过 $40mg/(m^2 \cdot h)$ 或 $> 50mg/(kg \cdot d)$ 为肾病范围的蛋白尿。尿蛋白 / 尿肌酐（mg/mg）> 3.5（正常儿童上限为 0.2）。

2. 血清蛋白、胆固醇和肾功能测定 血清白蛋白浓度为 30g/L（或更少）可诊断为肾病综合征的低白蛋白血症。由于肝脏合成增加，α_2、β 球蛋白浓度增高，IgG 降低，IgM、IgE 可增加。胆固醇 $> 5.7mmol/L$ 和甘油三酯升高，LDL 和 VLDL 增高，HDL 多正常。尿素氮、肌酐在肾炎性肾病综合征可升高，晚期可有肾小管功能损害。

3. 血清补体测定 肾炎性肾病综合征患儿补体可下降。

4. 经皮肾穿刺组织病理学检查 多数儿童肾病综合征不需要进行诊断性肾活检。肾病综合征肾活检指征：①对糖皮质激素治疗耐药或频繁复发者；②临床或实验室证据支持肾炎性肾病或继发性肾病综合征者。

【诊断与鉴别诊断】

1. 诊断 凡具备肾病"三高一低"的四大特点即可诊断肾病综合征，其中大量蛋白尿和低白蛋白血症为必备条件。

2. 鉴别诊断

（1）过敏性紫癜性肾炎：患儿除有水肿、血尿、蛋白尿等表现外，还有过敏性皮疹、关节肿痛、腹痛、便血等症状。

（2）急性肾炎：多见于溶血性链球菌感染之后。肾病综合征与急性肾炎均以浮肿及尿改变为主要特征，但肾病综合征以大量蛋白尿为主，且伴低白蛋白血症及高脂血症，浮肿多为凹陷性。急性肾炎则以血尿为主，浮肿多为非凹陷性。

【治疗】

1. 一般治疗

（1）休息：除水肿显著或并发感染，或严重高血压外，一般不需卧床休息。病情缓解后逐渐增加活动量。

（2）饮食：显著水肿和严重高血压时应短期限制水、钠摄入，病情缓解后不必继续限盐。活动期患儿供盐 $1 \sim 2g/d$。蛋白质摄入 $1.5 \sim 2g/(kg \cdot d)$，以高生物价的动物蛋白（乳、鱼、蛋、禽、牛肉等）为宜。在应用糖皮质激素过程中每日应给予维生素 D400IU 及适量钙剂。

（3）防止感染：应积极预防各种感染。

（4）利尿消肿：对糖皮质激素耐药或未使用糖皮质激素，而水肿较重伴尿少者可配合使用利尿剂，但需密切观察出入水量、体重变化及电解质紊乱。

2. 糖皮质激素

（1）初治病例诊断确定后应尽早选用泼尼松治疗

①短程疗法：泼尼松 2mg/（kg·d）（按身高标准体重，以下同），最大量 60mg/d，分次服用，共 4 周。4 周后不管效应如何，均改为泼尼松 1.5mg/kg 隔日晨顿服，共 4 周，全疗程共 8 周，然后骤然停药。短程疗法易于复发，国内少用。

②中、长程疗法：可用于各种类型的肾病综合征。先以泼尼松 2mg/（kg·d），最大量 60mg/d，分次服用。若 4 周内尿蛋白转阴，则自转阴后至少巩固两周方始减量，以后改为隔日 2mg/kg 早餐后顿服，继用 4 周，以后每 2～4 周减总量 2.5～5mg，直至停药，疗程必须达 6 个月（中程疗法）。开始治疗后 4 周尿蛋白未转阴者可继服至尿蛋白转阴后两周，一般不超过 8 周。以后再改为隔日 2mg/kg 早餐后顿服，继用 4 周，以后每 2～4 周减量一次，直至停药，疗程 9 个月（长程疗法）。

（2）复发和糖皮质激素依赖性肾病的其他激素治疗

①调整糖皮质激素的剂量和疗程：糖皮质激素治疗后或在减量过程中复发者，原则上再次恢复到初始疗效剂量或上一个疗效剂量，或改隔日疗法为每日疗法，或将激素减量的速度放慢，延长疗程。同时注意查找患儿有无感染或影响糖皮质激素疗效的其他因素存在。

②更换糖皮质激素制剂：对泼尼松疗效较差的病例，可换用其他糖皮质激素制剂，如地塞米松、阿赛松、康宁克通 A 等。

③甲基泼尼松龙冲击治疗：慎用，宜在肾脏病理基础上，选择适应证。

（3）长期超生理剂量使用糖皮质激素的副作用

①代谢紊乱，可出现明显库欣貌、肌肉萎缩无力、伤口愈合不良、蛋白质营养不良、高血糖、尿糖、水钠潴留、高血压、尿中失钾、高尿钙和骨质疏松。

②消化性溃疡和精神欣快感、兴奋、失眠甚至呈精神病、癫痫发作等；还可发生白内障、无菌性股骨头坏死、高凝状态、生长停滞等。

③易发生感染或诱发结核灶的活动。

④急性肾上腺皮质功能不全，戒断综合征。

3. 免疫抑制剂 主要用于肾病综合征频繁复发，糖皮质激素依赖、耐药或出现严重副作用者。在小剂量糖皮质激素隔日使用的同时可选用下列免疫抑制剂。

（1）环磷酰胺：一般剂量 2.0～2.5mg/（kg·d），分 3 次口服，疗程 8～12 周，总量不超过 200mg/kg。或用环磷酰胺冲击治疗，剂量 10～12mg/（kg·d），加入 5% 葡萄糖盐水 100～200mL 内静滴 1～2 小时，连续 2 日为一疗程。用药日嘱多饮水，每 2 周重复一疗程，累积量 < 150 ～ 200mg/kg。副作用：白细胞减少，秃发，肝功能损害，出血性膀胱炎等，少数可发生肺纤维化。注意远期性腺损害。病情需要者可小剂量、短疗程，间断用药，避免青春期前和青春期用药。

（2）其他免疫抑制剂：可根据病例需要选用苯丁酸氮芥、环孢素 A、硫唑嘌呤、霉酚酸酯及雷公藤多苷片等。

4. 抗凝及纤溶药物疗法　由于肾病往往存在高凝状态和纤溶障碍，易并发血栓形成，需加用抗凝和溶栓治疗。

（1）肝素钠 1mg/（kg·d），加入 10% 葡萄糖液 50 ～ 100mL 中静脉点滴，每日 1 次，2 ～ 4 周为一疗程。亦可选用低分子肝素。病情好转后改口服抗凝药维持治疗。

（2）尿激酶：有直接激活纤溶酶溶解血栓的作用。一般剂量 3 万～ 6 万 U/d，加入 10% 葡萄糖液 100 ～ 200mL 中静脉滴注，1 ～ 2 周为一疗程。

（3）口服抗凝药：双嘧达莫 5 ～ 10mg/（kg·d），分 3 次饭后服，6 个月为一疗程。

5. 免疫调节剂　一般作为糖皮质激素辅助治疗，适用于常伴感染、频复发或糖皮质激素依赖者。左旋咪唑 2.5mg/kg，隔日用药，疗程 6 个月。副作用可有胃肠不适，流感样症状、皮疹、中性粒细胞下降，停药即可恢复。

6. 血管紧张素转换酶抑制剂（ACEI）　对改善肾小球局部血流动力学，减少尿蛋白，延缓肾小球硬化有良好作用，尤其适用于伴有高血压的肾病综合征。常用制剂有卡托普利、依那普利、福辛普利等。

7. 中医药治疗　肾病综合征属中医"水肿""阴水""虚劳"的范畴，可根据辨证施治原则治疗。

【预防】

提高机体免疫力，积极防治感染性疾病。

第四节　泌尿道感染

泌尿道感染（UTI）是指病原体直接侵入尿路，在尿液中生长繁殖，并侵犯尿路黏膜或组织而引起损伤。按病原体侵袭的部位不同，分为肾盂肾炎、膀胱炎、尿道炎。肾盂肾炎又称上尿路感染，膀胱炎及尿道炎合称下尿路感染。由于小儿时期感染局限在尿路某一部位者较少，且临床定位较困难，故常不加区别统称为泌尿道感染。可根据有无临床症状，分为症状性泌尿道感染（UTI）和无症状性菌尿。

泌尿道感染是小儿时期常见疾病之一，是继慢性肾炎之后，引起儿童慢性肾功能不全的主要原因之一。据我国 1987 年全国 21 省市儿童尿过筛检查统计，泌尿道感染占儿童泌尿系统疾病的 12.5%。女性发病率普遍高于男性，但新生儿或婴幼儿早期，男性发病率却高于女性。无症状性菌尿是儿童泌尿道感染的一个重要组成部分，见于各年龄、性别的儿童，甚至 3 个月以下的小婴儿，但以学龄女孩更常见。

【病因及发病机制】

任何致病菌均可引起泌尿道感染，但绝大多数为革兰阴性杆菌，如大肠杆菌、副大肠杆菌、变形杆菌、克雷白杆菌、绿脓杆菌，少数为肠球菌和葡萄球菌。大肠杆菌是泌尿道感染中最常见的致病菌，占 60% ～ 80%。初次患泌尿道感染的新生儿、所有年龄的女孩和 1 岁以下的男孩，主要的致病菌都是大肠杆菌；而在 1 岁以上男孩主要致病菌多为变形杆菌。对于 10 ～ 16 岁的女孩，白色葡萄球菌亦常见；克雷白杆菌和肠球菌多见于新生儿泌尿道感染。

细菌引起泌尿道感染的发病机制错综复杂，是宿主内在因素与细菌致病性相互作用的结果。

1. 感染途径　上行性感染是最主要的感染途径。主要致病菌是大肠杆菌，其次是变形杆菌或其他肠道杆菌。致病菌从尿道口上行并进入膀胱，引起膀胱炎，膀胱内的致病菌再经输尿管移行至肾脏，引起肾盂肾炎。膀胱输尿管反流（VUR）常是细菌上行性感染的直接通道。经血源途径侵袭尿路的致病菌主要是金黄色葡萄球菌。结肠内的细菌和盆腔感染可通过淋巴管感染肾脏，肾脏周围邻近器官和组织的感染也可直接蔓延。

2. 宿主内在因素　新生儿和小婴儿抗感染能力差，易患泌尿道感染。尿布、尿道口常受细菌污染，且局部防卫能力差，加上女婴尿道短、直而宽，男婴包皮，故易致上行感染。尿道周围菌种的改变及尿液性状的变化，为致病菌入侵和繁殖创造了条件。细菌黏附于尿路上皮细胞（定植）是其在泌尿道增殖引起泌尿道感染的先决条件。先天性或获得性尿路畸形，会增加尿路感染的危险性。泌尿道感染患者分泌型 IgA 的产生存在缺陷，使尿中分泌型 IgA 浓度减低，增加发生泌尿道感染的机会。糖尿病、高钙血症、高血压、慢性肾脏疾病、镰刀状细胞贫血及长期使用糖皮质激素或免疫抑制剂的患儿，其泌尿道感染的发病率可增高。

3. 细菌毒力　宿主无特殊易感染的内在因素（如泌尿系统结构异常），则微生物的毒力是决定细菌能否引起上行性感染的主要因素。

【临床表现】

1. 急性泌尿道感染　临床症状随患儿年龄组的不同存在着较大差异。

（1）新生儿：症状极不典型，多以全身症状为主，如发热或体温不升、面色苍白、吃奶差、呕吐、腹泻等。多有生长发育停滞，体重增长缓慢或不增，伴有黄疸者较多见。部分患儿可有嗜睡、烦躁甚至惊厥等神经系统症状。常伴有败血症，但其局部尿路刺激症状多不明显，30% 的患儿血和尿培养的致病菌一致。

（2）婴幼儿：临床症状也不典型，仍以全身症状为主。常以发热为突出表现。拒食、呕吐、腹泻等症状也较明显。局部排尿刺激症状可不明显，但细心观察可发现有排尿时哭闹不安，尿布有臭味和顽固性尿布疹等。

（3）年长儿：以发热、寒战、腹痛等全身症状突出，常伴有腰痛和肾区叩击痛，肋脊角压痛等。同时尿路刺激症状明显，患儿可出现尿频、尿急、尿痛、尿液浑浊，偶见肉眼血尿。

2. 慢性泌尿道感染 指病程迁延或反复发作伴有贫血、消瘦、生长迟缓、高血压或肾功能不全者。

3. 无症状性菌尿 在常规的尿过筛检查中，可以发现健康儿童中存在着有意义的菌尿，但无任何尿路感染症状。这种现象可见于各年龄组，以学龄女孩常见。常同时伴有尿路畸形和既往有症状的尿路感染史。病原体多为大肠杆菌。

【辅助检查】

1. 尿液检查 ①尿常规检查：如清洁中段尿离心沉渣中白细胞 > 10 个 /HP，即可怀疑为泌尿系感染。血尿也很常见。肾盂肾炎患者有中等蛋白尿、白细胞管型尿及晨尿的比重和渗透压减低。②1 小时尿白细胞排泄率测定：白细胞数 > 30×10^4/h 为阳性，可怀疑泌尿道感染；< 20×10^4/h 为阴性，可排除泌尿道感染。

2. 尿培养细菌学检查 尿细菌培养及菌落计数是诊断尿路感染的主要依据。①通常认为中段尿培养菌落数 > 10^5/mL 可确诊。$10^4 \sim 10^5$/mL 为可疑，< 10^4/mL 系污染。但结果分析应结合患儿性别、有无症状、细菌种类及繁殖力综合评价临床意义。由于粪链球菌一个链含有 32 个细菌，故其菌落数在 $10^3 \sim 10^4$/mL 之间即可诊断。②通过耻骨上膀胱穿刺获取的尿培养，只要发现有细菌生长，即有诊断意义。③至于伴有严重尿路刺激症状的女孩，如果尿中有较多白细胞，中段尿细菌定量培养 ≥ 10^2/mL 时，且致病菌为大肠杆菌类或腐物寄生球菌等，也可诊断为泌尿道感染。④临床高度怀疑泌尿道感染而尿普通细菌培养阴性的，应作 L- 型细菌和厌氧菌培养。

3. 尿液直接涂片法 找细菌油镜下如每个视野都能找到一个细菌，表明尿内细菌数 > 10^5/mL 以上。

4. 亚硝酸盐试纸条实验 大肠杆菌、副大肠杆菌和克雷白杆菌呈阳性；产气杆菌、变形杆菌、绿脓杆菌和葡萄球菌为弱阳性；粪链球菌、结核菌为阴性。如采用晨尿，可提高其阳性率。

5. 其他检查 凡经抗菌治疗 4 ~ 6 周，病情迁延或反复感染，疑有尿路结构异常者，应进一步做以下检查，包括血尿素氮、肌酐和肌酐清除率。注意肾小管功能的检测，如尿浓缩稀释试验等。必要时测定血、尿 β_2 微球蛋白，有利于感染的定位。

6. 影像学检查 常用的影像学检查有 B 型超声检查，静脉肾盂造影加断层摄片（检查肾瘢痕形成），排泄性膀胱尿路造影（检查膀胱输尿管反流），动态、静态肾核素造影，CT 扫描等。检查目的：①检查泌尿系有无先天性或获得性畸形；②了解以前由于漏诊或治疗不当所引起的慢性肾损害或瘢痕进展情况；③辅助上尿路感染的诊断。

【诊断与鉴别诊断】

1. 诊断 ①年长儿尿路刺激症状明显，结合实验室检查，可立即得以确诊。②婴幼儿、特别是新生儿，由于尿路刺激症状不明显或缺如，而常以全身表现较为突出，易致漏诊。故对病因不明的发热患儿都应反复做尿液检查，争取在用抗生素治疗前进行尿培养、菌落计数和药敏试验；凡具有真性菌尿者，即清洁中段尿定量培养菌落数 $\geq 10^5/mL$ 或球菌 $\geq 10^3/mL$，或耻骨上膀胱穿刺尿定性培养有细菌生长，即可确立诊断。

凡已确诊者，应进一步明确：①本次感染系初染、复发或再感；②确定致病菌的类型并做药敏试验；③有无尿路畸形如膀胱输尿管反流（VUR）、尿路梗阻等，如有 VUR，还要进一步了解"反流"的严重程度和有无肾脏瘢痕形成；④感染的定位诊断，即上尿路感染或下尿路感染。

2. 鉴别诊断 需与肾小球肾炎、肾结核及急性尿道综合征鉴别。急性尿道综合征的临床表现为尿频、尿急、尿痛、排尿困难等尿路刺激症状，但清洁中段尿培养无细菌生长或为无意义性菌尿。

【治疗】

治疗目的是控制症状，根除病原体，去除诱发因素，预防再发。

1. 一般处理 急性期需卧床休息，鼓励患儿多饮水以增加尿量，促进细菌、细菌毒素及炎性分泌物排出。女孩还应注意外阴部的清洁卫生。供给足够的热卡、丰富的蛋白质和维生素，以增强机体的抵抗力。对高热、头痛、腰痛的患儿应给予解热镇痛剂缓解症状。尿路刺激症状明显者，可用阿托品、山莨菪碱等药物治疗或口服碳酸氢钠碱化尿液，以减轻尿路刺激症状。

2. 抗菌药物治疗 选用抗生素的原则：①感染部位：对肾盂肾炎应选择血浓度高的药物，对膀胱炎应选择尿浓度高的药物。②感染途径：对上行性感染，首选磺胺类药物治疗。如发热等全身症状明显或属血源性感染，多选用青霉素类、氨基糖苷类或头孢菌素类单独或联合治疗。③根据尿培养及药敏试验结果，结合临床疗效选用抗生素。④药物在肾组织、尿液、血液中都应有较高的浓度。⑤选用的药物抗菌能力强，抗菌谱广，最好选用强效杀菌剂，且不易使细菌产生耐药菌株者。⑥对肾功能损害小的药物。

对单纯性泌尿道感染，在进行尿细菌培养后，初治首选复方磺胺异噁唑（SMZco），按 SMZ50mg/（kg·d），TMP10mg/（kg·d）计算，分 2 次口服，疗程 7～10 日。待尿细菌培养结果出来后依药敏试验结果选用抗菌药物。

对上尿路感染或有尿路畸形的患儿，在进行尿细菌培养后，一般选用两种抗菌药物。新生儿和婴儿用氨苄西林 75～100mg/（kg·d）静注，加头孢噻肟钠 50～100mg/（kg·d）静注，连用 10～14 日；1 岁后小儿用氨苄西林 100～200mg/（kg·d）分 3 次滴注，或用头孢噻肟钠，也可用头孢曲松钠 50～75mg/（kg·d）静脉缓慢滴注，疗程 10～14 日。治疗开始后应连续 3 天送尿细菌培养，若 24 小时后尿培养结果转阴，提示所用药物有效，否则按尿培养药敏试验结果调整用药。停药 1 周后再做尿培养一次。

单纯无症状菌尿一般无需治疗。但若合并尿路梗阻、膀胱输尿管反流或存在其他尿路畸形，或既往感染使肾脏留有陈旧性瘢痕者，则应积极选用上述抗菌药物治疗，疗程 7～14 日，继之给予小剂量抗菌药物预防，直至尿路畸形被矫治为止。

再发泌尿道感染有两种类型，即复发和再感染。复发是指原来感染的细菌未完全杀灭，在适宜的环境下细菌再度滋生繁殖。绝大多数患儿复发多在治疗后 1 月内发生。再感染是指上次感染已治愈，本次是由不同细菌或菌株再次引发泌尿道感染。再感染多见于女孩。多在停药后 6 月内发生。

再发泌尿道感染的治疗在进行尿细菌培养后选用 2 种抗菌药物治疗，疗程 10～14 日为宜，然后给予小剂量药物维持，以防再发。

3. 积极矫治尿路畸形　要及时矫正和治疗尿路畸形。

4. 泌尿道感染的局部治疗　全身给药治疗无效的顽固性慢性膀胱炎患者，可采用膀胱内药液灌注治疗。

【预防】

注意个人卫生，不穿紧身内裤，勤洗外阴以防止细菌入侵；及时发现和处理男孩包茎、女孩处女膜伞、蛲虫感染等；及时矫治尿路畸形，防止尿路梗阻和肾瘢痕形成。

复习思考

1. 急性肾小球肾炎的表现及诊治原则是什么？

2. 如何对肾病综合征进行诊断和治疗？

扫一扫，知答案

第 八 章

中枢神经系统疾病

【学习目标】

1. 掌握小儿癫痫、化脓性脑膜炎、病毒性脑炎的临床表现及诊断。
2. 熟悉抗癫痫药物的使用原则。
3. 了解小儿神经反射的特点。

第一节　小儿神经系统解剖生理特点

在小儿生长发育过程中,神经系统发育最早,而且发育速度亦为前两年里各系统中最快者。胎儿的中枢神经系统由胚胎时期的神经管形成,周围神经系统的发育有不同的来源,但主要来自神经嵴。中枢神经系统包括脑和脊髓。小儿时期中枢神经系统的发育处于领先地位,但各部分的发育速度却不尽相同。

1. 脑　脑位于颅腔,包括大脑、间脑、脑干(即中脑、脑桥、延髓)和小脑。出生时新生儿的皮质下系统如丘脑、苍白球在功能上已比较成熟,一些运动功能的发育与之有关。延髓在出生时发育已基本成熟,呼吸、循环、吸吮、吞咽等重要的生命中枢均在延髓。

小儿脑发育很快。新生儿的平均重量约为370g,相当于体重的10%~12%,达成人脑重的25%左右,此时神经细胞数目已与成人接近。到6个月时已达700g左右,1岁时达900g左右,是成人脑重(约为1500g,相当于体重的2.5%)的60%。出生时新生儿脑在外部形态上已基本具备了成人大脑所具有的沟回,但脑沟较浅,脑回较宽,随着年龄增长脑沟和脑回逐渐加深和增厚,6个月时已接近成人。新生儿脑皮质比较薄,皮质细胞分化不全,3岁时细胞已大致分化完成,8岁时已与成人无大区别。小儿出生后,皮质细胞的数目与成人相同,但其树突和轴突少而短,以后的变化主要是神经细胞体积的增大和树突的增多、加长及功能的日趋成熟、完善。

婴幼儿时期，大脑皮质发育不成熟，神经细胞功能分化不全，神经活动很不稳定，皮质下中枢兴奋性较高，神经纤维的髓鞘形成不全，兴奋、抑制易于扩散并产生泛化现象。因此，婴幼儿睡眠时间较长、肌肉张力较高，遇到强烈刺激易于出现昏睡、惊厥等。

2. 脊髓 脊髓位于椎管内，出生时脊髓的结构已较完善，功能发育也较成熟，2 岁时其结构已接近成人。出生时脊髓重 2～6g，至成人期可增加 4～5 倍。脊髓随年龄而增长。胚胎 3 个月时脊髓与椎管等长，从胚胎第 4 个月起，脊髓生长速度慢于椎管，新生儿脊髓末端位于第 2 腰椎下缘水平，4 岁时上移至第 1 腰椎水平。4 岁以前的小儿腰椎穿刺应在第 4～5 腰椎间隙进行，以免损伤脊髓。

婴幼儿时期，神经髓鞘发育不全（约 4 岁完成发育），在外界刺激作用于神经而传入大脑的过程中，因无髓鞘的隔离，兴奋易传于邻近的纤维，在大脑皮质内不能形成一个确定的兴奋灶，同时刺激在无髓鞘的神经中传导也较慢，因此小儿对外来的刺激反应较慢且易于扩散、泛化。

3. 脑脊液及其循环 脑和脊髓的表面由外向内包有硬膜、蛛网膜和软膜三层被膜。紧贴脊髓表面的软膜为软脊膜，软脊膜与蛛网膜之间宽阔的腔隙称为蛛网膜下腔，腔内充满无色透明的脑脊液（cerebral spinal fluid，CSF）。脊髓和马尾周围有 CSF 保护。CSF 主要由各脑室的脉络丛分泌。CSF 的循环途径：从侧脑室脉络丛产生的 CSF，经过室间孔流至第 3 脑室，再经中脑水管流入第 4 脑室，在第 4 脑室，经外侧和正中孔出脑室，进入脊髓和脑的蛛网膜下腔，经蛛网膜流向大脑背面，由蛛网膜粒渗入上矢状窦归入静脉。

影响 CSF 分泌的因素很多，如内分泌、营养、年龄、液体出入量、体温、疾病和药物等。腰椎穿刺即是将针刺入蛛网膜下腔的下部，以获得 CSF 协助临床诊断。几种神经系统常见疾病的脑脊液改变特点见表 8-1。

表 8-1 神经系统常见疾病的脑脊液改变

疾病	压力（kPa）	常规分析			生化分析		
		外观	Pandy试验	白细胞数（×10⁶/L）	蛋白含量（g/L）	糖含量（mmol/L）	氯化物含量（mmol/L）
正常	0.69～1.96 新生儿：0.29～0.78	清亮透明	—	0～10 婴儿：0～20	0.2～0.4 新生儿：0.2～1.2	2.8～4.5 婴儿：3.9～5.0	117～127 婴儿：110～122
化脓性脑膜炎	增高	混浊，米汤样	+～+++	数百～数千，多核为主	增高或明显增高	明显降低	多数降低
结核性脑膜炎	不同程度增高	微浊毛玻璃样	+～+++	数十～数百，淋巴为主	增高或明显增高	明显降低	多数降低

续表

疾病	压力（kPa）	常规分析			生化分析		
		外观	Pandy试验	白细胞数（×10^6/L）	蛋白含量（g/L）	糖含量（mmol/L）	氯化物含量（mmol/L）
病毒性脑膜炎	不同程度增高	清亮，个别微浊	−～+	正常～数百，淋巴为主	正常或轻度增高	正常	正常
隐球菌性脑膜炎	高或很高	微浊，毛玻璃样	+～+++	数十～数百，淋巴为主	增高或明显增高	明显降低	多数降低
中毒性脑病	增高	清亮	−～+	正常	正常或轻度增高	正常	正常

4.神经反射　小儿大脑皮质功能的发育比其形态学的发育要慢。小儿神经反射与神经系统的发育成熟程度有密切关系，小儿的神经反射活动过程很不稳定，某些神经反射在不同的年龄有不同的意义。

（1）小儿出生时就具有的特殊反射：如吸吮反射（sucking reflex）、拥抱反射（moro reflex）、握持反射（grasp reflex）、觅食反射（rooting reflex）、颈肢反射（2个月出现）等是正常的生理反射，在生后3～6个月消失。

（2）终生存在的反射

①出生时存在、终生不消失的反射：如角膜反射、瞳孔反射、结膜反射、咽反射、吞咽反射，这些反射若减弱或消失，表示神经系统有病理改变。

②出生时不存在、以后逐渐出现且终生存在的反射：如腹壁反射、提睾反射、腱反射等，在生后2～4个月出现。

（3）病理反射：如巴宾斯基（Babinski）征2岁前可呈阳性；脑膜刺激征如布鲁津斯基（Brudzinski）征、凯尔尼格（Kernig）征3～4个月前可呈阳性，仍为生理现象。

第二节　小儿癫痫

案例导入

患儿，男，12岁，发作性意识丧失5年，伴全身抽动3个月，5年前病人与小朋友玩耍时突然出现双眼凝视，呼之不应，终止玩耍，约十几秒钟后清醒，继续原先的活动，对发作无记忆，以后经常发作。

3个月前出现发作性意识丧失，尖叫后跌倒于地，头向后仰，全身抽动，口唇青紫，伴舌咬伤、尿失禁，恢复后不能回忆发作过程，此种发作每月

2～3次，出生时有难产史，否认家族史。病人平时受宠惯，不能自行控制不良习惯，经常玩游戏、看电视到很晚，病人及家属对正确治疗认识不足。

体检：体温36℃，脉搏78次/分，呼吸20次/分，血压100/80mmHg，神志清醒，心肺及腹部检查无异常，神经系统无阳性体征。

辅助检查：头颅MIR未见异常。

思考题

该患儿最可能的诊断是什么？

癫痫（epilepsy）是指在无发热或其他诱因情况下，同一患者长期反复地出现至少2次或2次以上痫性发作的慢性脑功能障碍综合征。癫痫是儿科临床常见的神经系统疾病。我国癫痫的人群患病率为3.5‰～5.8‰。半数以上在10岁前发病。如能做到早诊断和合理治疗，80%以上的癫痫患儿发作可得到满意的控制。

【病因及发病机制】

根据病因，将癫痫分为三大类：①特发性癫痫（原发性癫痫）：指脑内未能找到有关的结构变化和代谢异常，而与遗传因素密切相关的癫痫；②症状性癫痫（继发性癫痫）：指与脑内器质性病变或代谢异常密切相关的癫痫；③隐源性癫痫：指尚未找到确切病因，但很可能为症状性者。

1.遗传因素 大量研究证实，遗传因素在小儿癫痫的发病中起着重要作用，包括单基因遗传、多基因遗传、染色体异常、线粒体脑病等。

2.脑内结构异常 先天或后天性脑损伤可产生异常放电的致癫痫病灶，或降低了癫痫发作的阈值，如脑发育畸形、染色体病和先天性代谢病引起的脑发育障碍、脱髓鞘性疾病和脑变性、宫内感染、颅内感染、肿瘤及中毒、产伤或脑外伤后遗症等。

3.诱发因素 许多体内外因素可促使癫痫的临床发作，如遗传性癫痫常好发于某一特定年龄阶段，有的癫痫则主要发生在睡眠或初醒时，女性患儿青春期来临时亦有癫痫发作的加重等。此外，过度换气、睡眠不足、疲劳、情绪刺激、过饥或过饱，以及视觉刺激、听觉刺激、前庭刺激、触觉或本体觉刺激等均易诱发癫痫。

【癫痫的主要发作类型和临床表现】

癫痫的分类方法有多种，国际抗癫痫联盟（ILAE）于1981年提出的对发作类型的国际分类，仍然是临床工作的重要指南。目前国内多采用1984年的癫痫发作分类建议和1996年的癫痫和癫痫综合征分类建议，具体内容可参阅神经专业书籍。以下简要介绍癫痫的主要发作类型及其特点，重点介绍儿科几种常见的癫痫综合征。

1. 全身性发作 指发作中两侧半球同步放电，均伴有程度不等的意识丧失。

（1）强直－阵挛发作：又称大发作（grand mal），是临床最常见的发作类型。主要表现为：突然意识丧失，全身强直，双眼上翻、凝视，呼吸暂停，口周青紫，数秒或十几秒后转入阵挛期，肢体呈反复、短促的猛烈屈曲抽动。发作后常有头痛、嗜睡、疲乏等现象。

觉醒时强直－阵挛性癫痫（大发作癫痫）：是小儿癫痫常见的发作类型，与遗传有关，多发生于 6 ~ 20 岁。发作可仅表现为强直－阵挛性发作，亦可合并失神或肌阵挛性发作。多在睡醒后 1 ~ 2 小时发作，傍晚休息时也可发生。劳累、睡眠剥夺、过量饮酒等可诱发。EEG 背景活动正常，有阵发性双侧同步对称的 3Hz 的棘慢波或多棘慢复合波，发作间期 EEG 背景活动正常，可有痫性放电。

（2）失神发作：即小发作（petit mal）。儿童失神癫痫（childhood absence epilepsy），属隐源性癫痫，有明显的遗传倾向，多于 3 ~ 13 岁发病，6 ~ 7 岁为高峰，约 2/3 患儿为女孩。典型表现为：突然发生短暂的意识丧失，活动停止，语言中断，双眼凝视，手中物品不落地，持续数秒（< 30 秒）后意识恢复。EEG 呈典型的全脑同步 3Hz 棘慢复合波爆发。过度换气可诱发。药物易于控制，预后较好。

（3）肌阵挛发作：躯体或某组肌群突然、快速、有力地收缩（< 0.35 秒），重者手中物品落地、跌倒，轻者感到患儿"抖"了一下。EEG 有全脑棘慢波或多棘慢波爆发。

（4）阵挛性发作：仅有肢体、躯干或面部肌肉节律性抽动而无强直发作成分，意识丧失。发作时，EEG 呈现 10Hz 以上的快波与慢波混合存在，有时伴发棘慢综合波。

（5）强直性发作：突发全身肌肉强直性收缩（可持续 5 ~ 60 秒），使患儿固定于某种姿势，短暂意识丧失，可跌倒，常见角弓反张、头仰起、伸颈、强直性张嘴、睁眼等。发作间期，EEG 背景活动异常，伴多灶性棘慢波或多棘慢波爆发。

（6）失张性发作：突然发生一过性肌张力丧失伴意识障碍，不能维持站立、坐姿而跌倒，头着地或头部碰伤。部分失张力表现为点头样或肢体突然下垂动作。EEG 见节律性或不规则、多灶性棘慢复合波。

2. 部分性发作 指发作期中 EEG 显示某一脑区的局灶性癫痫性放电。

（1）单纯局灶性发作：发作中无意识丧失，也无发作后不适现象。癫痫灶对侧肢体或面部肌肉抽搐，持续时间 < 1 分钟。EEG 见一侧或双侧颞区尖波、慢波发放。自主神经性发作、局灶性感觉发作和局灶性精神发作儿童少见。

（2）复杂局灶性发作：见于颞叶和部分额叶癫痫发作，又称精神运动性发作。与单纯性局灶发作的主要区别是伴有意识障碍，本类发作常具有自动症（automatism，指癫痫发作时，在意识不清状况下发生的无目的重复动作，或无意义的不合时宜的语言和行为），少数患者为发作性视物过大或过小、听觉异常、冲动行为等。EEG 见一侧或双侧颞区慢波，夹杂有棘波或尖波。

（3）局灶性发作演变为全身性发作：由单纯局灶性或复杂性局灶发作泛化为全身性发作。

3. **不能明确的发作**（2010年提出）癫痫性痉挛：最常见于婴儿痉挛，表现为点头、伸臂（或屈肘）、弯腰、踢腿等动作，发作可成串出现，其肌肉收缩的整个过程大约1～3秒，收缩速度比肌阵挛发作慢，但比强直发作短。

4. **中央颞区棘波的儿童良性癫痫**（benign childhood epilepsy with centrotemporal spikes）是儿童最常见的一种癫痫综合征，占小儿时期癫痫的15%～20%。发病年龄2～14岁，9～10岁为高峰，男多于女。30%有癫痫家族史。多认为属常染色体显性遗传。75%发作在入睡后不久及睡醒前；发作开始于口面部，呈局灶性发作，表现为一侧咽部、舌及颊部感觉异常，唾液增多外流、喉头发声、不能言语及面部抽搐等，很快泛化为全身性强直-阵挛发作伴意识丧失。发作间期EEG背景正常，有特异性的中央区、颞中区棘波、尖波或棘慢复合波。抗癫痫药物治疗易于控制，生长发育不受影响，预后良好，多在15～19岁前停止发作。

5. **婴儿痉挛**（infantile spasms）又称West综合征。1岁前起病（生后4～8个月为高峰），痉挛发作主要表现为屈曲性、伸展性和混合性三种形式。典型屈曲性痉挛发作时，婴儿呈点头哈腰屈（或伸）腿状，伸展性发作时婴儿呈角弓反张样。痉挛常成串发作，数次或数十次，思睡和刚醒时易发作和加重，可伴有哭叫。EEG呈现持续不对称、不同步的高幅慢波，混有不规则的、多灶性棘波、尖波与多棘慢波爆发，即高峰失律EEG。

婴儿痉挛80%为症状性，治疗效果差，超过80%患儿有智力低下后遗症的危险。约20%为隐源性，如能获得早治疗，40%患儿有望实现基本的智能和运动发育。

6. **癫痫持续状态**（status epilepticus，SE）指一次癫痫发作持续30分钟以上，或反复发作而间歇期意识不恢复超过30分钟者。主要发生于癫痫患儿突然撤停或更换抗癫痫药物、不规则用药、感染或睡眠严重不足时。全身性发作的常伴有不同程度的意识、运动功能障碍，严重者可有脑水肿和颅压增高表现，病死率高，易有神经后遗症。处理详见第十五章小儿惊厥一节。

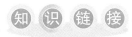

世界癫痫日

2002年，国际癫痫署、国际抗癫痫联盟和世界卫生组织共同发起了"全球抗癫痫运动"来纪念意大利一位著名的癫痫病治疗专家，而这位癫痫病专家Valentine恰好与情人节Valentine's Day同名，因此，他们宣布2月14日为"世界癫痫日"。

【诊断与鉴别诊断】

1. 诊断 确立癫痫诊断要明确发作是否痫性发作、何种类型及其病因。

（1）病史

①发作史：详细而准确的发作史非常重要。要特别注意发作性和重复性这一基本特征。详细询问有无诱因、发作先兆及发作全过程，局限性或是全身性发作，发作次数及持续时间，与睡眠关系，有无意识障碍等。

②与脑损伤相关的个人史和过去史：如围生期异常、运动和智力发育落后、颅脑疾患包括外伤等。

③癫痫、精神病与遗传代谢病家族史。

（2）体格检查：与脑部疾患相关的体征要详查，如头围、智力、锥体束征、瘫痪等。

（3）脑电图检查：EEG 是诊断癫痫最重要的辅助检查，发作期间 EEG 癫痫样放电的阳性率小于 40%。加上各种诱发试验可增至 70%。必要时可做动态脑电图（AEEG）或录像脑电图（VEEG）。一次常规 EEG 报告正常不能排除癫痫的诊断。

（4）影像学检查：有局灶性发作或抗癫痫治疗效果不佳时，应做颅脑影像学检查，包括 CT、MRI，可明确脑结构异常及病因；有条件可选择单光子发射断层扫描（SPECT）和正电子发射断层扫描（PET）等功能影像学检查，利于确定癫痫病灶。

2. 鉴别诊断

（1）晕厥：常见于年长儿，多有家族史，是暂时性脑血流灌注不足引起的一过性意识障碍。常发生在体位性低血压、剧痛、劳累、阵发性心律失常等情况中。晕厥前常有眼前发黑、苍白、出汗、头晕、无力等，继而出现短暂意识丧失。与癫痫不同，晕厥患者意识丧失和倒地是逐渐发生的，脑电图检查正常。

（2）婴幼儿擦腿综合征：发作时婴儿双腿用力内收，相互摩擦，目不转睛，全神贯注，伴汗出。与癫痫的区别在于，婴幼儿擦腿综合征发作过程中神志始终清楚，面红，可随时被人为中断，且脑电图正常。

（3）抽动障碍：临床上表现为仅一组肌肉短暂抽动，如眨眼、耸肩等，或伴发声性抽动。患者能有意识地控制其发作，睡眠中消失，情绪紧张又会加重，脑电图不会有癫痫样放电。

【治疗】

早诊断和合理治疗，80% 以上的癫痫患儿发作可得到满意的控制。

1. 一般治疗 关心患儿，帮助家长、学校和社会树立信心，消除"癫痫是不治之症"的错误观念，主动配合治疗，坚持正规治疗，合理安排生活和学习。

2. 药物治疗 抗癫痫药物仍是当前治疗癫痫的主要手段。抗癫痫药物应用原则：①早期治疗；②根据发作类型选药（表 8-2）；③单药治疗为主：大约有 75% 的患儿仅用一种抗癫痫药物即能控制其发作；④剂量个体化，从小剂量开始；⑤长期规律服药，保证稳定血药浓度：应在服药后完全不发作 2～4 年，又经 3～6 个月的逐渐减量过程才能停药；⑥定期复查：注意观察药物不良反应，定期检测血常规、血小板计数或肝肾功能，每年至少复查 EEG 1～2 次。

表 8-2 根据癫痫发作类型的药物选择（依药效顺序排列）

发作类型	抗癫痫药物
部分性发作	卡马西平、苯巴比妥、丙戊酸钠、苯妥英钠、扑米酮
部分性发作继发全身性发作	卡马西平、丙戊酸钠、苯巴比妥、苯妥英钠、氯硝西泮
失神发作	乙琥胺、丙戊酸钠、氯硝西泮
强直 - 阵挛性发作	苯巴比妥、丙戊酸钠、苯妥英钠、扑米酮、卡马西平
强直性发作	卡马西平、苯巴比妥、丙戊酸钠、苯妥英钠
失张力发作	丙戊酸钠、氯硝西泮、乙琥胺、ACTH、扑米酮
婴儿痉挛症	ACTH、硝西泮、氯硝西泮、丙戊酸钠
癫痫持续状态	地西泮、氯硝西泮、劳拉西泮、苯巴比妥、苯妥英钠

3. 病因治疗 症状性癫痫应尽可能治疗原发病。

4. 手术治疗 对于难治性癫痫，如有明确局灶性癫痫发作起源的，可考虑手术治疗。如因颞叶病灶致癫痫难治而行病灶切除，术后约 67.9% 发作完全停止，24% 有不同程度的改善。其他手术方式包括非颞叶皮质区病灶切除术、病变半球切除术，胼胝体离断术、软脑膜下皮质横切术以及迷走神经刺激术等。

第三节 化脓性脑膜炎

📖 案例导入

男性，4 个月，反复发热伴呕吐 13 天入院。患儿于 13 天前无明显原因发热达 39℃，伴轻咳，曾呕吐数次，吐出胃内容物，非喷射性，无惊厥，曾验血白细胞 14×10^9/L，中性粒细胞 0.81，住院按"上感"治疗好转出院，但于 3 天前又发热达 39℃ 以上，伴哭闹，易激怒，呕吐 2 次，以"发热呕吐"待查收入院。病后患儿精神尚可，近 2 天来精神萎靡，二便正常，吃奶稍差。

既往体健，第 1 胎第 1 产，足月自然分娩，生后母乳喂养。

查体：体温 38.4℃，心率 140 次 / 分，血压 80/65mmHg，体重 7.8kg，身长 66cm，头围 41.5cm，神情，精神差，易激怒，前囟 0.8cm×0.8cm，张力稍高，眼神欠灵活，巩膜无黄染，双瞳孔等大等圆，对光反射存在，颈项稍有抵抗，心律齐，肺及腹部无异常，克氏征（＋），巴氏征（－）

化验：血常规检查示血红蛋白 112g/L，白细胞 29.6×10^9/L，中性粒细胞 0.77，淋巴细胞 0.2，单核细胞 0.3，血小板 150×10^9/L。大便常规（－）。腰穿：滴速 62 滴 / 分，血性微混浊。脑脊液常规：细胞总数：5760×10^6/L，白细胞数 360×10^6/L，多形核粒细胞：86%。脑脊液生化：葡萄糖 2.5mmol/L，蛋白 1.3g/L，氯化物 110mmol/L。

思考题

1. 该患儿最可能的诊断是什么？

2. 需要进一步做哪些检查？

化脓性脑膜炎（purulent meningitis，以下简称化脑）是由各种化脓性细菌感染引起的急性中枢神经系统感染性疾病。临床以急性发热、头痛、呕吐、惊厥、意识障碍、脑膜刺激征阳性及脑脊液化脓性改变为特征。多见于婴幼儿，病死率为 5%～15%，幸存者约 1/3 遗留各种神经系统后遗症，6 个月以下小婴儿患本病预后更差。

【病因及发病机制】

1. 病原菌　许多化脓菌都可引起本病。脑膜炎球菌、肺炎链球菌及流感嗜血杆菌最多见（占 2/3）。新生儿、生后 2 个月内幼婴及免疫缺陷者以发生肠道革兰阴性菌（大肠埃希菌多见）和金黄色葡萄球菌感染为主，其次为变形杆菌、铜绿假单胞菌、产气杆菌等。2 个月以上小儿病原菌易从呼吸道感染侵入，以流感嗜血杆菌、脑膜炎球菌和肺炎链球菌致病者较多见；年长儿则以脑膜炎球菌和肺炎链球菌更为常见。与国外不同，我国很少发生 B 组 β 溶血性链球菌颅内感染。由脑膜炎球菌引起的脑膜炎呈流行性。

2. 机体免疫状态与解剖缺陷　小儿易发生化脑的原因有：①小儿免疫功能低下，血 - 脑脊液屏障差；②新生儿的皮肤、脐部或胃肠道黏膜屏障功能差，病原菌易自此侵入血液；③长期使用肾上腺皮质激素、免疫抑制剂或免疫缺陷病等导致机体免疫功能低下。

3. 感染途径　致病菌主要通过血流途径到达脑膜微血管而致病。也可由邻近组织感染，如鼻窦炎、中耳炎、乳突炎等感染扩散至脑膜而致病；如有颅骨骨折、皮肤窦道或脑脊膜膨出等通道与颅腔直接相通，致病菌可直接进入蛛网膜下腔。

【病理】

炎症遍及全部脑组织表面和脑底、沟、回、裂、基底池以及脊膜。开始炎症多局限于大脑顶部脑膜，进而蔓延到脑底和脊膜，如累及脑室内膜可致脑室管膜炎。在软脑膜下大脑表面及脑室周围的脑实质如有炎性细胞浸润、充血、水肿、出血、坏死和变性，则形成脑膜脑炎。脓液黏稠或治疗不彻底时可发生脑膜粘连，阻塞脑室孔或大脑表面蛛网膜颗粒绒毛因炎症导致 CSF 循环受阻及吸收障碍而致脑积水。感染波及周围脑神经，则可引起相应的脑神经功能改变，如失明、面瘫、耳聋，穿过硬脑膜下隙的血管（桥静脉）有炎症时发生栓塞性静脉炎，使血管内的血浆渗出形成硬膜下积液或积脓。

【临床表现】

一年四季均可发生化脑，但因肺炎链球菌者以冬、春季多见，而因脑膜炎球菌者以春季多见，因流感嗜血杆菌者以秋季多见。多急性起病，部分患儿病前可有上呼吸道或胃肠道感染症状。

不同病原菌所致化脑其临床表现具有共同特点，典型临床表现可简单概括为三方面：

①感染中毒症状：发热、烦躁不安、意识障碍；随病情发展，患儿意识状态逐渐从精神萎靡、嗜睡、昏睡、昏迷到深度昏迷；约30%的患儿出现惊厥发作。

②颅内压增高表现：可有头痛、喷射性呕吐，婴儿有前囟饱满或张力增高、头围增大等；严重者可出现呼吸不规则、突然意识障碍加重或瞳孔不等大等征象，提示合并脑疝。

③脑膜刺激征：以颈项强直最常见，Kernig 征和 Brudzinski 征阳性。

不同年龄的患儿，其化脑临床表现各有特点，随年龄增长临床表现趋于典型，须引起注意。

小于 3 个月婴幼儿和新生儿化脑临床特点：起病隐匿，发热可有可无，甚至体温不升。可出现哭声弱或尖叫、少动或不动、吸吮力差和拒乳、吐奶、发绀、呼吸不规则、肌张力低下等非特异症状。惊厥表现常不典型。体格检查可见前囟张力增高，脑膜刺激征不明显。

不同病原菌所致化脓性脑膜炎的特点：

1.脑膜炎球菌脑膜炎 好发于 3 ～ 15 岁小儿，以冬末春初多见。常继发于上呼吸道感染，起病急骤，进展快，暴发型常有休克、皮肤出血点或瘀斑。CSF 呈混浊、米汤样，可找到革兰阴性双球菌。

2.肺炎链球菌脑膜炎 多发于 1 岁以内婴儿，以冬、春季多见。常继发于呼吸道感染，表现不典型，早期脑膜刺激征不明显，易发生硬脑膜下积液、脑脓肿、脑积水等并发症。CSF 呈黏稠、脓性，极易找到革兰阳性双球菌。

3. **流感嗜血杆菌脑膜炎** 多见于 2 个月～3 岁小儿，以秋、冬季多见。病变常累及脑实质发生脑膜脑炎，常并发硬脑膜下积液。CSF 呈脓性、较黏稠，涂片容易找到革兰阴性杆菌，血培养阳性率较高。

4. **金黄色葡萄球菌脑膜炎** 较少见。多发生于新生儿和学龄期儿，以夏季多见，常继发于化脓性感染、中耳炎、败血症等。多伴有脓毒败血症，常见猩红热样皮疹、荨麻疹样皮疹或小脓疱等。CSF 较黏稠，易找到革兰阳性球菌。

5. **大肠埃希菌脑膜炎** 较少见。多见于 2 个月以内婴儿和新生儿，一年四季均可发病，常继发于皮肤黏膜（脐部）损伤、呼吸道及消化道等感染。临床表现不典型。CSF 较臭，可找到革兰阴性杆菌。

【辅助检查】

1. **脑脊液检查**

（1）CSF 常规检查：典型化脑 CSF 压力增高，外观混浊似米汤样或脓性；白细胞总数显著增多，多数病例 ≥ 1000×10^6/L，分类以中性粒细胞为主；蛋白显著增多，定量 > 1g/L；糖含量明显降低，常 < 1.11mmol/L。

（2）CSF 病原学检查：①涂片革兰染色检查细菌简便易行，细菌检出阳性率可达 70%～90%，高于细菌培养；②细菌培养应争取在抗生素治疗前，药物敏感试验可指导临床用药；③特异性抗原检测：利用乳胶颗粒凝集法、对流免疫电泳法等免疫学诊断方法，可快速检测 CSF 中致病菌的特异性抗原，以确定致病菌。

若颅内高压比较明显，应先给予甘露醇快速静脉滴注降低颅内压，30 分钟后再谨慎行腰椎穿刺，以防发生脑疝。

2. **外周血象** 白细胞总数大多明显增高，可达（20～40）× 10^9/L，分类以中性粒细胞为主。

3. **头颅** CT、MRI 扫描出现局灶性神经系统异常体征，或疑有并发症的患儿，应进行 CT 或 MRI 检查，以帮助明确诊断。

4. **其他**

（1）血培养：对所有疑似化脑的病例均应做血培养。血培养是明确致病菌的重要方法，虽不一定获得阳性结果，但检测结果阳性有助于明确致病菌。

（2）皮肤淤点、淤斑涂片检菌：是发现脑膜炎双球菌重要而又简捷的方法。

【诊断与鉴别诊断】

早期正确的诊断和治疗是确保预后的关键。对发热患儿，若发现伴有反复惊厥、意识障碍或颅内压增高等神经系统症状和体征，要高度怀疑化脑的可能，及时进行 CSF 检查，以明确诊断。有时在疾病早期 CSF 常规检查可正常，但 CSF 或血中细菌培养则可呈阳性，应 24 小时后复查 CSF。婴幼儿和经不规则抗生素治疗者临床表现常不典型，其 CSF 细胞数可能不多，且以淋巴细胞为主，涂片及细菌培养均可能是阴性，必须仔细询问病史、详细进行体格检查并结合治疗过程等综合分析判断，确立诊断。

不同致病菌引起的脑膜炎仅靠临床表现不易区分，CSF 检查，尤其是病原学检查是鉴别诊断的关键。几种神经系统常见疾病的脑脊液改变特点见表 8-1。

1. 结核性脑膜炎 结核性脑膜炎起病多较慢（婴幼儿可急性起病），不规则发热 1～2 周后才出现脑膜刺激征、惊厥或意识障碍等症状。常有结核接触史、PPD 阳性或肺部等其他部位结核病灶；CSF 外观呈毛玻璃样，白细胞多 $< 500 \times 10^6$/L，分类以淋巴细胞为主，蛋白质增高或明显增多，糖和氯化物降低。聚合酶链反应（polymerase chain reaction，PCR）检查、薄膜涂片抗酸染色和结核菌培养有助诊断。

2. 病毒性脑膜炎 起病较急，临床表现与化脑相似，感染中毒及神经系统症状比化脑轻，早期脑膜刺激征较明显，病程呈自限性，多不超过 2 周。CSF 无色透明，白细胞总数为 0 至数百 $\times 10^6$/L，分类以淋巴细胞为主，蛋白质 ≤ 1.0g/L，糖和氯化物正常。特异性抗体和病毒分离有助诊断。

3. 隐球菌性脑膜炎 起病较慢，临床和脑脊液改变与结核性脑膜炎相似，以进行性颅内压增高、剧烈头痛为主要表现。诊断有赖脑脊液涂片染色和培养出新型隐球菌生长。

【并发症和后遗症】

1. 硬膜下积液 以 1 岁内婴儿多见，30%～60% 化脑患儿可出现硬膜下积液，但85%～90% 的患儿可无明显症状。多见于流感嗜血杆菌和肺炎链球菌脑膜炎。硬膜下积液多在病后 7 天内发生，以下情况应考虑硬膜下积液的可能：①化脑经合理治疗 3 天后发热不退，或退而复升；②病程中出现进行性前囟饱满、颅缝分离、头围增大、呕吐、惊厥、意识障碍等，颅骨叩诊有"破壶音"等颅内压增高表现；③ CSF 正常，前囟隆起者。应进行颅骨透照试验，必要时进行 CT 检查；经前囟硬脑膜下穿刺放液是最直接的确诊手段，当积液 > 2mL、蛋白定量 > 0.4g/L 可确诊为硬脑膜下积液；积液应做常规检查和涂片检菌。

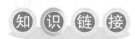

颅骨透照试验

将患儿囟门及其周围头发剃净，平卧于暗室内的检查桌上，用手电筒作为光源，在灯头端罩上适当厚度的海绵，在海绵中心剪一圆孔，保留约 1cm 宽的边缘。将海绵平面紧按在头面上，使其不露光，在额、颞、枕、顶各部依次观察手电筒外围光圈的大小和圆缺情况。大脑两半球由于有大脑镰分开，投照一侧时光线不透至另一侧，因而不致有对侧的混淆。如光圈的宽度界限超过标准，早产儿为 3cm，新生儿为 2cm，2～12 个月婴儿为 1.5cm，13～18 个月幼儿为 0.5cm 或同时边缘不整齐时，即为阳性。透照法能确定积液所在的部位及大概范围。如为血性或脓性积液，试验可呈阴性。

2. 抗利尿激素异常分泌综合征　如果炎症累及下丘脑和神经垂体，30%～50%患儿可发生抗利尿激素不适当分泌，引起低钠血症和血浆渗透压降低，使脑水肿加重，可出现低钠性惊厥和意识障碍加重。

3. 脑室管膜炎　多见于诊断治疗不及时的革兰阴性杆菌感染引起的婴幼儿脑膜炎，常导致严重的后遗症。在治疗中常有发热不退、惊厥频繁、前囟饱满，CT 扫描可见脑室稍扩大，脑室穿刺，如果 CSF 检菌阳性，或脑室液白细胞数 $> 50×10^6$/L、糖 < 1.6mmol/L 或蛋白质 > 0.4g/L，即可确诊。

4. 脑积水　脑膜炎症导致 CSF 循环障碍，发生脑积水。表现为前囟隆起，头围增大甚至颅缝裂开，额大面小，眼呈落日状。头颅 CT 可见进行性脑室扩张。

5. 其他　脑神经受累可产生耳聋、失明、斜视等。脑实质病变可产生继发性癫痫、脑性瘫痪、智力低下等。

【治疗】

化脑预后不佳，治疗成功的关键是明确致病菌指导治疗，力求 24 小时内杀灭 CSF 中的致病菌。

1. 抗生素治疗　选择对病原菌敏感，对血－脑脊液屏障有良好的通透性，在 CSF 中能达到有效浓度的杀菌药物。急性期应静脉给药，做到早用药、剂量足、疗程够。

（1）病原菌未明确前的抗生素选择：选用对肺炎链球菌、脑膜炎球菌和流感嗜血杆菌均有效的抗生素。目前主张选用对血－脑脊液屏障通透性高的第三代头孢菌素，如头孢曲松钠 100mg/（kg·d）或头孢噻肟钠 200mg/（kg·d），分次静脉滴注。根据条件，亦可青霉素和氯霉素或氨苄西林和氯霉素联用。青霉素 40 万～80 万 U/（kg·d），氨苄西林 200～300mg/（kg·d），氯霉素 50～100mg/（kg·d），分次静脉滴注。

（2）病原菌明确后的抗生素选择：参照药物敏感试验结果选用抗生素。

肺炎链球菌脑膜炎：当前超过 50%的肺炎链球菌对青霉素耐药，应按病原菌未明确前的抗生素选择方案选药。如药敏试验提示细菌对青霉素敏感，可选用青霉素。

脑膜炎球菌脑膜炎：多首选青霉素，剂量同前；少数耐药者可选用第三代头孢菌素。

流感嗜血杆菌脑膜炎：首选氨苄西林或氯霉素，如耐药则改用第三代头孢菌素。

金黄色葡萄球菌脑膜炎：选用头孢曲松、头孢噻肟等抗生素；亦可选用苯唑西林200～300mg/（kg·d）分3～4次静脉滴注，联用阿米卡星4～8mg/（kg·d）分2次静脉滴注。耐药者可选用万古霉素40mg/（kg·d）。

革兰阴性杆菌脑膜炎：除考虑上述第三代头孢菌素外，可加用氨苄西林或美罗培南。

（3）抗生素疗程：对肺炎链球菌、流感嗜血杆菌脑膜炎，其抗生素疗程应是静脉滴注有效抗生素10～14天；脑膜炎双球菌脑膜炎为7～10天；金黄色葡萄球菌和革兰阴性杆菌脑膜炎应超过21天。若有并发症或经过不规则治疗的患者，还应适当延长疗程。

2. 肾上腺皮质激素　细菌释放大量内毒素，可能促进细胞因子介导的炎症反应，加重脑水肿和中性粒细胞浸润，使病情加重。抗生素迅速杀死致病菌后，内毒素释放尤为严重，此时使用肾上腺皮质激素可减轻蛛网膜下腔的炎症反应，减少渗出和防止粘连，降低颅内压。如有明显的颅内压增高或反复惊厥者，主张短期应用。常用地塞米松0.6mg/（kg·d），静脉注射，4次/天，一般连用2～3天。皮质激素有稳定血-脑脊液屏障的作用，因而减少了脑脊液中抗生素的浓度，必须强调在首剂抗生素应用的同时使用地塞米松。对新生儿非常规应用皮质激素。

3. 对症和支持疗法

（1）监测生命体征：严密观察患儿生命体征，定期观察患儿意识、瞳孔和呼吸节律改变，及时给予相应处理。

（2）对症治疗：及时处理高热、颅内高压、惊厥、感染性休克，高热给予物理降温，必要时药物降温。有颅内高压者，给予脱水药物，甘露醇0.25～1g/kg，30分钟静脉注射，4～6小时1次；呋塞米1～2mg/kg，静脉注射，1～2次/天。惊厥和感染性休克的处理见第十五章。

（3）监测并维持水、电解质和酸碱平衡：发病早期应限制液体入量在40～50mL/（kg·d），其中1/4为生理盐水，以后逐渐增加到60～70mL/（kg·d）。对有抗利尿激素异常分泌综合征的患儿，在积极控制炎症同时，适当限制液体入量，对低钠血症症状严重者酌情补充钠盐。

（4）营养支持疗法：保证充足热量，注意补充营养。对新生儿或免疫功能低下患儿，可静脉给予新鲜血浆或丙种球蛋白。

4. 并发症的治疗

（1）硬膜下积液：少量积液无需处理。如积液量多引起颅内压增高症状时，应做硬膜下穿刺放液，一般每次每侧不超过15mL，1次/天。1～2周后酌情延长穿刺间隔时间。若反复穿刺仍有积液产生，应考虑外科手术治疗。

（2）脑室管膜炎：全身抗生素治疗，同时应做侧脑室控制性穿刺引流，以缓解症状，选择适宜抗生素注入脑室。

（3）脑积水：主要靠手术治疗，包括正中孔粘连松解术、导水管扩张术和脑脊液分流术。

【预防】

1. 早期发现，早期隔离治疗。

2. 做好卫生宣教，搞好环境和个人卫生。

3. 密切接触者服用磺胺类药物，每次 1g 次 / 天，连服 3 天。

4. 预防注射可用 A 群多糖菌苗。

第四节　病毒性脑炎

📖 案例导入

患儿，男，3 岁，因"发热 3 天，神昏抽搐 1 小时"于 8 月 2 日由我院急诊收入院，患儿入院时高热，处于中度昏迷状态，频繁抽搐，喉中痰鸣，大便秘结。

体检：体温 39℃，脉搏 148 次 / 分，呼吸 32 次 / 分，血压 105/56mmHg，双瞳孔直径 3mm，两侧对称，对光反射迟钝，各生理反射减弱，双侧巴氏征阳性，脑膜刺激征阳性，双眼视乳头轻度水肿。

思考题

1. 该患儿最可能的诊断是什么？

2. 需要进一步做哪些检查？

病毒性脑炎（viral encephalitis）、病毒性脑膜炎（viral meningitis）是由多种病毒引起的中枢神经系统急性感染性疾病。若病变主要累及脑膜，临床表现为病毒性脑膜炎；若病变主要累及大脑实质时，则以病毒性脑炎为临床特征；如果同时累及脑膜和大脑实质则称为病毒性脑膜脑炎（viral meningoen-cephalitis）。多数患者具有病程自限性的特点。

【病因及发病机制】

1. 病因　很多病毒可以引起脑膜炎、脑炎。目前仅有 1/4 ～ 1/3 的病例能确定其致病病毒，其中，80％为肠道病毒（如埃可病毒、柯萨奇病毒、轮状病毒等），其次为虫媒病毒（流行性乙型脑炎病毒、蜱传播脑炎病毒）、腺病毒、单纯疱疹病毒、腮腺炎病毒及其他病毒等。

病毒性脑炎按其流行情况可分为流行性脑炎和散发性脑炎两类：①流行性脑炎：多为虫媒病毒感染引起，如流行性乙型脑炎，由蚊虫传播，主要发生在夏、秋季（7～9月），2～6岁发病率最高，为传染性疾病；②散发性脑炎：为非虫媒病毒引起，感染途径多样，我国以肠道病毒引发为主，也主要发生在夏、秋季。

2. 发病机制 病毒经肠道（如肠道病毒）或呼吸道（如腺病毒和出疹性病毒）侵入人体后，先在淋巴系统繁殖，然后经血液循环感染（虫媒病毒直接进入血流）颅外某些器官、组织，患儿可出现发热等全身症状。若病毒在定居脏器进一步繁殖达到一定浓度，即可透过血－脑脊液屏障侵入中枢神经系统，侵犯脑膜引起脑膜炎症，或进入神经细胞内增殖，直接破坏神经组织引起脑炎；如果宿主神经组织对病毒抗原发生剧烈免疫反应，则可进一步导致脱髓鞘病变、血管和血管周围脑组织损伤。

【病理】

病理改变广泛，可累及脑实质和（或）脑膜，出现充血、水肿，伴淋巴细胞和浆细胞浸润。血管周围单核和淋巴细胞浸润形成袖套状分布，血管内皮细胞增生及胶质细胞增生，可形成胶质结节。神经细胞呈现变性、肿胀、坏死。

【临床表现】

病情轻重差异较大，主要取决于病毒类型、致病强度、神经系统受累部位和患儿的免疫功能等。一般情况，病毒性脑炎较病毒性脑膜炎的临床经过更严重。病前大多有消化道或呼吸道感染症状，起病急，常有发热、头痛、呕吐、意识障碍或精神异常。

1. 以脑膜炎病变为主者，意识障碍和精神异常较轻微，头痛、呕吐比较明显，患儿有前囟隆起，颈项强直、Brudzinski征、Kernig征等脑膜刺激征阳性，无局限性神经系统体征。病程一般在1～2周内。

2. 以脑炎病变为主者，因病变部位、范围和严重程度不同而表现各异：①多数患儿在弥漫性大脑病变基础上主要表现为发热、反复惊厥、不同程度意识障碍和颅压增高症状，若出现呼吸节律不规则和瞳孔不等大，注意脑疝可能；②有的患儿病变主要累及额叶皮质运动区，反复惊厥为其主要表现，伴或不伴发热，惊厥多为全部性或局灶性强直——阵挛或阵挛性发作；③若病变主要累及额叶底部、颞叶边缘系统，则以精神情绪异常为主，伴或不伴发热，以单纯疱疹病毒引起者最为严重。根据临床表现将病毒性脑炎分为普通型、局灶型、癫痫型、脑瘤型、精神型、脑干型等，有助于临床治疗和康复训练。病毒性脑炎病程一般在 2 ～ 3 周。多数预后良好，严重病例可持续数周或数月不等，并可遗留癫痫、肢体瘫痪、智能发育迟缓、脑神经麻痹等后遗症。

【辅助检查】

1. 血常规检查 检查白细胞总数正常或偏低，如伴有持续高热则白细胞总数可升高。

2. CSF 检查 压力正常或增高，外观清亮，白细胞计数（0 ～ 200）$\times 10^6$/L，分类早期可以中性粒细胞为主，之后逐渐转为以淋巴细胞为主，蛋白质 ≤ 1.0g/L，糖和氯化物正常。涂片和培养无细菌发现。

3. 病毒学检查 在发病早期从 CSF、血、咽分泌物、大小便中进行病毒分离培养及特异性抗体检测，有助于诊断。恢复期血清特异性抗体滴度高于急性期 4 倍以上亦有诊断价值。可通过 PCR 检测脑脊液病毒 DNA 或 RNA，帮助明确病原。

4. 脑电图 以弥漫性或局限性异常慢波背景活动为特征，少数伴有棘波、棘－慢综合波。脑电图改变无特异性。某些患者脑电图也可正常。

5. 影像学检查 CT 和 MRI 检查可确定病变的部位、范围和性质，可根据病情选用。磁共振对显示病变比 CT 更有优势。可发现弥漫性脑水肿，皮质、基底节、脑桥、小脑的局灶性异常。病变部位 T_2 信号延长，弥散加权时可显示高信号的水分子弥散受限等改变。

【诊断】

主要依据病史、临床表现、CSF 检查做出初步诊断，在病原学检查结果明确前，多依赖于排除其他非病毒性感染、Reye 综合征等常见急性脑部疾病而确立诊断。

1. 颅内其他病原感染 主要根据 CSF 外观、常规、生化和病原学检查，与化脓性、结核性、隐球菌性脑膜炎的鉴别。若合并硬膜下积液支持婴儿化脓性脑膜炎。发现颅外结核病和皮肤 PPD 阳性有助于结核性脑膜炎的诊断。

2. Reye 综合征 因急性脑病表现及 CSF 无明显异常使之与病毒性脑炎、脑膜炎不易鉴别，但 Reye 综合征肝功能明显异常而无黄疸、发病后 3 ～ 5 天病情不再进展、有的患儿可有血糖降低等特点，可与病毒性脑炎鉴别。

3. 其他 可借助头颅磁共振检查、脑脊液检查、血液免疫学检查等，与急性播散性脑脊髓炎、脑血管病变、脑肿瘤、线粒体脑病、全身性疾病脑内表现（如系统性红斑狼疮）鉴别。

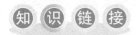

Reye 综合征

Reye 综合征：又称急性脑病合并内脏脂肪变性综合征，是一种急性脑病和肝脏脂肪浸润综合征，常常发生于某些急性病毒性传染病以后。患病开始时患者出现恶心、呕吐，继而出现中枢神经系统症状，如嗜睡、昏迷。1963 年由 Reye 等首次报道，多数患儿年龄在 4～12 岁。本病病因尚不明确，90% 与上呼吸道感染有关。目前认为，本病患者具有遗传易感性，接触病毒或使用水杨酸药物后具有诱发本病的高度危险性。本病病程呈自限性，大多在起病后 3～5 天不再进展，并在 1 周内恢复。重症患儿易在病初 1～2 天内死亡。幸存者可能遗留各种神经系统后遗症。早期诊断和加强护理是治疗的关键，治疗措施包括积极降低颅内压；纠正代谢紊乱；纠正凝血功能障碍；控制惊厥发作；抢救中应避免使用水杨酸或吩噻嗪类药物。

【治疗】

本病为自限性疾病，目前尚无特效治疗方法。急性期的支持和对症治疗，是保证病情恢复、减少死亡和致残的关键。主要治疗措施包括：

1. 一般治疗　①注意休息，保证营养供给，不能进食者应予鼻饲，营养状况差者给予静脉营养剂或白蛋白；维持水和电解质平衡；②高热者可用物理或药物降温；③减轻脑水肿和颅内高压可用 20% 甘露醇与呋塞米交替使用；④惊厥处理见惊厥部分。

2. 抗病毒和免疫治疗　①阿昔洛韦（Aciclovir，又名无环鸟苷）：可阻止病毒 DNA 的合成，对疱疹病毒感染有较好疗效，用量为 15～30mg/(kg·d)，每 8 小时静脉滴注 1 次；也可用其衍生物更昔洛韦（Ganciclovir，又名丙氧鸟苷），10mg/(kg·d)，每 12 小时静脉滴注 1 次，两药疗程均为 10～14 天；②利巴韦林（又名病毒唑）：能通过血－脑脊液屏障，对 RNA 和 DNA 病毒均有效，毒副作用较小，用于治疗肠道病毒所致的病毒性脑炎，10～15mg/(kg·d)，每 12 小时静脉滴注 1 次；③免疫球蛋白：可静脉注射免疫球蛋白，400mg/(kg·d)，连用 5 天，可减轻症状，缩短病程；④其他：可选用免疫调节剂如干扰素、转移因子或中药等。

3. 肾上腺皮质激素　急性期可选用地塞米松 0.6mg/(kg·d) 静脉注射，2～3 天为一疗程，可抑制炎症反应，对减轻脑水肿、降低颅内压有一定疗效，但尚有争议。

4. 其他治疗　对恢复期患儿或有后遗症者，应进行功能训练，可酌情给予针灸、按摩、高压氧治疗、营养脑神经药物等，以促进神经功能恢复。

复习思考

1. 小儿癫痫的主要发作类型及其临床表现有哪些？

2. 化脓性脑膜炎的诊断与治疗原则有哪些？

3. 如何诊断病毒性脑炎？

4. 抗癫痫药物的使用原则有哪些？

扫一扫，知答案

扫一扫，看课件

第九章

小儿常见心理障碍

【学习目标】
1. 掌握儿童多动综合征、多发性抽动症的临床表现、诊断要点及治疗措施。
2. 熟悉多发性抽动症的鉴别诊断。
3. 了解儿童多动综合征、多发性抽动症的概念和病因。

第一节 儿童多动综合征

儿童多动综合征又称注意力缺陷多动症，是儿童时期一种较常见的行为异常性疾患。临床以注意力不集中，自我控制差，动作过多，情绪不稳，冲动任性，伴有学习困难，但智力正常或基本正常为主要特征。好发年龄为 6～14 岁。男孩发病较多，男：女为（4～6）：1。预后良好，绝大多数患儿到青春期逐渐好转而痊愈。

【病因及发病机制】

本病确切的病因及发病机制至今未明，多数研究认为，该病是由多种因素协同作用造成的一种综合征。

1. 遗传因素　通过对双胎的研究发现，单卵双胞胎同时患本病的比例比双卵双胞胎同时患本病的要多，患儿父亲年幼时有注意力不集中的较正常人群为多。这表明本病有遗传倾向。

2. 环境因素　父母关系不和，家庭破裂，教养方式不当，父母性格不良，学校的教育方法不当等不良因素均可能作为发病诱因或症状持续存在的原因。

3. 其他　如脑发育障碍、轻度铅中毒、儿茶酚胺代谢异常、围产期窒息、产伤、早产等因素均可能与本病有关。

【临床表现】

1. 活动过多 多数患儿经常显得不安宁，手足小动作多，不能安静坐着，在座位上扭来扭去。在教室或其他要求安静的场合擅自离开座位，常干扰别人，不听劝阻，到处乱跑或攀爬。难以从事安静的活动或游戏，一天忙个不停。

2. 注意力缺陷 具有以下特点：

（1）被动注意占优势、主动注意不足：注意时间短，干什么事情总是半途而废，环境中的任何视听刺激都可分散他们的注意力。患儿进小学后，在课堂上症状表现更为明显，坐在教室里总是东张西望，心不在焉，对有趣的电视节目、书刊、新奇的游戏等则会全神贯注或相对集中注意力（被动注意占优势）。重症患儿则主动注意或被动注意均不足。

（2）注意强度弱、维持时间短暂、稳定性差：患儿的注意力不能高度集中、注意时间短暂。注意力极易疲劳和分散，做事有始无终。

（3）注意范围狭窄、不善于分配注意力：患儿不能在同一时间内清楚地掌握住注意的对象和数量，做作业时漏题、串写、马虎潦草、计算出现不应有的低级错误，难以按时完成作业等，因而影响学习，成绩不佳。

3. 情绪不稳、冲动任性 患儿缺乏自制能力，易激惹，对愉快或不愉快的事情常出现过度兴奋或异常愤怒的反应，想要什么，非得立刻满足不可，做事不顾后果等。

4. 学习困难 尽管本病患儿大多智力正常或接近正常，但因多动、注意力不集中而给学习带来一定的困难。

5. 其他 患者的精细动作、协调运动、空间位置觉等发育较差。如翻手实验、指－指运动、指鼻试验阳性，同时系鞋带和扣纽扣都不灵便，左右分辨困难。

【诊断与鉴别诊断】

1. 诊断 对于 7 岁以前起病，持续至少 6 月，可按照 DSM–Ⅳ标准（1994 年）进行诊断。

（1）①或②

①下列注意缺陷之 6 项以上，持续至少 6 月，达到难以适应的程度，并与发育水平不相一致：

a. 在学业、工作，或其他活动中，往往不能仔细注意到细节或者常发生粗心所致之错误。

b. 在学习、工作或游戏活动时，注意往往难以持久。

c. 与之对话时，往往心不在焉，似听非听。

d. 往往不能听从教导以完成功课作业、日常家务或工作（并非因为对立行为或不理解教导）。

e. 往往难以完成作业或活动。

f. 往往逃避、不喜欢或不愿参加那些需要精力持久的作业或工作（例如功课或家务）。

g. 往往遗失作业或活动所必需的东西（例如玩具、课本、回家作业、铅笔，或工具）。

h. 往往易因外界刺激而分心。

i. 往往遗忘日常活动。

②下列多动－冲动行为的 6 项以上，持续至少 6 月，达到难以适应的程度，并与发育水平不相一致：

多动：

a. 往往手或足有很多小动作，或在座位上扭动。

b. 往往在教室里，或在其他要求坐好的场合，擅自离开座位。

c. 往往在不合适场合过多地奔来奔去或爬上爬下（青少年或成年人，可能只是坐立不安的主观感受）。

d. 往往不能安静地参加游戏或课余活动。

e. 往往一刻不停地活动，似乎有个机器在驱动他。

f. 往往讲话过多。

冲动：

g. 往往在他人（老师）问题尚未问完时便急于回答。

h. 往往难以静等轮换。

i. 往往在他人讲话或游戏时予以打断或插嘴。

（2）多动－冲动或注意问题都出现于 7 岁以前。

（3）某些表现存在于 2 个以上场合［例如，在学校（或工作）或在家］。

（4）在社交、学业或职业等功能上，有临床缺损的明显证据。

（5）排除以下可能：全面发育障碍，精神分裂症，或其他精神病。不能用其他精神病进行解释（例如心境障碍、焦虑障碍、分离性障碍或人格障碍）。

2. 鉴别诊断

（1）正常活泼好动儿童：一般发生在 3 ～ 6 岁，男孩较多见，表现为天真活泼、调皮好动，但对环境的要求有明确认识，行动有一定的目的性和计划安排，在需要安静专心的场合，可自控抑制行为。

（2）精神发育迟滞：常伴多动，过度无目的性的活动，注意力不集中和学习困难，但突出表现是智力低下。

（3）孤独症：也可有多动、冲动和注意力障碍的症状，但该病突出的表现为严重的社交障碍与语言功能障碍。

（4）抽动－秽语综合征：常表现为一组肌群抽动，如频繁眨眼、甩头、耸肩等运动性抽动及发声性抽动，与本病容易鉴别。

【治疗】

1. 心理治疗 主要有行为治疗和认知行为治疗两种方式。行为治疗利用操作性条件反射的原理，及时对患者的行为予以正性或负性强化，使患者学会适当的社交技能，用新的有效的行为来替代不适当的行为模式。认知行为治疗主要解决患者的冲动性问题，让患者学习如何去解决问题，识别自己的行为是否恰当，选择恰当的行为方式。

2. 药物治疗 6 岁以下不主张药物治疗，以教育为主。

（1）中枢兴奋药物：哌甲酯（利他林）为首选，每日 0.3 ～ 0.8mg/kg，起始剂量 0.3mg/kg。每天早晨上课前半小时服用 1 次，2 ～ 3 天无效可加至 0.6 ～ 0.8mg/kg，如不能控制可分为早晨和中午两次服用，下午三点以后不再用药，周末和假期停服。服药时间 0.5 ～ 1 年。副作用有失眠、食欲减退、腹痛、体重暂时下降等，多为一过性。匹莫林：每日 2.5mg/kg，每日晨服 1 次，4 周无效时可逐渐加量。最大量每天不超过 100mg。

（2）三环抗抑郁药：如丙米嗪，每日 25 ～ 50mg。开始 12.5mg，早晚各 1 次，必要时每周增加 12.5mg，最大量每日 50mg。

3. 行为管理和教育 教师和家长需要针对患者的特点进行有效的行为管理和心理教育，避免歧视、体罚或其他粗暴的教育方法，恰当运用表扬和鼓励的方式提高患者的自信心和自觉性。

第二节　多发性抽动症

📚 案例导入

患儿，男，8 岁，患儿智力正常，近两年来经常出现眨眼、鼻子抽动、"扮鬼脸"等面部抽动，有时可同时发出怪异的声音。一天反复出现多次，几乎天天如此。

思考题

1. 该患儿初步诊断何病？诊断依据是什么？

2. 该患儿的处理原则是什么？

多发性抽动症，又称抽动－秽语综合征，临床以不自主的、突然的多发性抽动以及在抽动的同时伴有暴发性发声和秽语为主要表现的疾病。起病在 2 ～ 12 岁之间，发病无季节性，男孩多于女孩，男女之比为 3∶1。病程持续时间较长，可自行缓解或加重。

【病因及发病机制】

1. 迄今为止发病原因仍不清楚。据推测可能是由于遗传因素、神经递质失衡、心理因素和环境因素等多种因素在发育过程中相互作用引起。

（1）遗传因素：许多研究发现多发性抽动症有一定的遗传倾向，双生子同病率较高，抽动症患儿一、二级亲属中患病较正常人群多见。

（2）神经生化因素：目前认为，本病与多巴胺活动过度或多巴胺受体超敏感，5- 羟色胺能神经元活动降低有关。

（3）社会心理因素：多种原因造成的精神紧张可成为多发性抽动症的诱因。应激或情绪波动亦能使抽动症状加重。

（4）其他因素：产伤、窒息、感染、中毒、创伤、药物等均可能构成本病的促发因素。

【临床表现】

主要表现为不自主、反复的、快速的、无目的一个部位或多部位运动性抽动和（或）发声性抽动。

1. 多发性抽动　临床上抽动分为四类：①单纯运动性抽动：累及一条或一组肌群，表现为短暂的肌肉阵挛性抽动，缓慢的运动或姿势维持（张力障碍性抽搐）或肌群紧张（强直性抽动）；②复杂运动性抽动：累及多组肌群，运动抽动常合并精神行为紊乱，表现为半目的性动作；③单纯声音抽动；④复杂声音抽动伴随语言表达障碍。

多发性抽动为本病早期主要的临床症状之一。临床特征为突然、快速、无目的、不自主、重复的肌肉抽动。常由眼、面部开始，逐渐发展至颈、肩、上肢、躯干及下肢。临床表现可分为简单、复杂两类，常见的简单性运动抽动有眨眼、挤眉、噘嘴、作怪相、摇头、耸肩、甩臂、搓指、挺胸、扭腰、踮脚、抖腿、步态异常等；复杂性运动抽动常呈现形态特异动作，如冲动性触摸东西、膝部弯曲、蹲姿舔地、扔东西、打自己等。各种形式的抽动可因情绪激动、紧张而加重，睡眠时明显减轻，当全神贯注于某种活动时，抽搐随之减少。

2. 发声抽动　发声抽动是本病的另一主要症状。引起发声抽动最常见的部位是喉部，抽动时呈爆破音、呼噜音、咳嗽或洁喉动作声响；舌肌抽动则发出"咂舌""咔嗒""嘘"及"吱""嘎"声；鼻部抽动呈现喷鼻声、气喘声或嗤之以鼻状的发声动作或哽咽声等。

3.秽语症 其特点往往发生在最不适宜的地点和场合，以罕见的抑扬顿挫，无理方式，大声地表达淫秽字语。

4.行为紊乱 轻者表现躁动不安、过分敏感、易激惹或行为退缩；重者则呈现难以摆脱的强迫行为，常常自身难以抗拒地重复某一动作，例如反复洗手、数数字及检查门锁等行为。有些患者表现出心烦意乱、多动、情绪不稳、坐立不安，也有些患者存在破坏行为，表现出突然发生不能自制的冲动行为，如过度挑衅行为，甚至可以有暴力行为和自伤行为。

5.其他 约有半数的患儿会出现共鸣，最常见的形式是模仿他人的语言、习惯等。但患儿智力正常，体格及神经系统检查未见异常。

【辅助检查】

约有 1/3 的患儿表现出脑电图异常。脑电图表现为非特异性异常，其普遍特征是：α 节律的频率调节差，波幅调节差，慢波及慢波节律增加。

【诊断与鉴别诊断】

1.诊断 根据 DSM-IV 诊断标准。

（1）具有多种运动抽动和一种或多种发声抽动，但不一定同时存在。抽动为突然的、快速的、反复性的、非节律性的、刻板的动作或发声。

（2）一天内发作多次抽动（通常是阵发性），病情持续或间歇发作超过 1 年，其无抽动间歇期连续不超过 3 个月。

（3）上述症状引起明显的不安显著地影响社交、就业和其他重要领域的活动。

（4）发病于 18 岁前。

（5）不自主抽动或发声，不能用其他疾病来解释。

通常来讲，凡患者具有两个或两个以上的运动性抽动，加上一个或一个以上的发声性抽动，病程超过 1 年者，即可诊断为多发性抽动症。

2.鉴别诊断

（1）风湿性舞蹈病：6 岁以后多见，女孩居多，是风湿热的主要表现之一。表现为四肢较大幅度、无目的、不规则的舞蹈样动作，生活经常不能自理，肌张力减低，无发声抽动或秽语症状，抗链球菌溶血素 "O" 滴度增加，咽拭子培养检出 A 型溶血型链球菌，抗风湿治疗有效。

（2）肌阵挛：是癫痫发作的一个类型或是脑高度节律异常疾病的表现，具有发作性，每次持续时间短暂，不受意志控制，常伴意识障碍，且脑电图异常，抗癫痫药治疗有效。

【治疗】

1. 心理治疗　主要是进行心理指导，包括帮助正确认识本病，与老师、同学取得沟通，告诫家长不要过分注意和提醒患儿的抽动症状，合理安排患儿的日常生活，减轻学习压力，使其尽量处于一种轻松愉快的环境之中。

2. 药物治疗　西药目前常选用氟哌啶醇、硫必利等作用于神经递质及受体的药物以控制症状，一般需 1 周至数周或更长时间，抽动症状才能消失，再继续服用 3 ～ 6 个月方可在医师指导下逐渐减量停药。

复习思考

1. 儿童多动综合征的诊断要点有哪些？
2. 多发性抽动症的诊断及治疗方法是什么？

扫一扫，知答案

扫一扫，看课件

第 十 章

造血系统疾病

【学习目标】

1. 掌握缺铁性贫血、特发性血小板减少紫癜的诊断要点及治疗。

2. 熟悉缺铁性贫血、特发性血小板减少紫癜的临床表现。

3. 了解各年龄期小儿血象特点，生理性贫血及原因，激素和大剂量静脉注射丙种球蛋白治疗 ITP 的作用原理。

第一节　小儿造血功能及血液特点

【小儿造血特点】

小儿造血可分为胚胎期造血和生后造血。

1. 胚胎期造血　胚胎期造血分为中胚叶造血、肝脾造血和骨髓造血三个不同的时期。

（1）中胚叶造血期：从胚胎第 3 周开始出现卵黄囊造血，在胚胎第 6 周后，中胚叶造血开始减退，至第 10 ～ 12 周消失。

（2）肝脾造血期：自胚胎第 6 ～ 8 周开始，肝脏出现活动的造血组织，并逐渐成为胎儿中期的主要造血部位，4 ～ 5 个月时达高峰，6 个月后逐渐减退，约于出生时停止。

肝脏造血主要产生红系细胞，其次是粒系细胞，巨核细胞最少。

脾脏于胎儿 8 周左右可生成红细胞、粒细胞，至 12 周时出现淋巴细胞和单核细胞，至胎儿 5 个月时脾脏造红细胞和粒细胞的活动减少，并逐渐消失，而造淋巴细胞的功能可维持终身。

胸腺是中枢淋巴器官，6 ～ 7 周人胚胎已出现胸腺，并开始生成淋巴细胞，来源于卵黄囊、肝脏或骨髓的淋巴干细胞在胸腺中诱导分化为前 T 细胞，并迁移至周围淋巴组织中增殖并发育为 T 淋巴细胞，这种功能维持终生。胚胎期胸腺还可以生成少量的红细胞和粒细胞，但持续时间甚短。

自胚胎 11 周，淋巴结开始生成淋巴细胞。从此，淋巴结成为终生产生淋巴细胞和浆细胞的器官。胎儿期淋巴结亦具有短时间的红系造血功能。

（3）骨髓造血期：在胚胎第 6 周时即出现骨髓，在胎儿第 20 周起骨髓开始造血，并迅速成为造血的主要器官，直至出生 2～3 周后骨髓成为唯一的造血器官。

2. 生后造血

（1）骨髓造血：出生后主要是骨髓造血。生后至 3～4 岁，所有骨髓均为红髓，全部参与造血，以满足生长发育的需要。5～7 岁开始，长骨干中出现脂肪细胞（黄髓），随着年龄的增长，黄髓逐渐增多，而红髓相应减少。至 18 岁时红髓仅分布于脊柱、胸骨、肋骨、颅骨、锁骨、肩胛骨、骨盆及长骨近端，但黄髓仍有潜在的造血功能，当造血需要增加时，它可转变为红髓而恢复造血功能。

（2）骨髓外造血：在正常情况下骨髓外造血很少。小儿在出生后头几年缺少黄髓，故造血的代偿潜力甚少，如果造血需要增加时，就容易出现骨髓外造血。尤其在婴儿期，当遇到感染性贫血或溶血性贫血等造血需要增加时，肝、脾和淋巴结可随时适应需要，恢复到胎儿时的造血状态。此时临床上可出现肝、脾、淋巴结增大，外周血中可出现有核红细胞和幼稚中性粒细胞，这是小儿造血器官的一种特殊反应，称为"骨髓外造血"。当感染及贫血纠正后即恢复正常。

【小儿血液特点】

1. 红细胞数和血红蛋白量 出生时小儿红细胞数为（5.0～7.0）×10^{12}/L，血红蛋白量为 150～220g/L，未成熟儿与足月儿基本相等，少数可稍低。至 2～3 个月时（早产儿较早）红细胞降至 $3.0×10^{12}$/L 左右，血红蛋白降至 100g/L 左右，出现轻度贫血，称为"生理性贫血"。

发生生理性贫血的原因主要是：①小儿出生后随着呼吸建立，血氧含量增加，使红细胞生成素减少，红细胞生成减少；②胎儿红细胞寿命短，且破坏较多；③婴儿生长发育迅速，血循环量迅速增加，血液被稀释。以后随着年龄增长，由于红细胞生成素的增加，红细胞数和血红蛋白量又缓慢增加，至 12 岁左右达成人水平。

2. 白细胞数与分类 初生时白细胞总数为（15～20）×10^9/L，生后 6～12 小时升高达（21～28）×10^9/L，然后逐渐下降，1 周时平均为 12×10^9/L，婴儿期白细胞数维持在 10×10^9/L 左右，8 岁以后接近成人水平。

白细胞分类主要是中性粒细胞与淋巴细胞比例的变化。出生时中性粒细胞约占 65%，淋巴细胞约占 30%。随着白细胞总数的下降，中性粒细胞的比例也相应下降，生后 4～6

天两者比例约相等；随后淋巴细胞比例上升，约占 60%，中性粒细胞约占 35%；至 4 ~ 6 岁时两者比例又相等；以后白细胞分类与成人相似，即中性粒细胞占多数并持续终身。

3. 血小板数 小儿血小板计数与成人相似，为（150 ~ 250）×10⁹/L。

4. 血容量 小儿血容量相对较成人多，新生儿血容量约 85 mL/kg，占体重 10%，总血容量约为 300mL；儿童时期血容量占体重 8% ~ 10%；成人血容量占体重 6% ~ 8%，总血容量平均为 3600mL。

第二节　小儿贫血概论

贫血是指外周血中单位容积内红细胞数和（或）血红蛋白量低于正常值。临床上常采用血红蛋白值为标准。根据世界卫生组织的规定，血红蛋白值 6 个月 ~ 6 岁小儿低于 110g/L，6 ~ 14 岁小儿低于 120g/L 为贫血。6 个月以下的婴儿由于生理性贫血等因素，血红蛋白值变化较大，目前尚无统一标准。我国小儿血液学组（1989）暂定：血红蛋白在新生儿期 < 145g/L，1 ~ 4 月时 < 90g/L，4 ~ 6 个月时 < 100g/L 者为贫血。海拔每升高 1000m，血红蛋白上升 4%。贫血一般可按以下分类：

1. 贫血程度分类 根据外周血血红蛋白含量或红细胞数可分为四度：①轻度，血红蛋白从正常下限至 90g/L；②中度，血红蛋白为 90 ~ 60g/L；③重度，血红蛋白为 60 ~ 30g/L；④极重度，血红蛋白 < 30g/L。新生儿血红蛋白为 144 ~ 120g/L 者为轻度，120 ~ 90g/L 者为中度，90 ~ 60g/L 者为重度，< 60g/L 者为极重度。

2. 形态分类 根据平均红细胞容积（MCV）、平均红细胞血红蛋白量（MCH）和平均红细胞血红蛋白浓度（MCHC）将贫血分为 4 类，具体见表 10-1。

表 10-1　贫血的细胞形态分类

	MCV（fl）	MCH（pg）	MCHC（%）
正常值	80 ~ 94	28 ~ 32	32 ~ 38
大细胞性	> 94	> 32	32 ~ 38
正细胞性	80 ~ 94	28 ~ 32	32 ~ 38
单纯小细胞性	< 80	< 28	32 ~ 38
小细胞低色素性	< 80	< 28	< 32

3. 病因分类 根据造成贫血的原因将其分为三类。①红细胞和血红蛋白生成不足：此类贫血常见有营养性缺铁性贫血，营养性巨幼红细胞性贫血，再生障碍性贫血，感染性、炎症性及癌症性贫血，慢性肾病引起的贫血等。②红细胞破坏过多（溶血性贫血）：常见

有遗传性球形红细胞增多症，阵发性睡眠性血红蛋白尿，葡萄糖-6-磷酸脱氢酶缺乏症，地中海贫血，新生儿溶血症，免疫性溶血性贫血及药物、物理、化学、感染等因素引起的贫血等。③红细胞丢失过多（失血性贫血）：此类贫血包括急性失血，如创伤性大出血、出血性疾病等；慢性失血，如溃疡病、钩虫病、鲜牛奶过敏、肠息肉、特发性肺含铁血黄素沉着症等。

第三节　营养性缺铁性贫血

案例导入

患儿，男，7$^+$月，因面色苍白3个月，咳嗽呛奶1周入院。3个月前母亲感觉患儿面色稍苍白，近1个月明显，未诊治；苍白不伴有出血倾向。近一周，出现单声轻咳，伴有鼻塞流涕，偶有呛奶，到镇医院检查发现血红蛋白67g/L，转我院诊治。个人史显示妊娠期母亲早孕反应明显，呕吐剧烈，产检曾发现轻度贫血；G3P2，32周妊娠，剖宫产，产重2kg；生后单纯母乳喂养，未添加辅食，偶尔稀饭；预防接种按计划进行。

体格检查：体温37.5℃，心率140/分，呼吸25/分，体重6.5kg；面色苍白，精神萎靡，无皮疹；颈部扪及1~2枚淋巴结，0.3~0.5cm大；唇周微绀，扁桃体Ⅰ度，轻度充血；肺呼吸音粗，未闻及干湿啰音；心音律齐，心前区闻及Ⅱ级收缩期杂音；腹软，肝肋下4cm，剑突下2.5cm，脾脏肋下0.5cm。

住院后血常规检查显示：红细胞4.22×10^{12}/L，血红蛋白58g/L，MCV 49fl，MCH 13pg，MCHC 280，白细胞8.5×10^9/L，淋巴细胞0.71，血小板441×10^9/L；红细胞小，明显大小不均及淡染。抽空腹血检查：血清铁（SI）3.6μmol/L，总铁结合力（TIBC）70.6μmol/L，转铁蛋白饱和度（TS）5.1%，血红蛋白$A_2$3.0，胎儿血红蛋白（HbF）4.9%。

思考题

该患儿最可能的诊断是什么？

缺铁性贫血是由于体内铁缺乏造成血红蛋白合成减少而引起的小细胞低色素性贫血。起病缓慢，多发生于6个月~2岁婴幼儿，以摄入铁不足为常见原因，因此主要是营养性缺铁性贫血，是我国儿童重点防治的"四病"之一。临床以小细胞低色素性贫血、血清铁蛋白减少和铁剂治疗有效为特点。

【铁的代谢】

1. 铁的分布及来源 体内总铁量在正常成人男性约为 50mg/kg，女性约为 35mg/kg，新生儿约为 75mg/kg。总铁量中的 60%～ 70%用于合成血红蛋白和肌红蛋白，30%以铁蛋白及含铁血黄素的形式储存于肝脾及骨髓中，极少量存在于含铁酶及血浆中。铁的主要来源是食物及由衰老的红细胞被破坏后所释放出来。

2. 铁的吸收和转运 衰老的红细胞破坏后释放的铁几乎全部被再利用。食物中的铁主要在十二指肠和空肠上部以游离铁（Fe^{2+}）及血红素铁的形式被吸收。动物性食物中的铁属于血红素铁，吸收率高；植物性食物中的铁以氢氧化高铁（Fe^{3+}）的形式存在，其吸收率易受肠内其他因素的影响，如盐酸、维生素 C、果糖、氨基酸等可把 Fe^{3+} 还原为游离的 Fe^{2+}，促进铁的吸收，而磷酸、草酸、植物纤维、茶、咖啡、蛋、牛奶、抗酸药等可抑制铁的吸收。

铁需由转铁蛋白进行运输。正常情况下，血浆中的转铁蛋白仅 1/3 与铁结合，此结合的铁称为血清铁；其余 2/3 保留与铁结合的能力，在体外加入一定量的铁可使其成饱和状态，所加的铁量称为未饱和铁结合力；血清铁与未饱和铁结合力之和称为血清总铁结合力。血清铁在血清总铁结合力中所占的百分比称转铁蛋白饱和度。

3. 铁的利用 铁到达骨髓造血组织后即进入幼红细胞，在线粒体中与原卟啉结合形成血红素，后者再与珠蛋白结合形成血红蛋白。

4. 胎儿和儿童期铁代谢的特点 胎儿通过胎盘从母体获得铁，孕后期的 3 个月获铁量最多，足够其生后 4 ～ 5 个月内用。另外，由于生后的"生理性溶血"释放的铁增多，"生理性贫血"需铁相对减少，使婴儿早期不易发生缺铁。6 个月～ 2 岁，由于生长发育快，而乳制品中铁含量较低，此期小儿缺铁性贫血发生率较高。

【病因及发病机制】

1. 病因 引起小儿缺铁的常见原因有：①先天储铁不足：胎儿期最后 3 个月从母体内获取的铁最多，如因早产、双胎、胎儿失血、过早结扎脐带及孕母患严重缺铁性贫血等均可使胎儿储铁减少。②铁的摄入量不足：是导致缺铁性贫血的主要原因。婴儿以乳类食品为主，人乳、牛乳、羊乳中含铁量均较低，如不及时添加含铁较多的辅食，容易发生缺铁性贫血。较大的儿童则常因饮食习惯不良、拒食、偏食、营养供应较差而致贫血。③生长发育迅速，对铁的需要量增加。主要发生在 5 个月～ 1 岁。④铁的吸收障碍或丢失过多：长期消化功能紊乱、慢性腹泻、呕吐等均可直接影响铁的吸收，钩虫病、肠息肉、血管瘤等疾病皆可致肠道慢性失血，这些均可导致缺铁性贫血的发生。

2. 发病机制 衰老红细胞破坏后释放的铁和食物中吸收的铁均经铁蛋白运至骨髓，进入幼红细胞内，与原卟啉结合形成血红素，再与珠蛋白结合成血红蛋白。故缺铁时血红蛋白合成减少，而缺铁对细胞分裂、增殖影响甚小，出现血红蛋白量的减少较红细胞数量的减少更为显著，血红蛋白含量不足且细胞体积也变小，表现为小细胞低色素性贫血。

机体内的铁 $60\%\sim70\%$ 存在于血红蛋白和肌红蛋白中，30%的铁以铁蛋白和含铁血黄素形式存在（储存铁）$0.2\%\sim0.4\%$ 构成人体内必需的酶。储存在肝、脾和骨髓中的铁蛋白和含铁血黄素称为储存铁。当红细胞的铁不足时，可先动用储存铁用于造血，故缺铁早期尚无缺铁表现。储存铁在缺铁晚期耗竭时方出现缺铁性贫血的一系列临床表现。同时，一些含铁酶（如琥珀酸脱氢酶、细胞色素 C、单胺氧化酶等）的活性下降，影响了机体正常的生物氧化、神经介质合成、组织呼吸等过程，使细胞功能下降，产生一系列非血液系统症状。

【临床表现】

任何年龄均可发病，常见于 6 个月～2 岁。起病缓慢、隐匿，贫血多为轻中度。症状的轻重取决于贫血的程度和贫血发生进展的速度。

1. 一般表现 皮肤黏膜逐渐苍白，以口唇、口腔黏膜、甲床和手掌最为明显，易疲乏，不爱活动，食欲减退，年长儿可述头晕、耳鸣、眼花、眼前发黑等。

2. 造血器官表现 由于骨髓外造血反应，肝、脾、淋巴结常轻度肿大。年龄越小，病程越久，贫血越重，则肝、脾肿大越明显。

3. 非造血系统症状

（1）消化系统：食欲减退，拒加辅食，时有呕吐或腹泻，少数患儿有异食癖，如喜食泥土、墙皮，可出现口腔炎、舌炎、舌乳头萎缩等。重者可出现萎缩性胃炎或吸收不良综合征。

（2）神经系统：表现为烦躁不安或萎靡不振，年长儿常注意力不集中，记忆力减退，学习成绩下降，智力多数低于同龄儿。

（3）心血管系统：明显贫血时心率增快，心脏扩大，重者可发生心力衰竭。

（4）其他：缺铁时免疫功能低下易并发感染，上皮组织异常可出现反甲、皮肤角化等。

【辅助检查】

1. 红细胞数 外周血示红细胞和血红蛋白量均减少，尤以血红蛋白量减少更为显著，呈小细胞低色素性贫血。外周血涂片可见红细胞大小不等，以小细胞为多，中央淡染区扩大。

2. 网织红细胞计数 可反映骨髓造血功能。增多提示骨髓造血功能活跃，可见于急、慢性溶血或失血性贫血；减少提示造血功能低下，可见于再生障碍性贫血、营养性贫血等。此外在治疗过程中定期检查网织红细胞计数，有助于判断疗效。如缺铁性贫血经合理治疗后，网织红细胞在 1 周左右即开始增加。

3. 骨髓象 有核红细胞增生活跃，粒红比例正常或红系增多，红系以中幼红细胞增多明显，各期红细胞胞体均小，胞浆少，染色偏蓝，胞浆成熟程度落后于胞核。

4. 有关铁代谢的检查

（1）血清铁蛋白（serum ferritin，SF）：SF 值可较敏感地反映体内贮存铁的情况，是反映缺铁较敏感的指标，在铁减少期就开始降低，但应注意，缺铁性贫血合并感染、肿瘤、结缔组织病、肝脏及心脏疾病时血清铁蛋白可不降低，反而升高。

（2）红细胞游离原卟啉（free erythrocyte protoporphyrin，FEP）：红细胞内缺铁时，FEP 不能完全与铁结合成血红素，血红素减少又反馈性地使 FEP 合成增多，当 FEP500μg/dL（正常 200 ～ 400μg/dL）时提示细胞内缺铁。

（3）血清铁（SI）、总铁结合力（TIBC）和转铁蛋白饱和度（TS）：这三项检查反映血浆中的铁含量，通常在缺铁后期（表现为明显的小细胞低色素性贫血）才出现异常。表现为 SI 减低，< 50 ～ 60μg/dL 有意义；TIBC 增加，> 350μg/dL 有意义；TS 明显下降，< 15% 有诊断意义。

（4）骨髓可染铁：骨髓涂片观察红细胞内的铁粒细胞数，如 < 15%，提示储存铁减少，细胞外铁也减少。这是一项反映体内贮铁的敏感而可靠的指标。

【诊断与鉴别诊断】

1. 诊断 根据临床表现，结合发病年龄、喂养史及血象特点，一般可做出初步诊断。铁代谢检查有进一步确诊的意义，必要时再做骨髓检查，用铁剂治疗有效可证实诊断。诊断明确后还应进一步找出病因，以便针对病因进行治疗。

2. 鉴别诊断

（1）营养性巨幼细胞性贫血：是由于缺乏维生素 B_{12} 或叶酸，使细胞分裂、增殖的速度明显减慢的大细胞性贫血。临床主要表现为贫血，神经精神症状，红细胞的胞体变大，骨髓中出现巨幼红细胞，用维生素 B_{12} 和（或）叶酸治疗有效。

（2）地中海性贫血：有家族史，地区性明显，特殊面容，肝脾明显肿大。

【治疗】

主要原则是去除病因和铁剂治疗。

1. 一般治疗 加强护理，保证休息和睡眠，避免感染，如伴有感染者积极控制感染，重度贫血者注意保护心脏功能；根据患儿消化能力，给予含铁质丰富的高营养高蛋白膳食，如蛋黄、瘦肉、豆制品等，注意饮食的合理搭配，以增加铁的吸收。

2. 祛除病因 尽可能查寻导致缺铁的原因和基础疾病，并采取相应措施去除病因。如饮食不当者应纠正不合理的饮食习惯和食物组成，有偏食习惯者应予以纠正。及时添加辅食，添加铁剂强化食品，如有慢性失血性疾病，如钩虫病、肠道畸形等，应予以及时治疗。

3. 铁剂治疗 铁剂是治疗缺铁性贫血的特效药，因口服二价铁盐容易吸收，故常先用二价铁盐制剂。①口服铁剂：常用的制剂有硫酸亚铁（含铁 20%）、富马酸亚铁（含铁 30%）、葡萄糖酸亚铁（含铁 11%）等。口服铁的剂量以元素铁计算，一般为每次 1～2mg/kg，每日 2～3 次。最好于两餐之间服药，既减少对胃黏膜的刺激，又利于吸收；同时口服维生素 C 能促进铁的吸收。牛奶、咖啡、茶及抗酸药等与铁剂同服可影响铁的吸收。②注射铁剂：注射铁剂较易发生不良反应，甚至可发生过敏性反应致死，故应慎用。常用的铁注射剂有右旋糖酐铁、含糖氧化铁等。

铁剂治疗有效者于服药 2～3 天后网织红细胞即见升高，5～7 天达高峰，2～3 周后下降至正常；治疗约 2 周后，血红蛋白相应增加，临床症状亦随之好转。血红蛋白约 4 周后达到正常，应再继续服铁剂 6～8 周，以增加铁储存。

4. 输血 一般不必输血。输血（有条件医院均应注入红细胞）适应证是：①重度贫血尤其是伴心力衰竭者；②合并感染者；③急需外科手术者。贫血越严重，每次输血量越少。血红蛋白在 30～60g/L 者，每次可输注浓缩红细胞 4～6mL/kg（全血 10mL/kg）；贫血在中度以上者，不必输血。

【预防】

1. 提倡母乳喂养，及时添加含铁丰富且铁吸收率高的辅食，如肝、瘦肉、鱼等，同时加用维生素 C 含量丰富的新鲜蔬菜汁及果汁等以利于铁的吸收。婴幼儿食品（奶制品、谷类制品等）可加入适量铁进行强化。

2. 避免偏食、挑食和节食行为，合理搭配膳食，培养小儿良好的饮食习惯。

第四节 特发性血小板减少性紫癜

📖 案例导入

男性，5 岁，发现皮肤瘀点 5 天，加重伴口腔黏膜、牙龈出血 1 天。5 天前患儿母亲为其洗澡时发现患儿右膝关节有一瘀斑，皮肤多处可见瘀点，误以为是"碰伤"，未检查和治疗。1 天前口腔出血，舌侧出血紫色"血疱"，皮肤瘀点、瘀斑增多，故急诊就医。发病前2周患儿曾患感冒、发热、流涕，服"青霉素、银翘片"等药物治疗，1周后体温正常，但精神、食欲欠佳，睡眠尚可，大小便正常。

既往史：否认肝脏病史，无药物过敏及手术、外伤史。既往无类似发病。

查体：体温36.8℃，心率94次/分，呼吸22次/分，血压100/70mmHg。神志清楚。前胸及双上肢、双下肢皮肤可见散布的瘀点和瘀斑。巩膜无黄染，牙龈渗血，左颊黏膜及舌左侧见紫色血疱数个，双扁桃体Ⅰ度肿大，充血。耳后及枕部可触及0.8cm×0.8cm大小淋巴结多个，质软，余浅表淋巴结未触及。胸骨无压痛，双肺呼吸音清晰，未闻及干湿啰音，心界不大，心律齐，各瓣膜区未闻及杂音。腹平软，无压痛及反跳痛，肝脾肋下未触及，双下肢无水肿。

实验室检查：白细胞 $6.5×10^9/L$，中性粒细胞0.65，淋巴细胞0.32，异性淋巴细胞0.03，血红蛋白110g/L，血小板 $9.0×10^9/L$。

思考题

1. 该患儿最可能的诊断是什么？

2. 需要做什么检查？

特发性血小板减少性紫癜（ITP）又称自身免疫性血小板减少性紫癜，是小儿最常见的出血性疾病。其临床特点是皮肤、黏膜自发性出血、血小板减少、出血时间延长和血块收缩不良，骨髓巨核细胞发育受到抑制。临床上常分急性型与慢性型，小儿以急性型较多见，约占85%，其预后相对比成人好。

【病因及发病机制】

1. 病因 多数急性ITP患儿有前驱病毒感染史，与风疹、麻疹、水痘、腮腺炎、传染性单核细胞增多症、肝炎、巨细胞病毒感染症等有关。

2. 发病机制 目前认为发病与免疫有关。病毒感染使机体产生相应的抗体，这类抗体可与血小板膜发生交叉反应，使血小板受到损伤而被单核-巨噬细胞系统所清除。此外，在病毒感染后，体内形成的抗原-抗体复合物可附着于血小板表面，使血小板易被单核-巨噬细胞系统吞噬和破坏，从而导致血小板减少。

脾脏是产生血小板抗体、清除和破坏血小板的主要场所。血小板破坏加速和生成减少致血小板总数降低是导致出血的主要原因。

【临床表现】

1.急性型 病程≤6个月为急性型，此型较为常见，约占80%，以1～5岁小儿多见，男女发病数无差异，冬春季发病数较多。起病前1～4周常有病毒感染史，如上呼吸道感染、流行性腮腺炎、水痘、风疹、麻疹、传染性单核细胞增多症等，偶见于接种麻疹减毒活疫苗或接种结核菌素之后发生。大多数患儿出现皮疹前无任何症状，部分可有发热。

患儿以自发性皮肤和黏膜出血为突出表现。多为针尖大小的皮内或皮下出血点或瘀斑和紫癜，分布不均，以四肢为主，在易于碰撞的部位更多见。鼻、齿龈出血，口腔黏膜血疱和眼结膜出血也多见。胃肠道大出血和血尿均少见。偶见颅内出血（1%），常发生在发病的前3～4周内，为致死原因。出血严重者可致贫血。淋巴结不肿大，肝脾偶见轻度肿大。本病为自限性过程，70%～80%的患儿于1～6个月内痊愈，20%～30%的患儿呈慢性病程，死亡率约0.5%～1%，主要致死原因为颅内出血。

2.慢性型 病程＞6个月为慢性型，约占20%，多见于学龄前及学龄期儿童，病前多无病毒感染史，约10%的患者由急性型转化而来。起病缓慢，出血症状较急性型轻，主要表现为皮肤、黏膜大小不等的瘀点、瘀斑，分布不均，可发生于任何部位，常先出现于四肢，尤以四肢远端多见；黏膜出血程度不一，以鼻及齿龈为多见，口腔黏膜出血、血疱次之，血尿及胃肠道出血也可见到，女性患者常以月经过多为主要表现。出血可为持续性或反复发作性，病程呈发作与间歇、缓解交替出现，间歇期的长短不一，可数周至数年，在间歇期可全无出血或仅轻度鼻衄。约30%的患儿于发病数年后自然缓解，反复发作者脾脏轻度肿大。

【辅助检查】

1.外周血象 血小板计数＜$100×10^9$/L，出血轻重与血小板数多少有关。血小板＜$50×10^9$/L时可见自发性出血，＜$20×10^9$/L时出血明显，＜$10×10^9$/L时出血严重。慢性型者可见血小板大小不等，染色较浅。失血较多时可致贫血，白细胞数正常。出血时间延长，血块收缩不良，血清凝血酶消耗不良。

2.骨髓象 急性型骨髓巨核细胞数正常或增多，慢性型骨髓巨核细胞数显著增多。两型均可见巨核细胞的胞体大小不一，以小型巨核细胞较为多见，幼稚巨核细胞增多，产生血小板的巨核细胞明显减少，核分叶减少，且常有空泡形成、颗粒减少和胞浆少等现象。

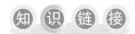

ITP 骨髓巨核细胞与血小板生成

血小板是由巨核细胞产生的，巨核细胞可以分化产生原始巨核细胞，经过原始、幼稚阶段后发育为富含血小板颗粒的"颗粒巨核细胞"，然后发育为能够释放血小板的"产板巨核细胞"。ITP 时巨核细胞是增多的。

3.其他检查 ①血小板抗体检查主要是血小板表面 IgG（PAIgG）增高，阳性率为 66% ～ 100%，但非本病特异性改变；②束臂实验阳性。

【诊断与鉴别诊断】

1.诊断 临床以皮肤黏膜出血为主要表现；无明显肝、脾及淋巴结肿大；反复查血小板计数 < 100×10^9/L；骨髓巨核细胞分类中以成熟未释放血小板的巨核细胞为主，巨核细胞总数增加或正常；血清中检出抗血小板抗体；以上表现并排除其他引起血小板减少的疾病如急性白血病、再生障碍性贫血、过敏性紫癜、红斑狼疮、Evan 综合征、继发性血小板减少性紫癜（如感染、药物、毒物等引起的血小板减少）等，即可诊断。

2.鉴别诊断

（1）再生障碍性贫血：以贫血为主要表现，全血细胞减少，骨髓造血功能减低，巨核细胞少见。

（2）继发性血小板减少性紫癜：一般有原发病或明显的致病因素，并有其相应的临床和检验特点。

（3）过敏性紫癜：紫癜多见于四肢及臀部皮肤，分批出现，呈对称分布，鲜红或深红的斑丘疹，多高于皮肤，大小不一，常伴荨麻疹、腹痛及关节肿痛，血小板不减少。

【治疗】

1.一般治疗 ①急性型应卧床休息，限制活动，避免外伤；②有或疑有感染者，酌情合理使用抗生素；③避免使用阿司匹林等影响血小板功能的药物；④有出血倾向者给予大剂量维生素 C、安络血和止血敏等止血剂。

2.药物治疗

（1）肾上腺糖皮质激素：其主要药理作用为降低毛细血管的通透性，抑制血小板抗体的产生；抑制单核 - 巨噬细胞系统对有抗体吸附的血小板的破坏。常用泼尼松，剂量为每日 1.5 ～ 2mg/kg，分 3 次口服。出血严重者可用冲击疗法：地塞米松每日 1.5 ～ 2mg/kg，或甲基泼尼松龙每日 20 ～ 30mg/kg，静脉点滴，连用 3 天，症状缓解后改口服泼尼松。急性 ITP 疗程一般不超过 4 周，用药至血小板数回升后逐渐减量，停药。停药后如有复发，可再用泼尼松治疗。慢性 ITP 用至出血减轻后减量，最后减至每日 0.25mg/kg，隔日服 1 次，维持治疗 2 个月后，如血小板保持在有效止血水平，即 > 50×10⁹/L 时，即可停药。

（2）大剂量静脉注射丙种球蛋白：其主要作用是：①封闭巨噬细胞受体，抑制巨噬细胞对血小板的结合与吞噬；②在血小板上形成保护膜，抑制血浆中的 IgG 或免疫复合物与血小板相结合，从而使血小板避免被巨噬细胞所破坏；③抑制自身免疫反应，使抗血小板抗体减少。单独应用大剂量静脉滴注丙种球蛋白的升血小板效果与激素相似。常用剂量为每日 0.4g/kg，连用 5 天静脉滴注；或每日 1g/kg 静滴，连用 2 天，以后每 3 ～ 4 周一次。

（3）血小板输注：输入的血小板的有效作用时间为 1 ～ 3 天，为达到止血效果，必要时可 3 天输注 1 次。但多次输注不相容抗原的血小板后，患者体内可产生相应的同种抗体，发生血小板输注反应，出现畏寒、发热，输入的血小板也会迅速破坏，使治疗无效。故一般不主张输血小板，只有在发生颅内出血或急性内脏大出血，危及生命时才输注血小板，并需要同时予以大剂量肾上腺皮质激素，以减少输入的血小板被破坏。

（4）脾切除：脾切除多适用于慢性血小板减少性紫癜。脾切除的有效率约 70%，适用于病程超过 1 年、血小板持续 < 50×10⁹/L（尤其是 < 20×10⁹/L）、有较严重出血症状、内科治疗效果不好者，且年龄在 6 岁以上者，为脾切除指征。急性型多数不需要切脾治疗，只有发生颅内出血或内脏出血，应用其他疗法无效时，才可考虑脾切除。在施行脾切除手术前，必须进行骨髓检查。巨核细胞减少，血小板抗体增高者，手术效果不佳。

部分性脾栓塞术是通过介入插导管至脾门部栓塞脾动脉，阻断脾外周皮质的供血动脉，使脾脏皮质缺血、坏死、液化并逐渐吸收，达到部分切除脾的目的。由于保留了脾的髓质即保留了脾的免疫功能，尤其适用于儿童期激素治疗无效的 ITP。

（5）免疫抑制剂：慢性 ITP 患者经上述治疗无效、复发或难治时，可以考虑使用免疫抑制剂。如长春新碱、环磷酰胺和环孢素等，单药或联合化疗。免疫抑制剂的副作用较多，应用过程中应密切观察，常需要在儿童血液专科进行治疗随访。

复习思考

1. 简述小儿贫血的分类。
2. 口服铁剂治疗小儿营养性缺铁性贫血的剂量及注意事项是什么？
3. 特发性血小板减少紫癜的临床表现及诊治要点有哪些？

扫一扫，知答案

扫一扫，看课件

第十一章

免疫系统疾病

【学习目标】

1. 掌握风湿热、过敏性紫癜、川崎病的临床表现和治疗方法。
2. 熟悉风湿热、过敏性紫癜、川崎病的诊断标准。
3. 了解风湿热、过敏性紫癜、川崎病的病因和辅助检查。

第一节　风湿热

案例导入

患儿，男，9岁，因"持续发热10余天，伴胸闷及双膝关节疼痛"入院。患儿1个月前受凉后出现咽喉部不适，伴发热，口服抗生素（具体不详）后好转。10余天前再次发热，体温38℃左右，伴胸闷、心悸，双膝关节疼痛，以往有类似发作史。

体检：体温38.7℃，呼吸22次/分，脉搏118次/分。精神稍差，面色苍白，咽充血，扁桃体Ⅰ度肿大，无脓点及脓性分泌物。心尖搏动在左锁骨中线外0.5cm，胸骨左缘第3肋间有Ⅱ级舒张期杂音，心尖区第一心音减弱，有奔马律和Ⅱ～Ⅲ级全收缩期杂音，肝脏肋下1cm，剑突下1.5cm，无压痛。双膝关节稍肿胀，有压痛，活动受限。双肘关节伸侧皮下扪及豌豆大小结节3～4个，活动好，无压痛。

实验室：白细胞$28×10^9$/L，中性粒细胞0.812，血红蛋白90g/L，血沉70mm/h，ASO 250U，C反应蛋白（+）。

思考题

1. 该患儿最可能的诊断是什么？

2. 该病的处理原则是什么？

风湿热（rheumatic fever，RF）是一种由咽峡部感染 A 组乙型溶血性链球菌后所致的反复发作的急性或慢性全身结缔组织非化脓性免疫性炎症，主要累及关节、心脏、皮肤和皮下组织，偶尔累及中枢神经系统、血管、浆膜等。临床表现以关节炎和心脏炎为主，可伴发热、环形红斑、皮下小结及舞蹈病等。急性发作时通常以关节炎为主要表现，急性发作后常遗留不同程度的心脏损害，尤以瓣膜病变为著，形成慢性风湿性心脏病或风湿性瓣膜病。多见于 6 ～ 15 岁儿童，发病季节以冬春季多见，居住条件拥挤、社会经济情况差者发病较多。

【病因及发病机制】

病因及发病机制目前尚未完全阐明，临床及流行病学研究显示，A 组乙型链球菌感染与风湿热密切相关，风湿热是 A 组乙型溶血性链球菌咽峡炎后的晚期并发症。影响本病的发病因素有：①链球菌在咽峡部存在的时间越长，发病的概率越大；②特殊的致风湿热 A 组溶血性链球菌菌株；③一些人群具有明显的易感性。

目前一般认为，风湿热与 A 组乙型溶血性链球菌感染后的两种免疫反应相关：①变态反应：有些抗链球菌的抗体可与人的某些组织发生交叉反应，导致 Ⅱ 型变态反应性组织损伤，还可因链球菌菌体成分及其产物与相应抗体作用形成的免疫复合物沉积于关节、心肌、心瓣膜导致 Ⅲ 型变态反应性组织损伤。②自身免疫反应：风湿性心脏病患者可出现抗心肌抗体，损伤心肌组织发生心肌炎。此外，A 组链球菌还可产生多种外毒素和胞外酶，对人体心肌、关节有毒性作用。常在感染后 1 ～ 4 周发病。

风湿热是全身性结缔组织的免疫性炎症，早期以关节和心脏受累最常见，晚期以心脏瓣膜病变多见。其病理改变可分为以下三期：

1.急性渗出期 受累部位，如关节、心脏、皮肤等处的结缔组织变性和水肿，淋巴细胞、巨噬细胞、浆细胞浸润；心包膜纤维素样渗出，关节腔浆液性渗出。这种渗出变性是风湿热一过性表现，对抗炎药物敏感。本期约持续 1 个月。

2.增殖期 此期的特征性病理变化是形成风湿性肉芽肿或风湿小体（aschoff body），是病理学确诊风湿热的依据和风湿活动的指标。风湿小体的中央为纤维素样坏死物质，外周有淋巴细胞、浆细胞和巨大的多核细胞（风湿细胞）。主要发生于心肌和心内膜，也可分布于肌肉和结缔组织。此期持续 3 ～ 4 月。

3.硬化期 风湿小体中央的变性坏死物质逐渐被吸收，炎性细胞减少，纤维组织增生和瘢痕形成。二尖瓣最常受累，其次为主动脉瓣，三尖瓣很少累及。此期持续 2 ～ 3 个月。

【临床表现】

发病前 1 ～ 5 周常有链球菌咽峡炎病史。风湿热的主要表现有：游走性多发性关节炎、心脏炎、皮下小节、环形红斑、舞蹈病，这些表现可单独出现或合并出现。发热和关节肿痛是最常见的主诉。

1. 一般表现　发热是风湿热最常见的表现，急性起病者体温在 38 ～ 40℃，1 ～ 2 周后转为低热；隐匿性可为低热或无热。其他表现有精神不振、疲乏无力、食欲下降、体重减轻、面色苍白、多汗、鼻衄等。

2. 心脏炎　临床上 40% ～ 50% 的风湿热患者累及心脏，是风湿热唯一的持续性器官损害。心肌、心内膜、心包均可累及，称为风湿性心脏炎或全心炎，为小儿风湿热的最重要表现。

（1）心肌炎：病变轻微者可无症状，重者可伴不同程度的心力衰竭。常见表现有：

①心动过速：心率常在 110 ～ 120 次 / 分以上，与体温升高不成比例。

②心脏扩大：心尖搏动弥散，心脏浊音界增大。

③心音改变：心尖部第一心音减弱，可闻及奔马律。

④心脏杂音：心尖部轻度收缩期吹风样杂音，75% 的初发患儿主动脉瓣区可闻及舒张中期杂音。

⑤心电图检查：可有过早搏动、心动过速，不同程度的房室传导阻滞和阵发性心房颤动等心电图，以 P–R 间期延长，最为常见。此外可有 ST–T 改变，Q–T 间期延长等。

（2）心内膜炎：二尖瓣最常受累，主动脉瓣次之，三尖瓣和肺动脉瓣极少累及。二尖瓣关闭不全时心尖部 2 ～ 3/6 级全收缩期吹风样杂音，有时可闻及二尖瓣相对狭窄所致舒张期杂音。主动脉瓣关闭不全时胸骨左缘第 3 ～ 4 肋间闻及舒张期叹气样杂音。急性期瓣膜损害多为瓣膜充血水肿所致，恢复期可逐渐消失。多次反复发作可造成瓣膜永久性瘢痕形成，导致慢性风湿性心瓣膜病。一般二尖瓣形成器质性闭锁不全需要半年以上，器质性狭窄需要两年左右。

（3）心包炎：临床表现为心前区疼痛，可闻及心包磨擦音，持续数天至 2 ～ 3 周。积液量多时可出现心浊音界扩大、心音遥远、肝脾肿大、颈静脉怒张、奇脉等心包填塞表现。X 线检查示心影增大呈烧瓶状；心电图示低电压，早期 ST 段抬高，随后 ST 恢复，出现 U 波改变；超声心动图示有液性暗区存在。临床上有心包炎表现者，提示心脏炎严重，易发生心力衰竭。

3. 关节炎　占急性风湿热的 50% ～ 60%，典型表现是游走性多关节炎，常对称累及膝、踝、肩、腕、肘、髋等大关节；局部呈红、肿、热、痛，关节活动受限。每个受累关节症状持续数日后消失，愈后不留畸形。

4. 皮肤表现

（1）环形红斑：发生率为 6% ～ 25%。为环形或半环形边界清楚的淡色红斑，边缘轻度隆起，环内皮肤颜色正常，不痒不痛，压之退色。多见于躯干和四肢屈侧，呈一过性或时隐时现，消失后不遗留脱屑及色素沉着但可反复出现。

（2）皮下小结：发生率为 2% ～ 16%，是风湿活动的表现之一。如豌豆大小、数目不等，坚硬无痛。常见于肘、膝、腕、踝等关节伸侧，或枕部、前额头皮或脊椎突起处，对称性分布，一般 2 ～ 4 周消失。

5. 舞蹈症 发生率为 3% ～ 10%，多见于 8 ～ 12 岁的儿童，女性多于男性，常在其他症状出现后数周至数月发生。起病缓慢，累及锥体外系，其特征是：以四肢和面部为主的不自主、无目的的快速运动，如伸舌歪嘴、挤眉弄眼、耸肩缩颈、语言障碍、书写困难、细微动作不协调等，兴奋或注意力集中时加剧，入睡后即消失，常伴肌肉乏力和情绪不稳。病程呈自限性，轻症病例数周内症状消失，平均 3 个月，偶尔舞蹈样动作可持续6 ～ 12 个月。

【辅助检查】

1. 链球菌感染的证据

（1）血清溶血性链球菌抗体测定：抗链球菌溶血素 O（ASO）、抗链球菌激酶（ASK）、抗透明质酸酶、抗脱氧核糖核酸酶 B 滴度增高。

（2）咽拭子培养：20% ～ 25% 患儿咽拭子培养可发现 A 组乙型溶血性链球菌。

2. 风湿活动的指标

（1）血常规检查：白细胞计数轻度至中度增高，中性粒细胞增多，核左移。

（2）血沉（ESR）：血沉加速，但合并严重心力衰竭或经肾上腺皮质激素或水杨酸制剂抗风湿治疗后，血沉可不增快。

（3）C 反应蛋白：风湿热患者血清中有对 C 物质反应的蛋白，存在于 α 球蛋白中。风湿活动期，C 反应蛋白增高，病情缓解时恢复。

（4）黏蛋白：黏蛋白系胶原组织基质的化学成分。风湿活动时，胶原组织破坏，血清中黏蛋白浓度增高。

（5）免疫指标检测：循环免疫复合物检测阳性；血清总补体和补体 C3 降低；血清IgG、IgM、IgA 增高。

【诊断与鉴别诊断】

1. 诊断　迄今为止风湿热尚无特异性的诊断方法，临床上需参照1992年美国心脏病协会修订的 Jones 诊断标准，包括3个部分：主要指标、次要指标、链球菌感染的证据。在确定链球菌感染的前提下，有两项主要指标或一项主要指标伴两项次要指标即可诊断（表11-1）。近年风湿热不典型和轻型病例增多，WHO 于2002～2003年对风湿热的诊断标准做了如下修订：舞蹈病、隐匿性心脏炎、风湿热复发诊断是可不必具有两项主要指标或一项主要指标伴两项次要指标；舞蹈病、隐匿性心脏炎可不必具有近期链球菌感染证据。

表11-1　Jones 诊断标准（1992）

主要指标	次要指标	链球菌感染证据
1. 心脏炎	1. 临床表现	1. 近期患过猩红热
（1）杂音	（1）既往风湿热病史	2. 咽培养溶血性链球菌阳性
（2）心脏增大	（2）关节痛	3. ASO 或其他抗链球菌抗体增高
（3）心包炎	（3）发热	
（4）充血性心力衰竭	2. 实验室检查	
2. 多发性关节炎	（1）ESR 增快、CRP 阳性、白细	
3. 舞蹈病	胞增多、贫血	
4. 环形红斑	（2）心电图：P-R 间期延长，Q-T	
5. 皮下小结	间期延长	

注：多发性关节炎作为主要指标时，关节痛不能作为一项次要指标；心脏炎作为主要指标时，心电图不能作为一项次要指标。

2. 鉴别诊断

（1）幼年特发性关节炎：多在4岁以下起病，常侵犯指（趾）小关节，无游走性，反复发作后遗留关节畸形，手指受累常呈梭状变形。骨关节 X 线示关节面破坏、关节间隙变窄及邻近骨骼骨质疏松。

（2）急性化脓性关节炎：为脓毒血症的局部表现，常有原发感染病史及临床表现，中毒症状重，好累及大关节，血培养阳性。

（3）急性白血病：除发热、骨关节疼痛外，尚有贫血，肝、脾及淋巴结肿大。周围血象可见幼稚白细胞，骨髓检查可确诊。

（4）非特异性肢痛：又名"生长痛"，多见于3～5岁幼儿，疼痛部位为双膝及其附近的肌肉，偶见大腿及双踝部，夜间及入睡后发生，按摩可减轻，局部无红肿。

（5）感染性心内膜炎：贫血、脾肿大、皮肤瘀斑及其他栓塞症状有助鉴别，血培养阳性，超声心动图可见心瓣膜或心内膜有赘生物。

（6）病毒性心肌炎：心脏杂音不明显，较少累及心内膜，易出现期前收缩等心律失常，实验室检查可找到病毒感染的证据。

【治疗】

1. 一般治疗

（1）休息：卧床休息的时间取决于心脏受累的程度和心功能状态。急性期无心脏炎者卧床休息 2 周，随之逐渐恢复活动，2 周内可达正常活动水平；有心脏炎无心力衰竭者卧床休息 4 周，随之 4 周内逐渐恢复正常活动；心脏扩大伴有心力衰竭者，则需卧床休息至少 8 周，2～3 个月内逐渐增加活动量。

（2）饮食：宜进食易消化和富有营养的饮食，宜少量多餐；心力衰竭患儿应低盐饮食。

2. 抗风湿治疗 常用的药物有水杨酸制剂和糖皮质激素两类。对无心脏炎的患者不必使用糖皮质激素，水杨酸制剂对急性关节炎疗效确切。

（1）水杨酸制剂：是治疗急性风湿热的最常用药物，对风湿热的退热、消除关节炎症和恢复血沉均有较好的效果，但对防止心脏瓣膜病变的形成无明显预防作用。水杨酸制剂以乙酰水杨酸（阿司匹林）和水杨酸钠较为常用，尤以阿司匹林效果最好。阿司匹林起始剂量为：儿童每日 80～100mg/kg，最大量 ≤ 3g/d，分 4～6 次口服。使用水杨酸制剂应逐渐增加剂量，直至满意疗效。症状控制后剂量减半，维持 6～12 周。

（2）糖皮质激素：临床研究表明，糖皮质激素与阿司匹林对风湿热的疗效方面并无明显差别，且有停药后"反跳"现象和较多的副作用，故主要用于心脏炎患者。常用泼尼松，每天 1.5～2mg/kg，最大量 ≤ 60mg/d，分 3～4 次口服，直至血沉恢复正常。以后逐渐减量，维持量为每天 5～10mg，总疗程 2～3 个月。病情严重者，可用氢化考的松每天 300～500mg；或地塞米松每天 0.25～0.3mg/kg，静脉滴注。

糖皮质激素停药后应注意低热、关节疼痛及血沉增快等"反跳"现象。在停药前合并使用水杨酸制剂，或静脉滴注促肾上腺皮质激素 12.5～25mg，每天 1 次，连续 3 天，可减少"反跳"现象。

3. 清除链球菌感染 应用大剂量的青霉素静脉滴注 2 周左右，以彻底清除溶血性链球菌感染。青霉素过敏者换用其他有效抗生素，如红霉素等。

4. 舞蹈症的治疗 抗风湿药物对舞蹈症无效。舞蹈症患者应保持安静、避免刺激。病情严重者可使用镇静剂如苯巴比妥、地西泮（安定）等。舞蹈症是一种自限性疾病，通常无明显的神经系统后遗症，耐心细致的护理、适当的体力活动和药物治疗大多可取得良好的结果。

【预防】

1. 预防初次风湿热

（1）防止上呼吸道感染，注意居住卫生、防潮、防寒，经常参加体育锻炼，提高健康水平。

（2）对猩红热、急性扁桃体炎、咽炎、中耳炎和淋巴结炎等急性链球菌感染，应早期予以积极彻底的抗生素治疗，以青霉素为首选，对青霉素过敏者可选用红霉素。

（3）慢性扁桃体炎反复急性发作者（每年发作 2 次以上），应手术摘除扁桃体，手术前 1 天至术后 3 天用青霉素预防感染。扁桃体摘除后仍可发生溶血性链球菌咽炎应及时治疗。

2. 预防风湿热复发　已患过风湿热的病人应积极预防链球菌感染，一般推荐使用苄星青霉素（长效西林），120 万单位每月肌肉注射一次。对青霉素过敏者可用磺胺嘧啶或磺胺异噁唑，儿童每天 0.25 ～ 0.5g。一般认为预防用药期限为：18 岁以下的风湿热患者，必须持续预防用药；超过 18 岁且无心脏受累的风湿热患者，从风湿热末次发作起至少维持预防用药 5 年；已有心脏受累的风湿热患者，再次感染链球菌后极易引起风湿活动且容易发作心脏炎，所以须严格预防治疗。

第二节　过敏性紫癜

案例导入

患儿，男，7 岁，因"双下肢皮疹 1 天"入院。患儿于入院前 1 天无明显诱因双踝部及足部出现散在分布的紫红色皮疹，略高出皮面，双侧对称分布，压之不退色，伴乏力、纳差等症状，无双足肿痛、恶心、呕吐、腹泻等症状。患儿自发病以来精神欠佳，食欲差，睡眠尚可，二便未见异常，体重无增减。

体检：体温 36.8℃，呼吸 25 次 / 分，脉搏 86 次 / 分，血压 90/60mmHg，意识清楚，精神差，面色如常。双踝部及双足可见散在分布的紫红色瘀点瘀斑，略高出皮面，压之不退色；双侧对称分布，大小不等，分布不均，边界清楚，浅表淋巴结未触及肿大。胸廓对称无畸形，叩诊双肺呈清音，听诊双肺呼吸音清晰，未闻及干湿性啰音，心尖搏动无弥散，无震颤及心包摩擦感，叩诊心界无扩大，心律齐，心音有力，各瓣膜听诊区未闻及杂音，腹部平坦，未见肠型及蠕动波，腹壁软，肝、脾肋下未触及，肠鸣音正常。

实验室检查：大便隐血试验阳性。

思考题

1. 该患儿最可能的诊断是什么？

2. 该病的处理原则是什么？

过敏性紫癜（anaphylactoid purpura）又称亨－舒综合征（Henoch–Schonlein syndrome, Henoch–Schonlein purpura，HSP）是以小血管炎为主要病变的系统性血管炎。临床特点为血小板不减少性紫癜，常伴关节肿痛、腹痛、便血、血尿和蛋白尿。多发生于 2 ~ 8 岁的儿童，男孩多于女孩；一年四季均有发病，以春秋两季居多。

【病因及发病机制】

1. 病因 本病的病因尚未明确，虽然食物过敏（蛋类、乳类、豆类等），药物（阿司匹林、抗生素等）、微生物（细菌、病毒、寄生虫等）、疫苗接种、麻醉、恶性病变等与过敏性紫癜发病有关，但均无确切证据。近年关于链球菌感染导致过敏性紫癜的报道较多。约 50% 过敏性紫癜患儿有链球菌性呼吸道感染史，但随后研究发现有链球菌性呼吸道感染史者在过敏性紫癜患儿和健康儿童间并无差别。另有报道 30% 过敏性紫癜肾炎患儿肾小球系膜有 A 组溶血性链球菌抗原（肾炎相关性血浆素受体，NAPlr）沉积；而非过敏性紫癜肾炎的 NAPlr 沉积率仅为 3%。表明 A 组溶血性链球菌感染是诱发过敏性紫癜的重要原因。

2. 发病机制 B 淋巴细胞多克隆活化为其特征，患儿 T 淋巴细胞和单核细胞 CD40 配体（CD40L）过度表达，促进 B 淋巴细胞分泌大量 IgA 和 IgE。30% ~ 50% 患儿血清 IgA 浓度升高，急性期外周血 IgA18A+B 淋巴细胞数、IgA 类免疫复合物或冷球蛋白均增高。IgA、补体 C3 和纤维蛋白沉积于肾小球系膜、皮肤和肠道毛细血管，提示本病为 IgA 免疫复合物疾病。本病家族中可同时发病，同胞中可同时或先后发病，有一定遗传倾向，部分患儿为 HLA–DW35 遗传标志或 C2 补体成分缺乏者。

综上所述，过敏性紫癜的发病机理可能为：各种刺激因子，包括感染原和过敏源作用于具有遗传背景的个体，激发 B 细胞克隆扩增，导致 IgA 介导的系统性血管炎。

【病理】

过敏性紫癜的病理变化是广泛的。白细胞碎裂性小血管炎，以毛细血管炎为主，亦可波及小静脉和小动脉。血管壁可见胶原纤维肿胀和坏死，中性粒细胞浸润，周围散在核碎片。间质水肿，有浆液性渗出，同时可见渗出的红细胞。内皮细胞肿胀，可有血栓形成。病变累及皮肤、肾脏、关节及胃肠道，少数涉及心、肺等脏器。在皮肤和肾脏荧光显微镜下可见 IgA 为主的免疫复合物沉积。过敏性紫癜肾炎的病理改变，轻者可为轻度系膜增生、微小病变、局灶性肾炎，重者为弥漫增殖性肾炎伴新月体形成。肾小球 IgA 性免疫复合物沉积也见于 IgA 肾病，但过敏性紫癜和 IgA 肾病的病程全然不同，不似同一疾病。

【临床表现】

多为急性起病，各种症状可以有不同组合，出现先后不一，首发症状以皮肤紫癜为主，少数病例以腹痛、关节炎或肾脏症状首先出现。起病前 1～3 周常有上呼吸道感染史。可伴有低热、纳差、乏力等全身症状。

1. **皮肤紫癜**　反复出现皮肤紫癜为本病特征，多见于四肢及臀部，对称分布，伸侧较多，分批出现，面部及躯干较少。初起呈紫红色斑丘疹，高出皮面，压之不退色，数日后转为暗紫色，最终呈棕褐色而消退。少数重症患儿紫癜可融合成大疱伴出血性坏死。部分病例可伴有荨麻疹和血管神经性水肿。皮肤紫癜一般在 4～6 周后消退，部分患儿间隔数周、数月后又复发。

2. **胃肠道症状**　约见于 2/3 病例。由血管炎引起的肠壁水肿、出血、坏死或穿孔是产生肠道症状及严重并发症的主要原因。一般以阵发性剧烈腹痛为主，常位于脐周或下腹部，疼痛，可伴呕吐，但呕血少见。部分患儿可有黑便或血便，偶见并发肠套叠、肠梗阻或肠穿孔者。

3. **关节症状**　约 1/3 病例可出现膝、踝、肘、腕等大关节肿痛，活动受限。关节腔有浆液性积液，但一般无出血，可在数日内消失，不留后遗症。

4. **肾脏症状**　30%～60% 病例有肾脏受损的临床表现。多发生于起病 1 个月内，亦可在病程更晚期，于其他症状消失后发生，少数则以肾炎作为首发症状。症状轻重不一，与肾外症状的严重度无一致性关系。多数患儿出现血尿、蛋白尿和管型，伴血压增高及浮肿，称为紫癜性肾炎；少数呈肾病综合征表现。肾脏症状绝大多数在起病 1 个月内出现，亦可在病程更晚期发生，少数以肾炎为首发症状。虽然有些患儿的血尿，蛋血尿持续数月甚至数年，但大多数都能完全恢复，少数发展为慢性肾炎，死于慢性肾功能衰竭。

5. **其他表现**　偶可发生颅内出血，导致惊厥、瘫痪、昏迷、失语。出血倾向包括鼻出血、牙龈出血、咯血、睾丸出血等。偶尔累及循环系统发生心肌炎和心包炎，累及呼吸系统发生喉头水肿、哮喘、肺出血等。

【辅助检查】

尚无特异性诊断试验，以下试验有助于了解病程和并发症。

1. 血象 白细胞正常或增加，中性和嗜酸性粒细胞可增高；除非严重出血，一般无贫血。血小板计数正常甚至升高，出血和凝血时间正常，血块退缩试验正常，部分患儿毛细血管脆性试验阳性。血沉轻度增快。

2. 尿常规检查 可有红细胞、蛋白、管型，重症有肉眼血尿。

3. 大便隐血试验 呈阳性反应。

4. 血沉 血沉轻度增快，血清 IgA 升高，IgG 和 IgM 正常，亦可轻度升高；C3、C4正常或升高；抗核抗体及 RF 阴性；重症血浆黏度增高。

5. 腹部超声波检查 有利于早期诊断肠套叠，头颅 MRI 对有中枢神经系统症状患儿可予确诊，肾脏症状较重和迁延者可行肾穿刺以了解病情给予相应治疗。

【诊断与鉴别诊断】

1. 诊断 典型病例诊断不难，若临床表现不典型，皮肤紫癜未出现时，容易误诊为其他疾病，需鉴别诊断。

2. 鉴别诊断 血小板减少性紫癜：皮肤黏膜见瘀点、瘀斑。瘀点多为针头样大小，一般不高出皮面，多不对称，可遍及全身，但以四肢及头面部多见，可伴有鼻衄、齿衄、尿血、便血等，严重者可并发颅内出血。血小板计数明显减少，急性型一般低于 $20×10^9$/L，慢性型一般在（$30 \sim 80$）$×10^9$/L；出血时间延长，血块收缩不良，束臂试验阳性。

【治疗】

1. 一般治疗 卧床休息，积极寻找和去除致病因素。如控制感染，补充维生素。有荨麻疹或血管神经水肿时，应用抗组胺药物和钙剂。腹痛时应用解痉剂，消化道出血时应禁食，可静脉滴注西咪替丁每日 $20 \sim 40$mg/kg，必要时输血。

2. 糖皮质激素和免疫抑制剂 急性期对腹痛和关节痛可予缓解，但不能预防肾脏损害的发生，亦不能影响预后。泼尼松每日 $1 \sim 2$mg/kg，分次口服，或用地塞米松、甲基泼尼松龙每日（$5 \sim 10$mg/kg）静脉滴注，症状缓解后即可停用。重症过敏性紫癜肾炎可加用免疫抑制剂如环磷酰胺、硫唑嘌呤或雷公藤多苷片。

3. 抗凝治疗

（1）阻止血小板聚集和血栓形成的药物：阿司匹林每日 $3 \sim 5$mg/kg，或每日 $25 \sim 50$mg，每天一次服用；双嘧达莫（潘生丁）每日 $3 \sim 5$mg/kg，分次服用。

（2）肝素：每次 $0.5 \sim 1$mg/kg，首日 3 次，次日 2 次，以后每日 1 次，持续 7 天。

（3）尿激酶：每日 $1000 \sim 3000$IU/kg 静脉滴注。

4. 其他 钙通道拮抗剂如硝苯吡啶每日 $0.5 \sim 1.0$mg/kg，分次服用，非甾体抗炎药如消炎痛每日 $2 \sim 3$mg/kg，分次服用，均有利于血管炎的恢复。中成药如贞芪扶正冲剂、

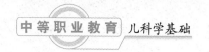

复方丹参片、银杏叶片，口服 3～6 个月，可补肾益气和活血化瘀。

【预后】

本病预后一般良好，除少数重症患儿可死于肠出血、肠套叠、肠坏死或神经系统损害外，大多痊愈。病程一般 1～2 周至 1～2 个月，少数可长达数月或一年以上。肾脏病变常较迁延，可持续数月或数年，少数病例发展为持续性肾脏疾病，极个别病例发生肾功能不全。

第三节　川崎病

案例导入

患儿，男，8 岁，因发热 7 余天，抗生素治疗无效入院。查体：球结膜充血，口唇皲裂，杨梅舌，颈部淋巴结肿大，全身可见多形性红斑。临床治愈出院后 1 个月猝死家中。

思考题

1. 该患儿最可能的诊断是什么？

2. 该病的最可能死因是什么？

川崎病（Kawasaki disease，KD）于 1967 年由日本川崎富作首先报告，曾称为皮肤黏膜淋巴结综合征（mucocutaneouslymphnodesyndrome，MCLS）。本病呈散发或小流行，四季均可发病。发病年龄以婴幼儿多见，80% 在 5 岁以下，男：女为 1.5：1。临床特点为急性发热、皮肤黏膜病损和淋巴结肿大。多数自然康复，15%～20% 未经治疗的患儿发生冠状动脉损害。心肌梗死是主要死因。

【病因及发病机制】

病因不明，流行病学资料提示立克次体、丙酸杆菌、葡萄球菌、链球菌、逆转录病毒、支原体感染为其病因，但均未能证实。

本病的发病机理尚不清楚。推测感染原的特殊成分，如超抗原（热休克蛋白 65，HSP65 等）可不经过单核 - 巨噬细胞，直接通过与 T 细胞抗原受体（TCR）Vβ 片段结合，激活 CD30+T 细胞和 CD40 配体表达。在 T 细胞的诱导下，B 淋巴细胞多克隆活化和凋亡减少，产生大量免疫球蛋白（IgG、IgM、IgA、IgE）和细胞因子（IL-1，IL-2，IL-6，TNF-α）。抗中性粒细胞胞浆抗体（ANCA）、抗内皮细胞抗体和细胞因子损伤血管内皮细胞，使其表达细胞间黏附分子 –1（ICAM–1）和内皮细胞性白细胞黏附分子 –1（ELAM–1）等黏附分子，导致血管壁进一步损伤。

【病理】

主要改变为全身性非特异性血管周围炎、血管内膜炎或全层血管炎，涉及动脉、静脉和毛细血管。冠状动脉病变为增殖性炎症和血栓形成，是致死的主要原因。此外，还可有心包炎、心肌炎、脑炎、肝炎和肾炎等损害。消化道、关节、皮肤等部位的血管亦可受损。

病理过程可分为四期，各期变化如下：

I 期为 1 ～ 9 天，小动脉周围炎症，冠状动脉主要分支血管壁上的小动脉和静脉受到侵犯。心包、心肌间质及心内膜炎症浸润，包括中性粒细胞、嗜酸性粒细胞及淋巴细胞。

II 期为 12 ～ 25 天，冠状动脉主要分支全层血管炎，血管内皮水肿、血管壁平滑肌层及外膜炎性细胞浸润。弹力纤维和肌层断裂，可形成血栓和动脉瘤。

III 期为 28 ～ 31 天，动脉炎症渐消退，血栓和肉芽形成，纤维组织增生，内膜明显增厚，导致冠状动脉部分或完全阻塞。

IV 期数月～数年，病变逐渐愈合，心肌疤痕形成，阻塞的动脉可能再通。

【临床表现】

1. 主要表现

（1）发热：39 ～ 40℃，持续 7 ～ 14 天或更长，呈稽留或弛张热型，抗生素治疗无效。

（2）球结合膜充血：于起病 3 ～ 4 天出现，无脓性分泌物，热退后消散。

（3）唇及口腔表现：唇充血皲裂，口腔黏膜弥漫充血，舌乳头突起、充血呈杨梅舌。

（4）手足症状：急性期手足硬性水肿和掌跖红斑，恢复期指、趾端甲下和皮肤交界处出现膜状脱皮，指、趾甲有横沟，重者指、趾甲亦可脱落。

（5）皮疹：为多形性弥漫性红斑、猩红热样或麻疹样皮疹，躯干部多见，发热后 2 ～ 3 天出疹，持续 4 ～ 5 天后消退。肛周皮肤发红、脱皮。

（6）淋巴结肿大：常位于单侧颈部，少数为双侧，有时枕后、耳后淋巴结亦可受累。肿大的淋巴结质硬、稍有触痛，但表面不红、不化脓、不发热。常于发热后 3 天内出现，热退时消散。

2. 心脏表现 于疾病 1 ～ 6 周可出现心包炎、心肌炎、心内膜炎、心律失常。发生冠状动脉瘤或狭窄者，可无临床表现，少数可有心肌梗死的症状。冠状动脉损害多发生于病程 2 ～ 4 周，但也可于疾病恢复期。心肌梗死和冠状动脉瘤破裂可致心源性休克甚至猝死。

3.其他 可有间质性肺炎、无菌性脑膜炎、消化系统症状（腹痛、呕吐、腹泻、麻痹性肠梗阻、肝大、黄疸等）、关节痛和关节炎。

【辅助检查】

1.血液检查 周围血白细胞增高，以中性粒细胞为主，伴核左移。轻度贫血，血小板早期正常，第 2～3 周增多。血沉增快，C 反应蛋白等急性时相蛋白、血浆纤维蛋白原和血浆黏度增高；血清转氨酶升高。

2.免疫学检查 血清 IgG、IgM、IgA、IgE 和血循环免疫复合物升高；TH$_2$ 类细胞因子如 IL-6 明显增高，总补体和 C3 正常或增高。

3.心电图 早期示非特异性 ST-T 变化；心包炎时可有广泛 ST 段抬高和低电压；心肌梗死时 ST 段明显抬高、T 波倒置及异常 Q 波。

4.胸部平片 可示肺部纹理增多、模糊或有片状阴影，心影可扩大。

5.超声心动图 急性期可见心包积液，左室内径增大，二尖瓣、主动脉瓣或三尖瓣反流；可有冠状动脉异常，如冠状动脉扩张（直径＞ 3mm，≤ 4mm 为轻度；4～7mm 为中度）、冠状动脉瘤（≥ 8mm）、冠状动脉狭窄。

6.冠状动脉造影 超声波检查有多发性冠状动脉瘤，或心电图有心肌缺血表现者，应进行冠状动脉造影，以观察冠状动脉病变程度，指导治疗。

【诊断与鉴别诊断】

1.诊断 诊断标准通常采用日本川崎病研究委员会修订的诊断标准进行诊断。

（1）不明原因发热 5 天以上。

（2）初期：手足硬性水肿，掌跖及指趾端有红斑；恢复期：指趾尖端膜状脱屑或肛周脱屑。

（3）多形性皮疹。

（4）双眼球结膜弥漫性充血。

（5）口唇潮红、皲裂，杨梅舌，口腔及咽部黏膜弥漫性充血。

（6）急性非化脓性颈部淋巴结肿大，直径＞ 1.5cm。

本病的主要诊断依据，除发热为必备条件外，上述其他 5 项主要表现中具备 4 项者即可诊断。如 5 项主要表现只具备 3 项或 3 项以下，则需经超声心动图或冠状动脉造影，证明有冠状动脉瘤或扩张，亦可确诊。

2.鉴别诊断 本病需与渗出性多形红斑、幼年类风湿性关节炎全身型、败血症和猩红热相鉴别。

【治疗】

治疗目的是控制全身血管炎症，防止冠状动脉瘤形成及血栓性阻塞。

1. 阿司匹林　每日 30 ～ 50mg/kg，分 2 ～ 3 次服用，热退后 3 天逐渐减量，2 周左右减至每日 3 ～ 5mg/kg，维持 6 ～ 8 周。如有冠状动脉病变时，应延长用药时间，直至冠状动脉恢复正常。

2. 静脉注射丙种球蛋白　剂量为 1 ～ 2g/kg 于 10 ～ 12 小时内静脉缓慢输入，宜于发病早期（10 天以内）应用，可迅速退热，预防冠状动脉病变发生。应同时合并应用阿司匹林，剂量和疗程同上。部分患儿对丙种球蛋白治疗效果不好，可重复使用 1 ～ 2 次，但 1% ～ 2% 的病例仍然无效。应用过丙种球蛋白的患儿在 9 个月内不宜进行麻疹、风疹、腮腺炎等疫苗预防接种。

3. 糖皮质激素　因可促进血栓形成，易发生冠状动脉瘤和影响冠脉病变修复，故不宜单独应用。丙种球蛋白治疗无效的患儿可考虑使用糖皮质激素，亦可与阿司匹林和双嘧达莫（潘生丁）合并应用。剂量为每日 2mg/kg，用药 2 ～ 4 周。

4. 其他治疗

（1）抗血小板聚集：除阿司匹林外可加用双嘧达莫（潘生丁）每日 3 ～ 5mg/kg。

（2）对症治疗：根据病情给予对症及支持疗法，如补充液体、护肝、控制心力衰竭、纠正心律失常等，有心肌梗死时应及时进行溶栓治疗。

（3）心脏手术：严重的冠状动脉病变需要进行冠状动脉搭桥术。

【预后】

川崎病为自限性疾病，多数预后良好。复发见于 1% ～ 2% 的患儿。无冠状动脉病变患儿于出院后 1、3、6 个月及 1 ～ 2 年各进行一次全面检查（包括体检、心电图和超声心动图等）。未经有效治疗的患儿，15% ～ 25% 发生冠状动脉瘤，更应长期密切随访，每 6 ～ 12 月一次。冠状动脉瘤多于病后 2 年内自行消失，但常遗留管壁增厚和弹性减弱等功能异常。大的动脉瘤常不易完全消失，常致血栓形成或管腔狭窄。

复习思考

1. 如何诊断风湿热？

2. 过敏性紫癜的临床表现有哪些？

3. 简述川崎病的临床表现及治疗方法。

扫一扫，知答案

扫一扫，看课件

第十二章

营养性疾病

第一节　蛋白质－能量营养不良

案例导入

患儿，男，10 个月，"因体重不增 2 月"入院。患者近 2 月来反复腹泻，大便呈稀水样或蛋花样，每日十余次，病初有呕吐，治疗后好转，食欲尚可，进食即泻，小便多，明显消瘦，无抽搐。近 2 个月主要以米粉喂养，出生体重 3.5 kg，母乳喂养至 4 个月，添加牛奶及米粉。

体检：体温 36.2℃，呼吸 28 次/分，脉搏 108 次/分，身高 70cm，体重 5kg。精神欠佳，消瘦，皮下脂肪少，无水肿，皮肤松弛，弹性差，全身浅表淋巴结无肿大，前囟 1cm×1cm，稍凹陷；头发稀少，干枯；双肺呼吸音清晰；心音有力，无杂音；腹软，腹壁皮下脂肪 0.2cm；肝脏肋下 2.5cm，质软，脾脏肋下未及，肠鸣音亢进。

实验室检查：血常规示白细胞 $5.8×10^9$/L，中性粒细胞 0.468，血红蛋白

86g/L，血沉 70mm/h。

思考题

1. 该患儿最可能的诊断是什么？

2. 该病的处理原则是什么？

蛋白质－能量营养不良（proteln-energymalnutrition，PEM）是由于缺乏能量和（或）蛋白质所致的一种营养缺乏症，主要见于 3 岁以下婴幼儿。临床上以体重明显减轻、皮下脂肪减少和皮下水肿为特征，常伴有各器官系统的功能紊乱。

【病因及发病机制】

1. 病因

（1）摄入不足：小儿处于生长发育的阶段，对营养素尤其是蛋白质的需要相对较多，喂养不当是导致营养不良的重要原因，如母乳不足而未及时添加其他富含蛋白质的食品、奶粉配制过稀、突然停奶而未及时添加辅食、长期以淀粉类食品（粥、米粉、奶糕）喂养等。较大小儿的营养不良多为婴儿期营养不良的继续，或因不良的饮食习惯如偏食、挑食、吃零食过多、不吃早餐等引起。

（2）消化吸收不良：消化吸收障碍，如消化系统解剖或功能上的异常，如唇裂、腭裂、幽门梗阻、迁延性腹泻、过敏性肠炎、肠吸收不良综合征等均可影响食物的消化和吸收。

（3）需要量增加：急、慢性传染病（如麻疹、伤寒、肝炎、结核）的恢复期、生长发育快速阶段等均可因需要量增多而造成营养相对缺乏；糖尿病、大量蛋白尿、发热性疾病、甲状腺功能亢进、恶性肿瘤等均可使营养素的消耗量增多而导致营养不足；先天不足和生理功能低下，如早产、双胎因追赶生长而需要量增加可引起营养不良。

2. 发病机制

（1）新陈代谢异常

①蛋白质：由于蛋白质摄入不足或蛋白质丢失过多，使体内蛋白质代谢处于负平衡。当血清总蛋白浓度 < 40g/L、白蛋白 < 20g/L 时，便可发生低蛋白性水肿。

②脂肪：能量摄入不足时，体内脂肪大量消耗以维持生命活动的需要，故血清胆固醇浓度下降。肝脏是脂肪代谢的主要器官，当体内脂肪消耗过多，超过肝脏的代谢能力时可造成肝脏脂肪浸润及变性。

③碳水化合物：由于食入不足和消耗增多，故糖原不足和血糖偏低，轻度时症状并不明显，重者可引起低血糖昏迷甚至猝死。

④水、盐代谢：由于脂肪大量消耗，故细胞外液容量增加，低蛋白血症可进一步加剧

而呈现浮肿；PEM 时 ATP 合成减少可影响细胞膜上钠 – 钾 –ATP 酶的运转，钠在细胞内潴留，细胞外液一般为低渗状态，易出现低渗性脱水、酸中毒、低钾、低钠、低钙和低镁血症。

⑤体温调节能力下降：营养不良儿体温偏低，可能与热能摄入不足、皮下脂肪菲薄散热快、血糖降低、周围循环血量减少等有关。

（2）各系统功能低下

①消化系统：由于消化液和酶的分泌减少、酶活力降低，肠蠕动减弱，菌群失调，致消化功能低下，易发生腹泻。

②循环系统：心脏收缩力减弱，心搏出量减少，血压偏低，脉细弱。

③泌尿系统：肾小管重吸收功能减低，尿量增多而尿比重下降。

④神经系统：精神抑郁但时有烦躁不安、表情淡漠、反应迟钝、记忆力减退、条件反射不易建立。

⑤免疫功能：非特异性（如皮肤黏膜屏障功能、白细胞吞噬功能、补体功能）和特异性免疫功能均明显降低。患儿结核菌素等迟发性皮肤反应可呈阴性，常伴 IgG 亚类缺陷和 T 细胞亚群比例失调等。由于免疫功能全面低下，患儿极易并发各种感染。

【临床表现】

临床常见三种类型：能量供应不足为主的消瘦型，以蛋白质供应不足为主的浮肿型，以及介于两者之间的消瘦 – 浮肿型。常见临床表现为：

1. 体重不增　为营养不良的早期表现。随营养失调日久加重，体重逐渐下降，患儿主要表现为消瘦。

2. 皮下脂肪逐渐减少　皮下脂肪层厚度是判断营养不良程度的重要指标之一。皮下脂肪层消耗的顺序首先是腹部，其次为躯干、臀部、四肢，最后为面颊。腹部皮褶厚度在 0.8 ~ 0.4cm 为轻度营养不良；腹部皮褶厚度 < 0.4cm 为中度营养不良；腹部皮褶厚度消失为重度营养不良。

3. 身高低于正常　营养不良初期，身高并无影响，但随着病情加重，骨骼生长减慢，身高低于正常。

4. 精神状态　轻度营养不良，精神状态正常；重度可有精神萎靡，反应差，体温偏低，脉细无力，无食欲，腹泻、便秘交替。合并血浆白蛋白明显下降时，可有凹陷性浮肿、皮肤发亮，严重时可破溃、感染形成慢性溃疡。重度营养不良可有重要脏器功能损害，如心脏功能下降可有心音低钝，血压偏低，脉搏变缓，呼吸浅表等。

【辅助检查】

1.血清白蛋白浓度降低是最重要的改变，但其半衰期较长（19～21天），故不够灵敏。

2.视黄醇结合蛋白（半衰期10小时）、前白蛋白（半衰期1.9天）、甲状腺结合前白蛋白（半衰期2天）和转铁蛋白（半衰期3天）等代谢周期较短的血浆蛋白质具有早期诊断价值。

3.胰岛素样生长因子1（IGF-1）不仅反应灵敏且受其他因素影响较小，是诊断蛋白质营养不良的较好指标。

4.血清淀粉酶、脂肪酶、胆碱酯酶、转氨酶、碱性磷酸酶、胰酶和黄嘌呤氧化酶等活力均下降，经治疗后可迅速恢复正常。

5.胆固醇、各种电解质及微量元素浓度皆可下降；生长激素水平升高。

【诊断】

根据小儿年龄及喂养史，有体重下降、皮下脂肪减少、全身各系统功能紊乱及其他营养素缺乏的临床症状和体征，典型病例的诊断并不困难。诊断营养不良的基本指标为身长和体重。根据体重低下、生长迟缓、消瘦三项指标进行分度。以下三项判断营养不良的指标可以同时存在，也可仅符合其中一项。符合一项即可进行营养不良的诊断。

1.体重低下 为其体重低于同年龄、同性别参照人群值的中位数 -2SD。若在中位数 -2SD～-3SD 为中度；在中位数 -3SD 以下为重度。此项指标主要反映患儿有慢性或急性营养不良。

2.生长迟缓 为其身长低于同年龄、同性别参照人群值中位数 -2SD。若在中位数 -2SD～-3SD 为中度；在中位数 -3SD 以下为重度。此指标主要反映过去或长期慢性营养不良。

3.消瘦 为其体重低于同性别、同身高参照人群值的中位数 -2SD。若在中位数 -2SD～-3SD 为中度；在中位数 -3SD 以下为重度。此项指标主要反映近期、急性营养不良。

【并发症】

1.自发性低血糖 为常见并发症，表现为患儿突然面色苍白、神志不清、脉搏减慢、呼吸暂停、体温不升，通常不伴有抽搐。

2.营养性贫血 以小细胞低色素性贫血最常见。

3.维生素缺乏 以维生素A的缺乏最常见，见结膜外缘处干燥起皱褶，角化上皮堆积形成泡沫状白斑，称结膜干燥斑。

4.锌缺乏　免疫功能低下，易患各种感染。

【治疗】

1.治疗原则　积极处理各种危及生命的合并症，祛除病因，调整饮食，促进消化功能。

2.调整饮食　PEM患儿的消化道因长期摄入过少，已适应低营养的摄入，过快增加摄食量易出现消化不良、腹泻，故饮食调整的量和内容应根据实际的消化能力和病情逐步完成，不能操之过急。

表12-1　不同程度营养不良调整饮食

调整项目	轻度营养不良	中度营养不良	重度营养不良
热卡［kcal/（kg·d）］	100～120至120～150	60～80至120～150	40～60至120～150
蛋白质［kcal/（kg·d）］	3.0至3.0～4.5	2.0至3.0～4.5	1.5～2.0至3.0～4.5
脂肪［g/（kg·d）］	0	1.0至1.8	1.0至2.0

3.促进消化　其目的是改善消化功能。

（1）药物：可给予B族维生素和胃蛋白酶、胰酶等以助消化。如苯丙酸诺龙能促进蛋白质合成，并能增加食欲，每次肌注10～25mg，每周1～2次，连续2～3周，用药期间应供给充足的热量和蛋白质。对食欲差的患儿可给予胰岛素注射，降低血糖，增加饥饿感以提高食欲，通常每日一次皮下注射正规胰岛素2～3单位，注射前先服葡萄糖20～30g，每1～2周为一疗程。锌制剂可提高味觉敏感度，有增加食欲的作用，每日可口服元素锌0.5～1mg/kg。

（2）中医治疗：中药参苓白术散能调整脾胃功能，改善食欲；针灸、推拿、抚触、捏脊等也有一定疗效。

4.处理各种并发症　积极治疗各种继发感染及并发症，矫治并存的贫血与各种维生素、微量元素缺乏症；及时纠正水、电解质紊乱，注意补液总量及速度，以防发生心力衰竭。

【预防】

1.合理喂养　大力提倡母乳喂养，对母乳不足或不宜母乳喂养者应及时给予指导，采用混合喂养或人工喂养，并及时添加辅助食品；纠正偏食、挑食、吃零食的不良习惯，小学生早餐要吃饱，午餐应保证供给足够的能量和蛋白质。

2. 合理安排生活作息制度 坚持户外活动，保证充足睡眠，纠正不良的卫生习惯。

3. 防治传染病和先天畸形 按时进行预防接种；对患有唇裂、腭裂及幽门狭窄等先天畸形者应及时手术治疗。

4. 推广应用生长发育监测图 定期测量体重，并将体重值标在生长发育监测图上，如发现体重增长缓慢或不增，应尽快查明原因，及时予以纠正。

第二节 维生素 D 缺乏性佝偻病

案例导入

患儿，女，10个月，因"哭闹、多汗1个月，不能站立"入院。入院前1个月家长发现患儿经常无诱因地出现哭闹不止，多汗，夜间尤为明显。

体检：体温36.5℃，呼吸30次/分，脉搏112次/分。发育营养尚可，前囟2cm×1.5cm，枕秃，未出牙，肋缘外翻，右肝肋下1cm，脾（−）。肌张力正常，神经系统未见异常。

实验室检查：血常规示血红蛋白114g/L，红细胞$4.1×10^{12}$/L，白细胞$10×10^9$/L。大便及尿常规未见异常。血清钙、磷正常，血碱性磷酸酶升高。腕部正位片示骨垢段钙化带模糊不清，呈杯口状改变。

思考题

1. 该患儿最可能的诊断是什么？

2. 该病的处理原则是什么？

维生素 D 缺乏佝偻病（rickets of vitamin D deficiency）是由于儿童体内维生素 D 不足使钙、磷代谢紊乱，产生的一种以骨骼病变为特征的全身慢性营养性疾病。典型的表现是生长着的长骨干骺端和骨组织矿化不全，维生素 D 不足使成熟骨矿化不全，则表现为骨质软化症（osteomalacia）。佝偻病也同时有骨质软化症，长骨与生长板同时受损。

婴幼儿，特别是小婴儿，生长快，户外活动少，是发生营养性维生素 D 缺乏性佝偻病的高危人群。近年来，随社会经济文化水平的提高，我国营养性维生素 D 缺乏性佝偻病发病率逐年降低，病情也趋于轻度。因我国冬季较长，日照短，北方佝偻病患病率高于南方。

【维生素 D 的来源】

1. 内源性维生素 D 皮肤中的 7- 脱氢胆固醇经日光中紫外线照射转变为胆骨化醇

（即内源性维生素 D_3），是人体维生素 D 的主要来源。

2. 外源性维生素 D 从食物中获得的维生素 D 为外源性，有来源于动物性食物（维生素 D_3）和植物性食物（维生素 D_2）两种。动物肝、禽蛋和酵母中维生素 D 含量丰富。

【维生素 D 的代谢】

无论内源性维生素 D_3 还是外源性维生素 D_2、D_3，均不具生物活性，它们须在肝脏内先经 25-羟化酶系统作用，使其转变为 25-羟基胆骨化醇［25-（OH）D_3］，再经肾脏近曲小管细胞内 1-羟化酶系统作用，进一步生成 1，25-二羟基胆骨化醇［1，25-（OH）$_2D_3$］，才具有最强的抗佝偻病活性。1，25-（OH）$_2D_3$ 的生理功能如下：

1. 促进肠道钙、磷吸收。

2. 促进肾小管对钙、磷的重吸收，尤其是磷的重吸收，提高血磷浓度，有利于骨矿化。

3. 促进成骨细胞功能，使血中钙、磷向骨质生长部位沉着，形成新骨；也促进破骨细胞活动，使旧骨中骨盐溶解，从而使细胞外液中钙、磷浓度增高。

【病因及发病机制】

1. 病因

（1）围生期维生素 D 不足 母亲妊娠期，特别是妊娠后期维生素 D 营养不足，如母亲严重营养不良、肝肾疾病、慢性腹泻，以及早产、双胎均可使婴儿的体内维生素 D 贮存不足。

（2）日照不足 因紫外线不能通过玻璃窗，婴幼儿被长期过多地留在室内活动，使内源性维生素 D 生成不足；大城市高大建筑可阻挡日光照射；大气污染如烟雾、尘埃可吸收部分紫外线；气候的影响，如冬季日照短，紫外线较弱，亦可影响部分内源性维生素 D 的生成。

（3）生长速度快 如早产及双胎婴儿生后生长发育快，需要维生素 D 多，且体内贮存的维生素 D 不足，易发生营养性维生素 D 缺乏性佝偻病。重度营养不良婴儿生长迟缓，发生佝偻病者不多。

（4）食物中补充维生素 D 不足 因天然食物中含维生素 D 少，即使纯母乳喂养，婴儿若户外活动少亦易患佝偻病。

（5）疾病影响 胃肠道或肝胆疾病影响维生素 D 吸收，如婴儿肝炎综合征、先天性胆道狭窄或闭锁、脂肪泻、胰腺炎、慢性腹泻等，肝、肾严重损害可致维生素 D 羟化障碍，1，25-（OH）$_2D_3$ 生成不足而引起佝偻病。

（6）药物影响 长期服用抗惊厥药物可使体内维生素 D 不足，如苯妥英钠、苯巴比妥，可刺激肝细胞微粒体的氧化酶系统活性增加，使维生素 D 和 25-（OH）D_3 加速分解为无活性的代谢产物。糖皮质激素有对抗维生素 D 对钙的转运作用。

2. 发病机制

维生素 D 缺乏性佝偻病可以看成是机体为维持血钙水平而对骨骼造成的损害。长期严重维生素 D 缺乏造成肠道吸收钙、磷减少和低血钙症，以致甲状旁腺功能代偿性亢进，甲状旁腺激素（PTH）分泌增加以动员骨钙释出使血清钙浓度维持在正常或接近正常的水平；但 PTH 同时也抑制肾小管重吸收磷，继发机体严重钙、磷代谢失调，特别是严重低血磷的结果。细胞外液钙、磷浓度不足破坏了软骨细胞正常增殖、分化和凋亡的程序；钙化管排列紊乱，使长骨骺线失去正常的形态，成为参差不齐的阔带，钙化带消失；骨基质不能正常矿化，成骨细胞代偿增生，碱性磷酸酶分泌增加，骨样组织堆积于干骺端，骺端增厚，向两侧膨出形成"串珠""手足镯"。骨膜下骨矿化不全，成骨异常，骨皮质被骨样组织替代，骨膜增厚，骨质疏松；颅骨骨化障碍而颅骨软化，颅骨骨样组织堆积出现"方颅"。临床即出现一系列佝偻病症状和血生化改变。

【临床表现】

见于婴幼儿，多为 6 个月以内，特别是 3 个月以内小婴儿。本病在临床上可分以下4 期：

1. 初期（早期） 多为神经兴奋性增高的表现，如易激惹、烦闹、汗多刺激头皮而摇头等。但这些并非佝偻病的特异症状，仅作为临床早期诊断的参考依据。此期常无骨骼病变，血清 25-（OH）D$_3$ 下降，PTH 升高，血钙下降，血磷降低，碱性磷酸酶正常或稍高。

2. 活动期（激期） 早期维生素 D 缺乏的婴儿未经治疗，继续加重，出现 PTH 功能亢进，钙、磷代谢失常的典型骨骼改变。

（1）骨骼改变

①头部：6 个月龄以内婴儿的佝偻病以颅骨改变为主，前囟边较软，颅骨薄，检查者用双手固定婴儿头部，指尖稍用力压迫枕骨或顶骨的后部，可有压乒乓球样的感觉。6 月龄以后，尽管病情仍在进展，但颅骨软化消失。正常婴儿的骨缝周围亦可有乒乓球样感觉。额骨和顶骨中心部分常常逐渐增厚，至 7 ~ 8 个月时，变成"方盒样"头型即方头（从上向下看），头围也较正常增大。"方盒样"头应与前额宽大的头型区别。

②胸部：骨骺端因骨样组织堆积而膨大，沿肋骨方向于肋骨与肋软骨交界处可触及圆形隆起，从上至下如串珠样突起，以第 7 ~ 10 肋骨最明显，称佝偻病串珠（rachitic rosary）；1 岁左右的小儿可见到胸廓畸形，胸骨和邻近的软骨向前突起，形成"鸡胸样"畸形；严重佝偻病小儿胸廓的下缘形成一水平凹陷，即肋膈沟或郝氏沟（Harrison groove）。有时正常小儿胸廓两侧肋缘稍高，应与肋膈沟区别。

③四肢：手腕、足踝部亦可形成钝圆形环状隆起，称"手、足镯"。由于骨质软化与

肌肉关节松弛，小儿开始站立与行走后双下肢负重，可出现股骨、胫骨、腓骨弯曲，形成严重膝内翻（"O"型）或膝外翻（"X"型）。正常 1 岁内小儿可有生理性弯曲和正常的姿势变化，如足尖向内或向外等，3 ～ 4 岁后自然矫正，须予以鉴别。

④脊柱：患儿会坐与站立后，因韧带松弛可致脊柱畸形。严重低血磷使肌肉糖代谢障碍，使全身肌肉松弛，肌张力降低和肌力减弱。X 线显示长骨钙化带消失，干骺端呈毛刷样、杯口状改变；骨骺软骨盘增宽（＞2mm）；骨质稀疏，骨皮质变薄；可有骨干弯曲畸形或青枝骨折，骨折可无临床症状。

（2）肌肉关节松弛：血磷降低影响肌肉的糖代谢，使肌张力及肌力降低，抬头、坐、站、行走都较晚，关节松弛而有过伸现象。腹肌张力减退时，腹部膨隆呈蛙腹状。

（3）X 线检查：干骺端临时钙化带模糊或消失，呈毛刷样，并有杯口状改变；骺软骨明显增宽，骨骺与干骺端距离加大；骨质普遍稀疏，密度减低，可有骨干弯曲或骨折。

（4）血生化检查：血清钙稍降低，血磷明显降低，碱性磷酸酶明显增高，25-（OH）D_3 明显下降。

3. 恢复期　以上任何期经日光照射或治疗后，临床症状和体征逐渐减轻或消失。血钙、磷逐渐恢复正常，碱性磷酸酶需 1 ～ 2 个月降至正常水平。治疗 2 ～ 3 周后骨骼 X 线改变有所改善。

4. 后遗症期　多见于 2 岁以后的儿童。因婴幼儿期严重佝偻病，残留不同程度的骨骼畸形。无任何临床症状，血生化正常，X 线检查骨骼干骺端病变消失。

【诊断与鉴别诊断】

1. 诊断

有日光照射不足及维生素 D 缺乏的病史、佝偻病的症状和体征，结合血生化改变和骨 X 线改变可做出正确诊断。但佝偻病早期或不典型患者，需依靠血生化检查及 X 线检查。以血清 25-（OH）D_3 水平测定为最可靠的诊断标准，血清 25-（OH）D_3 在早期明显降低，血生化与骨骼 X 线的检查为诊断的"金标准"。

2. 鉴别诊断

（1）黏多糖病：黏多糖代谢异常时，常多器官受累，可出现多发性骨发育不全，如头大、头型异常、脊柱畸形、胸廓扁平等体征。此病除临床表现外，主要依据骨骼的 X 线变化及尿中黏多糖的测定做出诊断。

（2）软骨营养不良：是一种遗传性软骨发育障碍，出生时即可见四肢短、头大、前额突出、腰椎前突、臀部后凸。根据特殊的体态（短肢型矮小）及骨骼 X 线做出诊断。

（3）脑积水：生后数月起病者，头围与前囟进行性增大。因颅内压增高，可见前囟饱满紧张，骨缝分离，颅骨叩诊有破壶声，严重时两眼向下呈落日状。头颅 B 超、CT 检查可做出诊断。

（4）低血磷抗生素 D 佝偻病：为肾小管重吸收磷及肠道吸收磷的原发性缺陷所致。佝偻病的症状多发生于 1 岁以后，因而 2～3 岁后仍有活动性佝偻病表现；血钙多正常，血磷明显降低，尿磷增加。对用一般治疗剂量维生素 D 治疗佝偻病无效时应与本病鉴别。

（5）远端肾小管性酸中毒：患儿骨骼畸形显著，身材矮小，有代谢性酸中毒，多尿，碱性尿，除低血钙、低血磷之外，血钾亦低，血氨增高，并常有低血钾症状。

（6）维生素 D 依赖性佝偻病：为常染色体隐性遗传，可分二型：Ⅰ型为肾脏 1- 羟化酶缺陷，Ⅱ型为靶器官 1，25-（OH）$_2$D$_3$ 受体缺陷。两型临床均有严重的佝偻病体征、低钙血症、低磷血症，碱性磷酸酶明显升高及继发性甲状旁腺功能亢进。Ⅰ型患儿可有高氨基酸尿症；Ⅱ型患儿的一个重要特征为脱发。

（7）肾性佝偻病：由于先天或后天原因所致的慢性肾功能障碍，导致钙磷代谢紊乱，血钙低，血磷高，甲状旁腺继发性功能亢进，骨质普遍脱钙，骨骼呈佝偻病改变。多于幼儿后期症状逐渐明显，形成侏儒状态。

（8）肝性佝偻病：肝功能不良可能使 25-（OH）D$_3$ 生成障碍。若伴有胆道阻塞，不仅影响维生素 D 吸收，而且由于钙皂形成，进一步抑制钙的吸收。急性肝炎、先天性肝外胆管缺乏或其他肝脏疾病时，血液循环中 25-（OH）D$_3$ 可明显降低，出现低血钙性、抽搐和佝偻病的体征。

【治疗】

目的在于控制活动期，防止骨骼畸形。

1. 补充维生素 D　维生素 D 以口服为主。一般剂量为每日 50～125μg（相当于 2000～5000IU），持续 4～6 周；之后小于 1 岁的改为 400 IU，大于 1 岁的改为 600 IU。故不主张采用大剂量维生素 D 制剂治疗。大剂量维生素 D 与治疗效果无正比例关系，不缩短疗程，与临床分期无关。当重症佝偻病有并发症或无法口服者可大剂量肌内注射维生素 D 20～30 万 IU 一次即可，3 个月后开始用预防量。治疗 1 个月后应复查，如临床表现、血生化与骨骼 X 线改变无恢复征象，应与抗维生素 D 佝偻病鉴别。

2. 加强营养，补充钙剂　及时添加其他食物，坚持每日户外活动。维生素 D 治疗期间应同时补充钙剂。

3. 矫形疗法　轻度骨骼畸形者在治疗后可自行恢复或在生长过程中自行矫正。轻度鸡胸可通过俯卧撑或扩胸动作使胸部扩张，逐渐纠正；严重者可考虑外科手术矫正。

【预防】

营养性维生素 D 缺乏性佝偻病是一自限性疾病。有研究证实日光照射和生理剂量的维生素 D（400IU）可治疗佝偻病，因此，现认为确保儿童每日获得维生素 D400IU 是预防和治疗营养性维生素 D 缺乏性佝偻病的关键。

1. 围生期 孕母应多户外活动，食用富含钙、磷、维生素 D 以及其他营养素的食物。妊娠后期适量补充维生素 D（800IU/d）有益于胎儿贮存充足维生素 D，以满足生后一段时间生长发育的需要。

2. 婴幼儿期 预防的关键在日光浴与适量维生素 D 的补充。生后 2～3 周后即可让婴儿坚持户外活动，冬季也要注意保证每日 1～2 小时户外活动时间。早产儿、低出生体重儿、双胎儿生后 2 周开始补充维生素 D800IU/d，3 个月后改预防量。足月儿生后 2 周开始补充维生素 D400IU/d，至 2 岁。夏季户外活动多，可暂停服用或减量。一般可不加服钙剂。

第三节　小儿肥胖症

案例导入

患儿，男，11 岁，因"肥胖活动受限半年余"入院。患儿半年前因体重超重出现不能自行起床、行走。

体检：体温 37℃，呼吸 26 次 / 分，脉搏 118 次 / 分。精神稍差，皮下脂肪厚，面颊、肩部、胸乳部及腹壁脂肪积累为显著，四肢以大腿、上臂粗壮。会阴部脂肪堆积，阴茎被埋入。

实验室检查：甘油三酯、胆固醇增高显著。

思考题

1. 该患儿最可能的诊断是什么？

2. 该病的处理原则是什么？

肥胖症（obesity）是由于能量摄入长期超过人体的消耗，使体内脂肪过度积聚，体重超过一定范围的疾病。本病与生活方式密切相关，是以过度营养，运动不足，行为偏差为特点，全身脂肪组织普遍过度增生，堆积的慢性疾病。儿童期肥胖正在成为 21 世纪严重健康问题和社会问题。分为单纯性肥胖和继发性肥胖，本节主要讨论单纯性肥胖。

【病因及发病机制】

单纯性肥胖占肥胖的 95%～97%，不伴有明显的内分泌和代谢性疾病。病因如下：

1. 能量摄入过多 摄入的营养超过机体代谢需要，多余的能量便转化为脂肪贮存体内，导致肥胖。

2. 活动量过少　活动过少和缺乏适当的体育锻炼是发生肥胖症的重要因素。肥胖儿童大多不喜爱运动，形成恶性循环。

3. 遗传因素　与环境因素相比遗传因素对肥胖的作用更大。肥胖有高度的遗传性，目前认为肥胖的家族性与多基因遗传有关。

4. 其他　如进食过快，或饱食中枢和饥饿中枢调节失衡以致多食；精神创伤以及心理异常等因素也可致儿童过量进食。

引起肥胖的原因为脂肪细胞数目增多或体积增大。人体脂肪细胞数量的增多主要在出生前3个月、生后第一年和11～13岁三个阶段，若肥胖发生在这三个时期，即可引起脂肪细胞数目增多性肥胖，治疗较困难且易复发；而不在此脂肪细胞增殖时期发生的肥胖，脂肪细胞体积增大而数目正常，治疗较易奏效。

由于肥胖最根本的发病机制是脂代谢紊乱，因此患儿血清甘油三酯、总胆固醇、极低密度脂蛋白大多数增高，而高密度脂蛋白减少，故容易合并心血管疾病、胆石症。存在胰岛素抵抗导致糖代谢异常。性激素的变化：女性肥胖患者雌激素水平增高，可有月经不调和不孕；男性患者因体内脂肪将雄激素芳香化转变为雌激素，雌激素水平增高，可有轻度性功能低下、阳痿，但不影响睾丸发育和精子形成。

【临床表现】

1. 发病年龄　肥胖可发生于任何年龄，但最常见于婴儿期、5～6岁和青春期。

2. 生活习惯　患儿食欲旺盛，食量超过一般小儿，喜食肥肉、油炸食物或甜食的习惯。明显肥胖的儿童常有疲乏感，活动时有心跳、气短、易累的外部表现和不爱参加体力活动的行为习惯。

3. 严重肥胖　极度肥胖儿的体重可高达标准体重的4～5倍，由于脂肪过多，限制了胸廓的扩展和膈肌的运动，肺换气量少，造成缺氧，呼吸急促，发绀，红细胞增多，心脏扩大或出现充血性心力衰竭，甚至死亡，此现象称为肥胖肺心综合征（Pickwickian综合征）。当体内脂肪减少后，上述现象逐渐消失，恢复正常。

4. 体格检查　可见患儿皮下脂肪丰满，分布均匀，以颈、肩、乳、胸、背、腹、臀部明显，鼻及嘴相对较小，常出现双下巴。乳房部脂肪细胞积聚应与乳房发育相鉴别，后者可触及乳腺组织硬结；腹部膨隆下垂，严重肥胖者胸腹、臀部及大腿皮肤可出现白纹或紫纹。走路时两下肢负荷过重可致膝外翻和扁平足。男孩因大腿内侧和会阴部脂肪过多，阴茎隐匿在脂肪组织中，而误认为阴茎发育不良。女孩月经初潮常提前，骨龄常超前。

5. 心理障碍　由于肥胖儿性发育较早，最终身高常略低于正常小儿。另外，由于过度肥胖，行动不便，不喜活动，怕别人讥笑，不愿与同伴共玩，逐渐形成孤僻、自卑、胆怯心理，情绪紊乱，甚至引起精神障碍。

【辅助检查】

肥胖儿甘油三酯、胆固醇大多增高，严重患者血清 p 白蛋白也增高；常有高胰岛素血症，血生长激素水平减低，生长激素刺激试验的峰值也较正常小儿为低。肝脏超声波检查常有脂肪肝。

【诊断与鉴别诊断】

1. 诊断标准　小儿体重为同性别、同身高参照人群均值 10%～19% 者为超重；超过 20% 以上者便可诊断为肥胖症；20%～29% 者为轻度肥胖；30%～49% 者为中度肥胖；超过 50% 者为重度肥胖。

体质指数（body mass index，BMI）是评价肥胖的另一种指标。BMI 是指体重（kg）/身长的平方（m²），当儿童的 BMI 值在 P_{85}～P_{95} 为超重，超过 P_{95} 为肥胖。须与可引起继发性肥胖的疾病鉴别。

2. 鉴别诊断　单纯性肥胖症需要与继发性肥胖症相鉴别。

（1）库欣综合征：肾上腺皮质增生引起，表现为向心性肥胖，胸、背、臀、大腿、腹部皮下脂肪堆积，满月脸，水牛背，四肢相对较细，可伴有性早熟、多毛、痤疮、高血压、低血钾等。

（2）弗勒赫利希综合征（又叫肥胖生殖无能综合征）：下丘脑病变引起，表现为不均匀肥胖，其体脂主要分布在颈、颏下、乳房、下肢、会阴及臀部，手指、足趾纤细，身材矮小，低血压，低体温，第二性征延迟或不出现。

（3）性幼稚 – 低肌张力综合征：为常染色体显性遗传。1～3 岁开始发病，呈现周围型肥胖体态，面部特征为杏仁样眼、鱼样嘴、小鞍状鼻和内眦赘皮，身材矮小，智力低下，手脚小，肌张力低，外生殖器发育不良，至青春期常并发糖尿病。

【治疗】

肥胖症的治疗原则是减少产热能性食物的摄入和增加机体对热能的消耗，使体内脂肪不断减少，体重逐步下降。饮食疗法和运动疗法是两项最主要的措施，药物或外科手术治疗均不宜用于小儿。

1. 饮食疗法　由于小儿正处于生长发育阶段以及肥胖治疗的长期性，饮食应给予低脂肪、低糖和高蛋白食谱。摄入能量低于身体能量总消耗的需要，一般供应现标准的 60% 热量便能维持体重。食物的体积在一定程度上会使患儿产生饱感，故应鼓励患儿多吃体积大而热量低的蔬菜类食品，其纤维还可减少糖类的吸收和胰岛素的分泌。良好的饮食习惯对减肥具有重要作用,要避免晚餐过饱,不吃夜宵,不吃零食,少吃多餐,细嚼慢咽等。

2.运动疗法 适当的运动能促使脂肪分解,减少胰岛素分泌,使脂肪合成减少,蛋白质合成增加,促进肌肉发育。在运动时要坚持长期锻炼,做到持之以恒,避免剧烈运动反而激增食欲。开始时运动量宜小,逐步增加运动量及运动时间以达到消耗热能、减轻体重的目的,有时需要家长陪同小儿一起锻炼,治疗过程中应定期监测体重增长情况,以便调整饮食和活动量。

3.心理治疗 在饮食、运动治疗的同时,家长应做思想工作,鼓励患儿坚持控制饮食量及加强运动,对由于精神创伤和心理异常等因素引起的肥胖要进行心理治疗,使患儿树立信心,正确对待肥胖,消除自卑心理,改变过食少动的习惯。

【预防】

加强健康教育,保持平衡膳食,增加运动。预防儿童期肥胖应从胎儿期开始,孕妇在妊娠后期要适当减少摄入脂肪类食物,防止胎儿体重增加过重。要宣传肥胖儿不是健康儿的观点,使家长摒弃"越胖越健康"的陈旧观念。父母肥胖者更应定期监测小儿体重,以免小儿发生肥胖症。

第四节　锌缺乏症

锌是人体所需重要的微量元素之一,为100多种酶的关键组成部分,参与DNA、RNA和蛋白质的合成。小儿缺锌的主要表现为食欲差,生长发育减慢、免疫功能降低,青春期缺锌可致性成熟障碍。

【病因】

1.摄入不足 锌摄入不足是小儿锌缺乏的主要原因。动物性食物不仅含锌丰富而且易于吸收,植物性食物含锌少,故素食者容易缺锌;全胃肠道外营养如未加锌可致缺锌。

2.吸收障碍 各种原因所致的腹泻皆可妨碍锌的吸收。谷类食物含多量植酸和粗纤维,均可与锌结合从而妨碍其吸收。牛乳中含锌量与母乳类似,为45.9～53.5μmmol/L(300～350μg/dL),但牛乳锌的吸收率(39%)远低于母乳锌(65%)。肠病性肢端皮炎是一种染色体隐性遗传病,因小肠缺乏吸收锌的载体,故表现为严重缺锌。

3.需要量增加 在生长发育迅速阶段的婴儿,或组织修复过程中,或营养不良恢复期等皆可发生锌需要量增多。

4.丢失过多 如反复出血、溶血、大面积烧伤、慢性肾脏疾病、蛋白尿以及应用金属螯合剂(如青霉胺)等均可导致锌缺乏。

【临床表现】

1. 消化功能减退 缺锌影响味蕾细胞更新和唾液磷酸酶的活性，使舌黏膜增生、角化不全，以致味觉敏感度下降，发生食欲减退、畏食、异嗜癖。

2. 生长发育落后 缺锌可妨碍生长激素轴功能以及性腺轴的成熟，故生长发育迟缓、身材矮小、性发育延迟。

3. 智能发育延迟 缺锌可使脑 DNA 和蛋白质合成障碍，谷氨酸浓度降低，从而引起智能迟缓。

4. 免疫功能降低 缺锌会严重损害细胞免疫功能而容易发生感染。

5. 其他 如脱发、皮肤粗糙、皮炎、地图舌、反复口腔溃疡、创伤愈合迟缓、视黄醛结合蛋白质减少而出现夜盲症等。

【诊断】

锌缺乏症目前尚无特异性诊断指标，主要根据缺锌的病史和临床表现，结合空腹血清锌 $< 11.47\mu mol/L$（$75\mu g/dL$），锌剂治疗有显效即可诊断。

不同部位的头发和不同的洗涤方法均可影响发锌的测定结果，故发锌不能准确反映近期体内的锌营养状况。

【治疗】

1. 针对病因 治疗原发病。

2. 饮食治疗 鼓励多进食富含锌的动物性食物如肝、鱼、瘦肉、禽蛋、牡蛎等。初乳含锌丰富。

3. 补充锌剂 常用葡萄糖酸锌，每日剂量为锌元素 $0.5 \sim 1.0mg/kg$，相当于葡萄糖酸锌 $3.5 \sim 7mg/kg$，疗程一般为 $2 \sim 3$ 个月。长期静脉输入高能量者，每日锌用量为：早产儿 $0.3mg/kg$；足月儿～ 5 岁 $0.1mg/kg$；> 5 岁 $2.5 \sim 4mg/d$。

药物锌不宜过量，否则可致急性锌中毒，表现为腹泻、呕吐和嗜睡等。长期过量还可引起铜缺乏，需予注意。

【预防】

元素锌每日推荐摄入量为：0 ～ 6 个月 1.5mg；7 ～ 12 个月 8mg；1 ～ 4 岁 12mg；4 ～ 7 岁 13.5mg。提倡母乳喂养。平时应提倡平衡膳食，戒除挑食、偏食、吃零食的习惯。对可能发生缺锌的情况如早产儿、人工喂养者、营养不良儿、长现腹泻、大面积烧伤等，均应适当补锌。

复习思考

1. 蛋白质 – 能量营养不良的临床表现有哪些？
2. 简述维生素 D 缺乏佝偻病的分期及临床表现有哪些？
3. 小儿单纯性肥胖的病因和临床表现有哪些？
4. 简述锌缺乏症的治疗方法。

扫一扫，知答案

扫一扫，看课件

第十三章
感染性疾病

【学习目标】

1. 掌握儿科常见感染性疾病的临床表现及治疗方法。

2. 熟悉儿科常见出疹性疾病的鉴别要点。

3. 了解儿科常见感染性疾病的病因及发病机制。

第一节　麻　疹

📚 案例导入

　　患儿，男，8岁，于3天前开始自感身体疲乏、食欲不振，伴有发热、打喷嚏、流涕和咳嗽等症状，在耳后及面部出现少量的红色斑丘疹，使用感冒药物进行治疗（具体用药不详），症状无明显好转。遂收入院。

　　入院时体温39℃，面部可见红色斑丘疹，皮疹之间有正常皮肤，颌下淋巴结肿大。扁桃体Ⅰ度肿大，可见柯氏斑，口腔黏膜充血。肺部体征：可闻及干啰音。今天患儿体温36.8℃，胸腹部及四肢出现大片疹子，眼部及呼吸道症状加重，右眼结膜有片状出血点，呼吸急促，干咳频作，肺部可闻及少量散在的大水泡音。患儿家属否认麻疹疫苗接种史。

　　辅助检查：血常规提示轻度贫血，余正常。胸片显示肺炎。

　　思考题

　　1. 该患儿最可能的诊断是什么？

　　2. 该病的处理原则是什么？

麻疹是麻疹病毒所致的小儿常见的急性呼吸道传染病，其传染性很强，在人口密集而未普种疫苗的地区易发生流行。以发热、上呼吸道炎症、眼结膜炎、皮肤出现红色斑丘疹和颊黏膜上有麻疹黏膜斑、疹退后遗留色素沉着伴糠麸样脱屑为主要临床表现。本病传染性强，易并发多种疾病如中耳炎、喉炎、肺炎、麻疹脑炎、亚急性硬化性全脑炎等。季节以春季发病较多，高峰在 2～5 月份，病后大多可获得终身免疫力。近年来由于普遍接种麻疹减毒疫苗，发病率显著下降。

【病因及发病机制】

麻疹病毒属副黏液病毒科，为单股负链 RNA 病毒。麻疹病毒只有一个血清型，抗原性稳定。在外界生存力弱，不耐热，对紫外线和一般消毒剂均敏感，但在低温中能长期存活。

麻疹的传染源主要是急性期患者和亚临床型带病毒者。麻疹病毒有 6 种结构蛋白，在前驱期和出疹期，可在患者口、鼻、咽、气管及眼部的分泌物中分离到麻疹病毒，主要通过喷嚏、咳嗽和说话等由飞沫传播，密切接触者亦可经污染病毒的手传播。麻疹病人自出疹前 5 天至出疹后 5 天均有传染性，如合并肺炎，传染性可延长至出疹后 10 天。本病传染性极强，易感者接触后 90% 以上均可发病。

麻疹病毒侵入呼吸道上皮细胞及局部淋巴结，在这些部位繁殖，同时有少量病毒侵入血液，此后病毒在全身单核－吞噬细胞系统复制活跃，大量病毒再次进入血液，通过血液向其他器官传播。病毒或由病毒形成的免疫复合物侵及皮肤真皮表层血管，造成真皮乳头层充血、水肿、血管内皮细胞增生，并有浆液性渗出，形成皮疹。由于免疫反应受到抑制，易继发喉炎、中耳炎、支气管肺炎或导致结核病复燃。麻疹病毒感染过程中，机体反应明显降低，可使湿疹、哮喘、肾病综合征患儿病情得到暂时缓解，但患者亦易继发细菌感染。

【临床表现】

未接种过麻疹疫苗、接种失败及免疫功能正常、未用过免疫球蛋白的小儿，感染麻疹病毒后常出现典型表现。

1. 典型表现

（1）潜伏期：大多数为 6～18 天（平均 10 天左右）。潜伏期末可有低热、全身不适。

（2）前驱期：也称发疹前期，一般为 3～4 天。主要表现如下：

①发热：多为中度以上，热型不一。

②上呼吸道感染症状：在发热同时出现咳嗽、流涕、喷嚏、咽部充血等卡他症状，结膜充血、流泪、畏光及眼睑水肿是本病特点。

③麻疹黏膜斑：在发疹前 24 ～ 48 小时出现，开始仅见于下臼齿相对应的颊黏膜上，为直径约 1.0mm 的灰白色小点，外有红色晕圈，常在 1 ～ 2 天内迅速增多，可累及整个颊黏膜并蔓延至唇部黏膜，于出疹后 1 ～ 2 天迅速消失，可留有暗红色小点。

④其他：部分病例可有一些非特异症状，如全身不适、精神不振、食欲减退等。婴儿可有呕吐、腹痛、腹泻等消化系统症状。偶见皮肤荨麻疹、斑疹或猩红热样皮疹，在出现典型皮疹时消失。

（3）出疹期：多在发热 3 ～ 4 天后出皮疹，体温增高至 40 ～ 40.5℃，全身毒血症状加重，嗜睡或烦躁不安，咳嗽加重，甚至谵妄、抽搐。皮疹先出现于耳后、发际、颈部，逐渐蔓延至额面、躯干及四肢。疹形是玫瑰色斑丘疹，继而颜色加深呈暗红，可融合呈片，疹间可见正常皮肤，同一部位皮疹持续 2 ～ 3 天，不伴痒感。此期肺部可闻湿性啰音，X 线检查可见肺纹理增多或轻重不等的弥漫性肺部浸润。

（4）恢复期：出疹 3 ～ 4 天后，皮疹按出疹顺序消退。若无并发症发生，精神、食欲等其他症状也随之好转。疹退后，皮肤有糠麸状脱屑及棕色色素沉着，7 ～ 10 天痊愈。

2. 非典型麻疹

（1）轻型麻疹：见于有一定免疫力的患儿，如在潜伏期内接受过丙种球蛋白注射者，或曾接种过麻疹疫苗，或小于 8 个月的婴儿。潜伏期长，前驱期短，临床症状轻，如发热低、上呼吸道症状不明显。常无麻疹黏膜斑，皮疹稀疏、色淡，疹退后无色素沉着或脱屑，病程约 1 周，无并发症。

（2）重型麻疹：见于体弱多病、免疫力低下或护理不当继发严重感染者。体温持续40℃以上，中毒症状重，伴惊厥、昏迷。皮疹密集融合，呈紫蓝色，常有黏膜出血，如鼻出血、呕血、咯血、血尿、血小板减少等，称为黑麻疹。若皮疹少、色暗淡，常为循环不良表现。或皮疹骤退、四肢冰冷、血压下降出现循环衰竭表现。此型患儿常有肺炎、心力衰竭等并发症，死亡率高。

（3）异型麻疹（非典型麻疹综合征）：主要见于接种过麻疹灭活疫苗或减毒活疫苗再次感染麻疹者。接种疫苗到发病时间一般为数月至数年，表现为高热、全身乏力、头痛、肌痛，无麻疹黏膜斑。出疹期皮疹不典型，如皮疹出现的顺序与正常相反，皮疹从四肢远端开始延及躯干、面部，呈多形性伴四肢水肿。本病少见，表现不典型，临床诊断较困难，血清麻疹病毒抗体检查有助诊断。

（4）无皮疹型麻疹：主要见于使用免疫抑制剂的患儿，或体内尚有母传抗体的婴儿，或近期接受过被动免疫者。整个病程无皮疹，有时可见麻疹黏膜斑，呼吸道感染和发热等，其他症状可有可无、可轻可重，无特异性，临床诊断困难，只有依赖前驱症状及血清中麻疹病毒抗体滴度增高才能确诊。

3. 并发症

（1）支气管肺炎：是麻疹最常见的并发症，多见于 5 岁以下患儿，占麻疹患儿死因的 90% 以上。按发生机制可分为原发性与继发性，原发性肺炎系麻疹病毒本身引起的整个呼吸道炎症及巨细胞肺炎，多随其他症状消退而消散。继发性肺炎的病原体常为金黄色葡萄球菌、肺炎链球菌、嗜血性流感杆菌和腺病毒等，多见于免疫功能缺陷的小儿，临床表现出疹较轻，肺炎症状较重、体征明显，预后差。

（2）喉炎：麻疹患儿常有轻度喉炎表现，随皮疹消退、体温下降其症状随之消失。但由于 3 岁以下的小儿喉腔狭小、黏膜层血管丰富、结缔组织松弛，如继发细菌或病毒感染，可造成呼吸道阻塞，临床表现为声音嘶哑、犬吠样咳嗽、吸气性呼吸困难及三凹征，严重者可窒息死亡。

（3）心肌炎：较少见，轻者仅有心音低钝、心率增快、一过性心电图改变，重者可出现心力衰竭、心源性休克。

（4）神经系统并发症

①麻疹脑炎：发病率为 1‰～ 2‰，大多发生在出疹后 2 ～ 5 天，其临床表现和脑脊液检查同一般病毒性脑炎。脑炎的轻重与麻疹轻重无关，病死率达 10% ～ 25%，存活者中 20% ～ 50% 留有运动、智力或精神上的后遗症。

②亚急性硬化性全脑炎：是麻疹的迟发性并发症，发病率约为百万分之一，表现为大脑机能的渐进性衰退，病情严重，预后差。主要见于曾患过麻疹的年长儿，偶见于接种过麻疹病毒活疫苗者。一般在麻疹数年才出现脑炎的症状、体征。开始症状很隐匿，有轻微的行为改变和学习障碍，随即智力低下，出现对称性、重复的肌阵挛，间隔 5 ～ 10 秒，随疾病进展，出现各种异常运动和神经功能障碍，有共济失调、视网膜病、视神经萎缩等，最后发展至木僵、昏迷、自主功能障碍、去大脑强直等。病程快慢不一，大部分病人在诊断后 1 ～ 3 年死亡，个别能存活 10 年以上。

（5）结核病恶化：麻疹患儿的免疫反应受到暂时性抑制，对结核菌素的迟发性皮肤超敏反应消失，可持续几周，可使原有潜伏结核病灶变为活动病灶，甚至播散而致粟粒型肺结核或结核性脑膜炎。

【辅助检查】

1. 一般检查 血白细胞总数减少，淋巴细胞相对增多。淋巴细胞严重减少提示预后不好。白细胞数增加，尤其是中性粒细胞增加，提示继发细菌感染。

2. 血清学检查

（1）抗体检测：ELISA 测定血清特异性 IgM 和 IgG 抗体，敏感性和特异性均好。但 IgM 的阳性率与取血时间有关，有研究认为，在患者出皮疹后 3 天至 4 周内取血，麻疹病毒特异性 IgM 抗体的阳性率达 97%，而在出皮疹后 3 天内取血其阳性率只有 77% 或更低。

（2）抗原检测：用免疫荧光方法检测鼻咽部脱落细胞内的麻疹病毒抗原是一种早期快速的诊断方法。

3. 病毒分离 病毒分离要在感染早期进行，有报道皮疹出现后 32 小时就很难从血液及鼻咽洗液中分离到病毒。

【诊断与鉴别诊断】

1. 诊断

（1）近期有麻疹患者接触史。

（2）初起有发热，流涕，咳嗽，畏光，多泪，口腔两颊黏膜近臼齿处可见麻疹黏膜斑。

（3）典型皮疹自耳后发际及颈部开始，自上而下，蔓延全身，最后达于手、足心。皮疹为玫瑰色斑丘疹，多散在分布，也可不同程度融合。

（4）疹退后皮肤有糠麸样脱屑，棕、褐色色素沉着。

前驱期鼻咽分泌物找到多核巨细胞及尿中检测包涵体细胞有助于早期诊断。在出疹后第一天或第二天检测血清麻疹病毒抗体，若阳性即可确诊。

2. 鉴别诊断

表 13-1　小儿常见出疹性疾病鉴别诊断表

	发热与出疹关系	初期症状	皮疹特点	特殊体征	恢复期
麻疹	发热 3～4 天出疹，出疹时体温更高	发热、咳嗽、流涕、眼泪汪汪	暗红色斑丘疹，疹间有正常皮肤，出疹有序（耳后→发际→头面→胸背→腰腹→四肢→手足心），3 天出齐	口腔两颊见麻疹黏膜斑	退疹时麦麸状脱屑，有色素沉着
风疹	发热 1～2 天，1 天内皮疹出齐	发热、咳嗽、流涕	淡红色斑丘疹，较麻疹皮疹细小，不融合，皮疹（自面部开始→躯干→四肢）多在 1 日内出齐，2～4 天消退	耳后及枕后淋巴结肿大	退疹无脱屑及色素沉着
幼儿急疹	发热 3～4 天，热退疹出	突然高热，一般情况较好	红色或暗红色丘疹，较麻疹皮疹细小，皮疹（自颈部与躯干开始→腰臀部）多在 1 日内出齐，持续 1～2 日后消退	起病急，高热，热退出疹	疹退后无脱屑及色素沉着
猩红热	发热数小时至 1 天出疹，1～2 天皮疹遍及全身	发热、咽痛、咽喉红肿糜烂	猩红色点状，密集成片，皮疹先见头、胸、腋下，继而遍及全身，颜面部潮红，而无明显皮疹	环口苍白圈，杨梅舌，皮肤皱褶处呈线状疹	有脱屑，无色素沉着

【治疗】

治疗原则是：加强护理，对症治疗，预防感染。

1.一般治疗 隔离，卧床休息，保持室内空气流通，注意温度和湿度。有畏光症状时房内光线要柔和，给予容易消化的富有营养的食物，补充足量水分。保持眼、鼻、口腔和耳的清洁，密切观察病情，出现合并症立即看医生。

2.对症治疗 前驱期、出疹期体温不超过40℃者一般不退热。若体温超过40℃伴有惊厥或过去有热惊史者可用小量退热剂，烦躁者可适当给予镇静剂。频繁剧咳可用非麻醉镇咳剂或超声雾化吸入。继发细菌感染可给抗生素。麻疹患儿对维生素A需要量大，补充维生素A有利于疾病的恢复，减少并发症的发生。

3.并发症的治疗 有并发症者给予相应治疗。

【预防】

预防麻疹的关键措施是对易感者接种麻疹疫苗，提高其免疫力。

1.控制传染源 早发现、早报告、早隔离、早治疗麻疹患者，一般隔离至出疹后5天，合并肺炎者延长至出疹后10天。接触麻疹患者的易感者应检疫观察3周，并给予被动免疫。

2.切断传播途径 病人曾住的房间应通风并用紫外线照射，衣物应在阳光下暴晒。流行季节易感儿尽量少去公共场所。

3.保护易感人群

（1）主动免疫：采用麻疹减毒活疫苗预防接种，国内规定初种年龄为生后8个月,6～7岁时复种一次。易感者在接触病人2天内若接种疫苗，仍有可能预防发病或减轻病情。

（2）被动免疫：接触麻疹患者后5天内立即给予免疫血清球蛋白可预防发病。如用量不足或接触麻疹患者后第5～9日使用，仅可减轻症状。被动免疫只能维持3～8周，以后应采取主动免疫。

第二节 风 疹

📚 案例导入

患儿，男，5岁，于前日感觉食欲不振，测体温37.8℃，伴喷嚏、流涕和咳嗽等症状，医生使用感冒药物进行治疗（具体用药不详），症状无好转。遂收住入院。

入院时体温 37.8℃，躯干和四肢出现细点状淡红色斑丘疹，直径为 2～3mm。体格检查见耳后淋巴结肿大，牙龈肿胀，软腭及咽部见玫瑰色或斑疹，颊黏膜光滑。肺部听诊无异常。

思考题

1. 该患儿最可能的诊断是什么？

2. 该病的处理原则是什么？

风疹是由风疹病毒引起的急性出疹性传染病，临床上以前驱期短、低热、皮疹和耳后、枕部淋巴结肿大为特征。一般病情较轻，病程较短，预后良好。但风疹极易引起暴发传染，一年四季均可发生，冬春两季发病为多，易感年龄以 1～5 岁为主。孕妇早期感染风疹病毒，可导致胎儿严重损害或引起先天性风疹综合征。

【病因及发病机制】

风疹病毒属披膜病毒科，此病毒较不稳定，可被各种消毒剂、紫外线、加热等灭活。

风疹病人或隐性感染者，可从其鼻咽部分泌物及血液、大小便中检出病毒。主要经空气飞沫传播，也可经污染物－手－呼吸道或手－呼吸道途径传播；孕妇病毒血症期将病毒经胎盘传给胎儿。患者是唯一的传染源。传染期为发病前 5～7 天和发病后 3～5 天，起病前 1 天和当天传染性最强。人群普遍易感，5～9 岁发病率最高，可在集体机构中流行，流行期中青年、成人和老人也可发病，但 6 个月以下婴儿由于母传抗体的保护，很少发病。发病时间以冬、春两季为主。

风疹病毒首先在上呼吸道黏膜及颈淋巴结复制，然后进入血液循环引起病毒血症，播散至全身淋巴组织引起淋巴结肿大，病毒直接损害血管内皮细胞发生皮疹。

【临床表现】

1. 获得性风疹

（1）潜伏期：14～21 天。

（2）前驱期：1～2 天。幼儿患者前驱期症状较轻微，或无前驱期症状，青少年和成人患者则较显著，可持续 5～6 天，表现有低热或中度发热、头痛、疲倦、食欲减退、咳嗽、喷嚏、流涕、咽痛、结膜充血等轻微上呼吸道症状，偶有呕吐、腹泻、鼻出血、齿龈肿胀等，部分患儿咽部及软腭可见玫瑰色或出血性斑疹，但无颊黏膜粗糙、充血及黏膜斑等。

（3）出疹期：通常于发热 1～2 天后出现皮疹，皮疹初见于面颈部，迅速扩展至躯干、四肢，1 天内布满全身，但手掌、足底大多无疹。皮疹初起呈细点状淡红色斑疹、斑丘疹或丘疹，直径 2～3mm。面部、四肢远端皮疹较稀疏，部分融合，类似麻疹。躯干尤其背部皮疹密集，融合成片，又类似猩红热。皮疹一般持续 3 天（1～4 天）消退，亦有称"三日麻疹"。面部有疹为风疹之特征，个别患者出疹呈出血性，伴全身出血，主要由于血小板减少和毛细血管通透性增高所致。出疹期常有低热、轻度上呼吸道炎、脾肿大及全身浅表淋巴结肿大，尤以耳后、枕部、颈后淋巴结肿大最为明显。肿大淋巴结有轻度压痛，不融合，不化脓。疹退后皮肤不留色素沉着，亦无脱屑。疹退时体温下降，上呼吸道症状消退，肿大的淋巴结也逐渐恢复，但完全恢复正常需数周。

（4）无疹性风疹：风疹患者只有发热、上呼吸道炎、淋巴结肿痛而无皮疹，也可在感染风疹病毒后没有任何症状、体征，血清学检查风疹病毒抗体为阳性，即隐性感染或亚临床型患者。

2. 先天性风疹综合征（CRS） 母体在孕期前 3 个月感染风疹病毒可导致胎儿发生多系统的出生缺陷，即 CRS，感染发生越早，对胎儿损伤越严重。胎儿被感染后，重者可导致死胎、流产、早产；轻者可导致胎儿发育迟缓，甚至累及全身各系统，出现多种畸形。新生儿先天畸形多为先天性风疹所致。多数先天性患者于出生时即具有临床症状，也可于生后数月至数年才出现症状和新的畸形。

【辅助检查】

1. 血液检查 外周血白细胞总数减少，分类以淋巴细胞相对增多。

2. 病原学检查

（1）病毒分离：取疹前 5 天至疹后 6 天鼻咽分泌物分离病毒。先天性风疹生前取羊水或胎盘绒毛，生后取鼻咽分泌物、尿、脑脊液、骨髓等分离血清。

（2）特异性抗体检测：血清特异性 IgM 是近期感染指标。双份血清（间隔 1～2 周采血）特异性 IgG 滴度 ≥ 4 倍升高有诊断意义。先天性风疹患儿特异性 IgM 在生后 6 个月内持续升高；胎血（孕 20 周后）中检出特异性 IgM 可证实胎儿感染。

3. 病毒抗原和基因检测 采用免疫标记技术或印迹法或核酸杂交技术/PCR 法检测胎盘绒毛、羊水或胎儿活检标本中风疹病毒抗原或基因。

【诊断与鉴别诊断】

1. 诊断

（1）与确诊的风疹患者在 14～21 天内有接触史。

（2）病初类似感冒，发热 1～2 天后，皮肤出现淡红色斑丘疹，1 天后布满全身，出疹 1～2 天后，发热渐退，疹点逐渐隐退。疹退后可有皮屑，无色素沉着。

（3）耳后、枕部及颈后淋巴结肿大。

（4）结合辅助检查确诊。

2.鉴别诊断 主要与麻疹、幼儿急疹、猩红热鉴别。具体鉴别要点见表13-1。

【治疗】

（1）一般治疗：风疹患者一般症状轻微，不需要特殊治疗，注意休息与保暖，衣服柔软，皮肤瘙痒时切勿抓挠，以免皮肤破损感染。多饮开水，饮食清淡易消化，不宜吃辛辣、煎炸食物。

（2）对症治疗：头痛、咳嗽、结膜炎者可予对症处理。

（3）并发症治疗：高热、嗜睡、昏迷、惊厥者，应按流行性乙型脑炎的原则治疗。

【预防】

1.免疫接种是预防风疹的有效方法。风疹疫苗属于减毒活病毒株，单剂接种可获得95%以上的长效免疫力，与自然感染诱发的免疫力接近。

2.对于风疹患儿一般不必采取隔离措施，但在易感儿群密集的地方，可适当隔离，一般隔离至出疹后5天。

3.风疹流行期间，易感儿童应避免去公共场所。保护孕妇，尤其妊娠早期3个月内者，避免与风疹病人接触。

第三节　幼儿急疹

📖 案例导入

患者，女，1岁，发烧第3天入院。体温在38.5～39℃之间徘徊，贴退烧贴效果不明显。宝宝睡着状况平稳，发烧4天后退烧，但面部及躯干出现红色斑丘疹，稍有咳嗽。体检见颈部淋巴结肿大。

辅助检查：血常规提示白细胞7.5×10^9/L，淋巴细胞0.478。

思考题

1.该患儿最可能的诊断是什么？

2.该病的处理原则是什么？

幼儿急疹是一种急性出疹性传染病。起病急骤，发热较高，持续3～5天后，体温骤降，热退时皮肤出现玫瑰红色的斑丘疹，病情减轻，如无并发症可很快痊愈。本病好发于婴幼儿，以 6 个月至 1 岁年龄段发病率最高，因此时正为哺乳期间，故称为"奶麻"。因其形似麻疹，故又称为"假麻"。幼儿急疹一年四季均可发生，冬春发病较高，多为散发，传染性不强，偶见流行。

【病因及发病机制】

幼儿急疹病原体为人类疱疹病毒 6 型，病毒颗粒呈球形，直径为 200nm。其核衣壳为 163 个壳微粒组成的立体对称 20 面体，其内部是由双股 DNA 组成的核心，核衣壳外有一层脂蛋白包膜。为嗜淋巴细胞病毒，可在 T 淋巴细胞及 B 淋巴细胞内复制，亦可在唾液腺、乳腺、肾脏中潜伏并持续进行低密度复制。

无症状的成人患者是本病的传染源，病毒经唾液、气管分泌物及尿液排出，幼儿通过与父母密切接触而感染，胎儿可通过胎盘从母体得到抗体。本病多见于 6 ~ 18 月小儿，3 岁后少见，春、秋两季发病较多，无性别差异。

【临床表现】

1. 发热　潜伏期 1 ~ 2 周，平均 10 天。起病急骤，多无前驱症状，体温 39 ~ 40℃以上，起病初常伴有咳嗽、流涕、结膜及咽部充血等，高热期常有食欲不振、呕吐、腹泻等消化道症状，枕部、颈部及耳后淋巴结轻度肿大。大部分患儿一般情况较好，少数患儿有烦躁、睡眠不宁或出现惊厥。

2. 出疹　发热 3 ~ 5 天后，热度突然下降，在 24 小时内体温降至正常，热退同时或稍后出疹，皮疹为不规则小型的玫瑰色斑点，直径为 2 ~ 3mm，周围有浅色红晕，压之退色，很少融合。皮疹最初见于颈部与躯干，很快波及全身，以躯干、腰、臀等处为最多，面部及肘、膝等处则较少，持续 1 ~ 2 天后皮疹消退，疹退后没有脱屑和色素沉着。

【辅助检查】

外周血呈白细胞减少，分类则以淋巴细胞增多为主。

【诊断与鉴别诊断】

1. 诊断

（1）患儿以 2 岁以下的婴儿为多。

（2）起病急骤，突然高热，持续 3 ~ 4 天，全身症状轻微。

（3）热退同时或稍后出疹，为玫瑰红色皮疹。皮疹以躯干、腰、臀部为主，面部及肘、膝关节等处少见，出现 1～2 天后即消退，疹退后无脱屑及色素沉着。

（4）结合辅助检查。

2. 鉴别诊断　主要与麻疹、风疹、猩红热鉴别。具体鉴别要点见表 13-1。

【治疗】

1. 一般治疗　患儿卧床休息，注意隔离，避免交叉感染。多饮水，给予易消化食物，适当补充维生素 B、维生素 C 等。

2. 对症治疗　高热时物理降温或给予小量退热剂，一旦出现惊厥给予苯巴比妥钠或水合氯醛，可适当补液。

【预防】

隔离患儿至出疹后 5 天。本病流行期间，避免到公共场所，对可疑患儿，应隔离观察 7～10 天。

第四节　水　痘

案例导入

患儿，男，5 岁，发热、头痛 2 天，发现疱疹 1 天。

两天前无诱因出现持续发热，体温 38℃，伴头痛。1 天前发现左侧胸前有大量米粒大小疱疹，呈椭圆形，3～5mm，周围有红晕，疱疹浅表易破，呈带状分布，疱疹中央呈脐窝状，伴灼痛感。精神疲倦，食欲不佳，二便正常。

思考题

1. 该患儿最可能的诊断是什么？

2. 该病的处理原则是什么？

水痘是由水痘－带状疱疹病毒初次感染引起的急性出疹性疾病，主要发生在婴幼儿和学龄前儿童，传染力强，自发病前 1～2 天直至皮疹干燥结痂均有传染性，接触或飞沫吸入均可传染，易感儿发病率可达 95% 以上。感染后可获得持久的免疫力，但以后可以发生带状疱疹。冬春两季多发。

【病因及发病机制】

病原体为水痘－带状疱疹病毒（VZV）。该病毒在外界环境中生存力弱，不耐高温、不耐酸，不能在痂皮中存活。

人类是该病毒唯一宿主，水痘患者为本病的传染源。主要通过空气飞沫经呼吸道传染，也可通过接触患者疱疹浆液而感染。传染期从出疹前 1～2 天至病损结痂，有 7～8 天。人群普遍易感，主要见于儿童，以 1～6 岁为高峰，20 岁以后发病者占 2% 以下，孕妇分娩前 6 天患水痘可感染胎儿，出生后 10 天内发病。

水痘病毒经口、鼻侵入人体，首先在呼吸道黏膜细胞内增殖复制 4～6 天，而后侵入血液并向全身扩散，引起各器官病变。本病病变主要是在皮肤棘状细胞层，细胞肿胀变性形成囊状细胞，核内有嗜酸性包涵体，细胞裂解及组织液渗入后即形成疱疹。水疱液中含有大量的病毒颗粒。水疱也常见于口咽部、呼吸道、胃肠道、眼结膜和阴道黏膜表面。

【临床表现】

1. 典型水痘 潜伏期多为 2 周左右。起病较急，前驱期仅 1 天左右，表现为发热、全身不适、恶心、呕吐、腹痛等。在发病 24 小时内出现皮疹，初起于躯干部，继而扩展至面部及四肢，四肢末端稀少，呈向心性分布。开始为红色斑丘疹或斑疹，数小时后变成米粒至豌豆大的圆形紧张水疱，周围红晕。约 24 小时内水疱内容物变混浊，且疱疹出现脐凹现象，水疱易破溃，2～3 天左右迅速结痂。在为期 1～6 日的出疹期内皮疹相继分批出现，由于皮疹演变过程快慢不一，故同一时间内可见上述三种形态皮疹同时存在。皮疹脱痂后一般不留瘢痕，水疱期痛痒明显，若因挠抓继发感染时可留下轻度凹痕。黏膜皮疹可出现在口腔、结膜、生殖器等处，易破溃形成浅溃疡。水痘多为自限性疾病，10 天左右自愈，一般患者全身症状和皮疹均较轻。

2. 重症水痘 多发生在白血病、淋巴瘤等恶性病或免疫功能受损病儿。伴高热及全身中毒症状。出疹 1 周后体温仍可高达 40～41℃，患儿皮疹融合，形成大疱型疱疹或出血性皮疹，呈离心性分布，常伴血小板减少而发生暴发性紫癜。

【并发症】

常见为皮肤继发细菌感染如脓疱疮、丹毒、蜂窝组织炎，甚至由此导致败血症等。继发性血小板减少可导致皮肤、黏膜甚至内脏出血。神经系统可见水痘后脑炎、格林－巴利综合征、横贯性脊髓炎、面神经瘫痪、Reye 综合征等。其他少数病例可发生心肌炎、肝炎、肾炎、关节炎及睾丸炎等。

【辅助检查】

1. 外周血白细胞计数 白细胞总数正常或稍低。

2. 疱疹刮片 刮取新鲜疱疹基底物，用瑞氏或姬姆萨染色可发现多核巨细胞，用酸性染色检查核内包涵体，可供快速诊断。

3. 病毒分离 在起病 3 天内，取疱疹液体接种人胚羊膜组织，病毒分离阳性率较高。

4. 血清学检查 常用的为补体结合试验，水痘患者于出疹后 1～4 天血清中出现补体结合抗体，2～6 周达高峰，6～12 个月后逐渐下降，双份血清抗体滴度 4 倍以上升高。

5. PCR 检测 检测患者呼吸道上皮细胞和外周血白细胞中的特异性病毒 DNA，是敏感快速的早期诊断方法。

【诊断】

1. 诊断 根据病史和皮疹特征诊断不难，必要时可做辅助检查明确诊断。

（1）病前 2～3 周有与水痘或带状疱疹患者密切接触史。

（2）发热与皮疹（斑丘疹、疱疹）同时发生，或无发热即出疹。皮疹呈向心性分布，以躯干、头、腰部多见。皮疹分批出现，斑丘疹→水疱疹→结痂，不同形态皮疹同时存在，皮疹脱痂后不留瘢痕。

（3）白细胞计数正常或稍低，淋巴细胞相对增高。

2. 鉴别诊断

（1）与麻疹、风疹、幼儿急疹、猩红热鉴别：以上疾病的皮疹均为斑丘疹，分布全身，形态细小如针尖或粟粒状，无疱疹、结痂现象。

（2）与脓疱疮鉴别：脓疱疮多发于夏天炎热季节，疱疹较大，壁较薄，内含脓液，不透亮，容易破溃，破溃后随脓液流溢蔓延至附近皮肤而发，多发于头面部及四肢暴露部位。

【治疗】

水痘是自限性疾病，无合并症时以一般治疗和对症处理为主。

1. 加强护理，供给足够水分和易消化的饮食，勤换内衣，剪短指甲，保持手的清洁，防止抓破水疱。

2. 局部治疗以止痒和防止感染为主，可外搽炉甘石洗剂，疱疹破溃或继发感染者可外用 1% 甲紫或抗生素软膏。必要时可给予少量镇静剂。

3. 抗病毒药物，首选阿昔洛韦，口服 2mg/kg，每日 4 次，应尽早使用，一般应在皮疹出现的 48 小时内开始；重症患者需静脉给药，10～20mg/kg，每 8 小时 1 次。此外，

早期使用 α－干扰素能较快抑制皮疹发展，加速病情恢复。

4.继发细菌感染时给予抗生素治疗。

5.皮质激素对水痘病程有不利影响，可导致病毒播散，一般不宜用。

【预防】

控制传染源，隔离病儿至皮疹全部结痂为止，对已接触的易感儿，应检疫3周。水痘减毒活疫苗是被批准临床应用的人类疱疹病毒疫苗，接触水痘患儿后立即应用，保护率可达85%～95%，并可持续10年以上。对免疫功能低下、应用免疫抑制剂者及孕妇，若有接触史，肌注丙种球蛋白或带状疱疹免疫球蛋白，可起到预防作用。

第五节　猩红热

案例导入

患儿，男，5岁，主因"发热、皮疹3天"收入院。患儿入院前3天无诱因出现发热，体温最高39.5℃，当天出现皮疹，初见颈部，24小时内遍及全身，呈密集而均匀红色细小丘疹，周身皮肤潮红，伴痒感。

体格检查：体温37.9℃，脉搏100次/分，呼吸22次/分，血压95/65mmHg。神志清，颜面潮红，可见口周苍白圈，周身可见密集而均匀的红色细小丘疹，疹间皮肤弥漫性潮红，腋下及腹股沟区皮疹密集，形成帕氏线，可见少许皮肤抓痕，腹部及手足可见粟粒状汗疱疹，无破溃及溃疡，周身浅表淋巴结不大，双眼睑无浮肿，巩膜无充血，无异常分泌物，口唇黏膜微干，无皲裂，口腔黏膜光滑，草莓舌，咽充血，双侧扁桃体Ⅱ度肿大，表面凹凸不平，咽喉壁可见脓性分泌物附着，双肺呼吸音粗，无啰音，心、腹查体未见异常，神经系统查体无阳性体征。

辅助检查：血常规检查提示白细胞 $11.0×10^9/L$，淋巴细胞百分比0.091，中性粒细胞0.821。尿常规检查正常。血沉30mm/第一小时末。肝功能、心肌酶、肾功能大致正常。胸片、心电图无异常。

思考题

1.该患儿最可能的诊断是什么？

2.该病的处理原则是什么？

猩红热是一种急性出疹性呼吸道传染病。其临床特征为发热、咽峡炎、全身布有弥漫性猩红色皮疹和疹退后明显皮肤脱屑。本病一年四季都有发生，以冬春两季发病为多。人群普遍易感，但发病多见于小儿，以 5～15 岁居多。

【病因及发病机制】

猩红热因感染 A 组 β 型溶血性链球菌引起。A 组 β 型溶血性链球菌是革兰染色阳性菌，无动力，无芽孢，对高温及消毒药剂均敏感。

猩红热为呼吸道传染病，空气飞沫是传播的主要媒介，也可通过被患者分泌物污染的食物、食具、玩具、衣服、日常用品间接传播，甚至可通过外伤或产道感染。一年四季均可发生，但冬春季较多。人们对猩红热普遍易感，儿童更易感染，其中以 2～8 岁小儿发病率最高。

病原菌及其毒素在侵入部位及其周围组织引起炎症和化脓性变化，并进入血液循环，引起败血症，致热毒素引起发热和红疹。其主要病理变化是皮肤真皮层毛细血管充血、水肿，表皮有炎性渗出，毛囊周围皮肤水肿、上皮细胞增生及炎性细胞浸润，表现为丘疹样鸡皮疹，恢复期表皮角化、坏死，大片脱落。少数可见中毒性心肌炎，肝、脾、淋巴结充血等变化。

【临床表现】

1. 潜伏期　1～7 天。

2. 前驱期　起病急，轻者发热 38～39℃，重者可达 40℃。除咽痛外，有的患儿可因肠系膜淋巴结炎出现腹痛。咽部与扁桃体红肿明显，表面覆有较易拭掉的白色脓性渗出物，软腭处有细小红疹或瘀点，即黏膜内疹，一般先于皮疹而出现。病初舌上覆被白苔，乳头红肿，突出于白苔之上，以舌尖及边缘处为显著，2～3 天后白苔脱落，露出鲜红舌面，并可有浅表破裂，乳头仍突起，称"杨梅舌"。

3. 出疹期　起病 12～48 小时内出疹，皮疹最先见于颈部、腋下和腹股沟处，通常24 小时内蔓延及胸、背、上肢，最后及于下肢。其特点为全身皮肤在弥漫性充血发红的基础上，广泛存在密集而均匀的点状充血性红色丘疹，压之暂呈苍白色，触之似砂纸感。面部潮红，不见皮疹，口唇周围发白，称"环口苍白圈"。皮疹在皮肤皱褶处如腋窝、肘窝、腹股沟等和易受摩擦部位可见皮下出血点密集形成紫红色线条，称"帕氏线"。这是猩红热皮疹的特有体征。

4. 恢复期　一般情况好转，体温降至正常，皮疹按出现顺序消退，退疹后一周内开始脱皮，躯干多为糠状脱皮，手掌足底皮厚处多见大片膜状脱皮，甲端皲裂样脱皮是典型表现。脱皮程度与时间，因皮疹轻重而异，脱皮期长达 2～6 周，无色素沉着。

【辅助检查】

1. 血常规检查 白细胞总数和中性粒细胞比例均增多，出疹后血象中嗜酸性粒细胞增多，可占 5% ～ 10%。

2. 细菌分离 取鼻咽拭子或伤口脓液培养，可分离出致病菌。

【诊断与鉴别诊断】

1. 诊断

（1）有与猩红热、扁桃体炎患者接触史。

（2）根据起病急骤、发热、咽喉红肿、典型皮疹、杨梅舌及疹退后脱皮屑等特征可诊断。

（3）结合辅助检查。

2. 鉴别诊断 主要与麻疹、风疹、急疹相鉴别。具体鉴别要点见表 13-1。

【治疗】

1. 隔离 隔离患者 6 日以上，直至咽拭子培养 3 次阴性，且无并发症时，可解除隔离。对咽拭子培养持续阳性者应延长隔离期。

2. 一般治疗 急性期应卧床休息，直至疹退后 1 周，方可下床活动。吃稀软、清淡食物，多喝水。保持口腔及皮肤清洁卫生，预防继发感染，年长儿可用生理盐水漱口。

3. 抗生素 青霉素是首选药物，早期应用可缩短病程、减少并发症，病情严重者可增加剂量。对青霉素过敏者可用红霉素或头孢菌素，严重时也可静脉给药。

4. 对症治疗 高热可用小剂量退热剂，或用物理降温等方法。若发生感染中毒性休克，应积极补充血容量，纠正酸中毒。如并发中耳炎、鼻窦炎、肾炎、心肌炎等，给予积极治疗。

【预防】

1. 猩红热流行期间，对可疑猩红热、急性咽炎和扁桃体炎患者，均应隔离治疗；对于带菌者可用常规治疗剂量的青霉素治疗，直至培养转阴，以控制传染源。

2. 对与猩红热患者密切接触者，应严密观察，检疫 7 ～ 12 日，有条件可做咽拭子培养，或预防性给予青霉素。

3. 患者用过的碗筷、衣服、玩具等物均应煮沸消毒，不能擦洗的，可在户外阳光下暴晒 5 ～ 6 小时，痰和鼻涕应吐在纸上烧掉。

4. 疾病流行期间，避免到公共场所活动，尤其是儿童。

第六节 流行性腮腺炎

📖 **案例导入**

患儿，女，12岁，于入院前4天无明显诱因出现双侧耳周肿胀，局部疼痛，咀嚼食物时疼痛加重，无头痛、发热、恶心、呕吐、腹痛、腹泻等症，曾到附近诊所诊治，给"双黄连、病毒唑"等药静滴，"板蓝根颗粒"等药口服，效果欠佳，双侧耳周仍肿痛，故今日来我院就诊，为进一步确诊及系统治疗，门诊以"流行性腮腺炎"收住入院。患儿自发病以来精神差，食欲不振，大小便无异常，夜间睡眠欠佳，体重无增减。

体格检查：双侧腮腺部可见肿块（右侧为甚），以耳垂为中心，边界不清，表面发热，有触痛，触之有弹性感，双侧颌下腺肿大，有触痛，其周围可触及多个大小不等的淋巴结，压痛，边界清，颈无抵抗，气管居中，甲状腺无肿大。

思考题

1. 该患儿最可能的诊断是什么？

2. 该病的处理原则是什么？

流行性腮腺炎是由腮腺炎病毒引起的急性呼吸道传染病，以腮腺肿大及疼痛为特征，各种唾液腺体及其他器官均可受累，系非化脓性炎症。四季均有发病，以冬春季为高峰。5～15岁患者较为多见，常在幼儿园和学校中感染流行。一次感染后可获得终身免疫，但个别抗体水平低下者亦可再次感染。

【病因及发病机制】

腮腺炎病毒属于副黏液病毒科的单股RNA病毒。只有一个血清型。病毒颗粒呈圆形，大小悬殊，直径100～200nm，有包膜，对物理和化学因素敏感，福尔马林或紫外线等均能在2～5分钟内将其灭活，加热至55～60℃后20分钟即失去感染性。

人是病毒的唯一宿主。流行性腮腺炎患者和健康带毒者是本病的传染源，患者在腮腺肿大前6天到发病后5天或更长的时间均可排出病毒。本病主要通过呼吸道飞沫传播，亦可因直接接触被唾液污染的食具和玩具而感染。全年均可发生感染流行，但以冬春季发病较多。人群对本病普遍易感，感染后具持久免疫。

病毒通过口、鼻侵入人体后，在上呼吸道黏膜上皮组织中生长增殖，引起局部炎症和免疫反应，进入血液引起病毒血症。由于病毒对腺体组织和神经组织具有高度亲和性，可使多种腺体（腮腺、舌下腺、颌下腺、胰腺、生殖腺等）发生炎症改变，如侵犯神经系统，可导致脑膜脑炎等严重病变。

【临床表现】

1. 潜伏期　14～25天，平均18天。

2. 前驱期　很短，数小时至1～2天，常有发热、食欲不振、全身无力头疼等。

3. 腮腺肿胀期　常先见于一侧，然后另一侧也相继肿大，2～3日内达高峰。肿大的腮腺以耳垂为中心，向前、后、下发展，边缘不清，表面发热但多不红，触之有弹性感并有触痛。腮腺肿大可持续5日左右，以后逐渐消退。腮腺管口（位于上颌第二磨牙对面的黏膜上）在早期可见红肿，有助于诊断。腮腺肿胀时，常波及邻近的颌下腺和舌下腺。颌下腺肿大时颈前下颌处明显肿胀，可触及椭圆形腺体。舌下腺肿大时可见舌下及颈前下颌肿胀。病程中患者可有不同程度的发热，持续时间不一，短者1～2天，多为5～7天，亦有体温始终正常者。可伴有头痛、乏力、食欲减退等。

【并发症】

由于腮腺炎病毒有嗜腺体和嗜神经性，常侵入中枢神经系统和其他腺体、器官而出现以下并发症。

1. 脑膜脑炎　常在腮腺炎高峰时出现，也可出现在腮腺肿大前或腮腺肿大消失以后。表现为发热、头痛、呕吐、颈项强直、克氏征阳性等，脑脊液的改变与其他病毒性脑炎相似，脑电图可有改变但不似其他病毒性脑炎明显。本病以脑膜受累为主，预后大多良好，常在2周内恢复正常，多无后遗症。如侵犯脑实质，可出现嗜睡，甚至昏迷等，并可能有神经系统后遗症甚至死亡。

2. 睾丸炎　是男孩最常见的并发症，多为单侧。常发生在腮腺炎起病后的4～5天，开始为睾丸疼痛，随之肿胀伴剧烈触痛，可并发附睾炎、鞘膜积液和阴囊水肿。大多数患者有严重的全身反应，突发高热、寒战等，一般10天左右消退，约半数病例发生不同程度的睾丸萎缩，如双侧萎缩可导致不育症。

3. 卵巢炎　5%～7%的青春期后女性患者可并发卵巢炎，症状较轻，可出现下腹痛及压痛等，不影响受孕。

【辅助检查】

1. 血常规检查　白细胞总数正常或降低，淋巴细胞相对增多。

2.血清和尿淀粉酶测定 90%患者的血清淀粉酶有轻度和中度增高,有助于诊断。淀粉酶增高程度往往与腮腺肿胀程度成正比。

3.血清学检查 ELISA法检测血清中腮腺炎病毒核蛋白的IgM抗体可作为近期感染的诊断。近年来有应用特异性抗体或单克隆抗体来检测腮腺炎病毒抗原以做早期诊断者。应用逆转录PCR技术检测腮腺炎病毒RNA,可提高可疑患者的诊断率。

4.病毒分离 早期可在患者唾液、尿、血、脑脊液中分离到病毒。

【诊断与鉴别诊断】

1.诊断

(1)当地有腮腺炎流行,发病前2～3周有流行性腮腺炎接触史。

(2)初病时可有发热,1～2天后,以耳垂为中心腮部漫肿,边缘不清,皮色不红,压之疼痛或有弹性,通常先发于一侧,继发于另一侧。口腔内颊黏膜腮腺管口可见红肿。

(3)腮腺肿胀4～5天开始消退,整个病程1～2周。

(4)常见并发症有睾丸炎、卵巢炎等,也有并发脑膜炎者。

2.鉴别诊断

(1)化脓性腮腺炎:常为一侧腮腺局部红肿、压痛明显,晚期有波动感,挤压腮腺口有脓液流出,白细胞总数和中性粒细胞明显增高。

(2)颈部及耳前淋巴结炎:肿大不以耳垂为中心,而是局限于颈部或耳前区,为核状体,较坚硬,边缘清楚,压痛明显。可发现与颈部或耳前区淋巴结相关的组织有炎症,如咽峡炎、耳部疮疖等。白细胞总数及中性粒细胞增高。

【治疗】

本病为自限性疾病,目前尚无抗腮腺炎特效药物,抗生素治疗无效。主要是对症治疗,隔离患者使之卧床休息直至腮腺肿胀完全消退。急性期避免刺激性食物,多饮水,保持口腔卫生。高热者给予退热剂或物理降温。严重头痛合并发睾丸炎者可给解热止痛药。可用利巴韦林及中草药治疗,紫金锭或如意金黄散,用醋调后外敷。脑炎症状明显者可按乙型脑炎治疗。对重症脑膜脑炎、睾丸炎或心肌炎患儿必要时可采用中等剂量的糖皮质激素进行3～7天的短期治疗。

【预防】

1.控制传染源 隔离病人直至腮腺肿胀完全消退为止。集体机构的易感儿应检疫3周。流行期间幼儿园及小学要经常检查,有接触史及腮部肿痛的可疑患儿要进行隔离密切观察。

2. 切断传播途径 对流行性腮腺炎发生的学校教室要注意通风，保持空气流通，放学后可用 0.2% 过氧乙酸消毒。流行期间不宜举行大型集体活动。

3. 保护易感儿 被动免疫丙种球蛋白和腮腺炎高价免疫球蛋白均无预防效果；主动免疫目前已有单价腮腺炎减毒活疫苗和腮腺炎 – 麻疹 – 风疹三联疫苗（MMR）应用于预防，取得了良好保护作用。

第七节　中毒型细菌性痢疾

案例导入

患儿，男，8 岁，因"发热半天，抽搐 1 次"急诊入院。患儿于入院当日无明显诱因出现发热，自测体温高达 38.5℃，家长自行给予扑热息痛口服 1 次，体温未降至正常，同时伴腹痛、呕吐 1 次，为少量胃内容物，不含胆汁及咖啡色物，无腹泻、头痛、头晕、咽痛、咳嗽等。入院前半小时患儿出现抽搐 1 次，表现为意识障碍、四肢抖动、双眼球上翻固定、口周青紫、小便失禁。急诊给予吸氧、肌肉注射苯巴比妥钠 0.1g 后抽搐停止，抽搐持续时间约 10 分钟，无大便失禁，体温 38.7℃，胸部透视未见异常。

辅助检查：血常规检查示白细胞 20.2×10^9/L、中性粒细胞 0.874、淋巴细胞 0.108、红细胞 4.55×10^{12}/L、血红蛋白 132g/L、血小板 170×10^9/L。

思考题

1. 该患儿最可能的诊断是什么？如何确诊？

2. 该病的处理原则是什么？

中毒型细菌性痢疾是急性细菌性痢疾的危重型，发病急骤，病情危重，病死率高，临床以高热、嗜睡、抽搐，或迅速出现休克为特征。全年均有发生，但常于夏秋季流行，一般在 7～9 月达到高峰。多见于 2～7 岁健壮儿童。

【病因及发病机制】

病原是痢疾杆菌，属于肠杆菌的志贺菌属，为革兰阴性杆菌。痢疾杆菌的致病性很强，只要 10～100 个病菌即可引起发病。本菌耐寒、耐湿，在外环境中生存力较强。但是在日光下半小时或 60℃ 10 分钟即可将其杀灭，一般消毒剂均可灭活。

本病通过消化道传播。痢疾杆菌随患者或带菌者的粪便排出，通过污染的手、食品、水源或生活接触，或苍蝇、蟑螂等间接方式传播。全年均有发生，但常于夏秋季流行，一般在 7～9 月达到高峰。人群对痢疾杆菌普遍易感，学龄前儿童患病多，尤多见于平素体格健壮、营养状况良好的 2～7 岁小儿。

志贺菌属经口进入胃肠道，依靠其毒力质粒所编码的一组多肽毒素侵入结肠上皮细胞，并生长繁殖，细菌裂解后产生大量内毒素与少量外毒素。志贺菌内毒素从肠壁吸收入血后，引起发热、毒血症及急性微循环障碍。内毒素作用于肾上腺髓质及兴奋交感神经系统释放肾上腺素、去甲肾上腺素等，使小动脉和小静脉发生痉挛性收缩，内毒素直接作用或通过刺激网状内皮系统，使组氨酸脱羧酶活性增加，或通过溶酶体释放，导致大量血管扩张，血浆外渗，血液浓缩，还可使血小板聚集，释放血小板因子。中毒性菌痢的上述病变在脑组织中最为显著，可发生脑水肿甚至脑疝，出现昏迷、抽搐及呼吸衰竭，是中毒性菌痢死亡的主要原因。

【临床表现】

潜伏期多数为 1～2 天，短者数小时。起病急，发展快，体温可达 40℃以上，迅速发生呼吸衰竭、休克或昏迷。肠道症状多不明显甚至无腹痛腹泻，也有在发热、脓血便后 2～3 天后发展为中毒型。根据其主要表现又可分为以下三型：

1. 休克型（皮肤内脏微循环障碍型）　主要表现为感染性休克。早期为微循环障碍，可见精神萎靡、面色灰白、四肢厥冷、呼吸急促、脉细速、血压正常或偏低，后期微循环淤血、缺氧，口唇及甲床发绀，皮肤花斑，血压下降或测不出，可伴心、肺、血液、肾脏等多系统功能障碍。

2. 脑型（脑微循环障碍型）　因脑缺氧、水肿而发生反复惊厥、昏迷和呼吸衰竭。早期有嗜睡、呕吐、头痛、血压偏高，心率相对缓慢。随病情进展很快进入昏迷、频繁或持续惊厥。瞳孔大小不等、对光反射消失，呼吸深浅不匀、节律不整，甚至呼吸停止。颅内压增高，严重时可发生脑疝。此型较严重，病死率高。

3. 肺型（肺微循环障碍型）　又称呼吸窘迫综合征，以肺微循环障碍为主，常在中毒性痢疾脑型或休克型基础上发展而来，病情危重，病死率高。

4. 混合型　上述两型或三型同时或先后出现，具有循环衰竭与呼吸衰竭的综合表现，是预后最凶险的一种，病死率高。

【辅助检查】

1. 大便常规检查　病初可正常，以后出现脓血黏液便，镜检有成堆脓细胞、红细胞和吞噬细胞。

2. 大便培养 可分离出志贺菌属痢疾杆菌。

3. 外周血象 白细胞总数可增高至（10～20）×10⁹/L，以中性粒细胞为主。

【诊断与鉴别诊断】

1. 诊断 中毒型痢疾以重度毒血症、休克、中毒性脑炎为主要症状，在菌痢流行季节，凡突然发热、惊厥而无其他症状的患者，均应考虑中毒型菌痢可能，应尽早用肛门拭子取标本或以盐水灌肠取粪便做涂片镜检和细菌培养，以明确诊断。

2. 鉴别诊断

（1）阿米巴痢疾：起病较缓，发热不高，少有毒血症，里急后重较轻，大便次数少，腹痛多在右侧（近端结肠和盲肠为主），大便色暗红，呈果酱样，有腐臭。镜检仅见少许白细胞，可找到阿米巴滋养体。乙状结肠镜检，黏膜大多正常，可有散在溃疡，易并发肝脓肿。

（2）急性坏死性肠炎：可有发热、谵语、昏迷、休克等症状，脐周或左中上腹痛为主，腹泻，血便，一般无黏液。大便检查示红细胞为主，白细胞少，培养无致病菌生长。

（3）流行性乙型脑炎：本病表现与中毒型菌痢中的脑型相似，由乙型脑炎病毒引起，临床表现为高热、惊厥、意识障碍等，很少出现休克。但菌痢发病更急，多在1天内出现，进展迅速，易并发休克，镜检及细菌培养可以区别。

（4）高热惊厥：多见于6个月～3岁小儿，常在体温突然升高时出现惊厥，抽搐时间短，止惊后一般情况好，无感染中毒的其他症状。一次病程多发生1次惊厥，大便常规正常。

【治疗】

病情凶险，必须及时抢救。

1. 抗感染 为迅速控制感染，通常选用两种痢疾杆菌敏感的抗生素静脉滴注，因近年来痢疾杆菌对氨苄青霉素、庆大霉素等耐药菌株日益增多，故可选用丁胺卡那霉素、头孢噻肟和头孢曲松钠等药物。待病情好转后改口服。

2. 控制高热与惊厥

（1）退热可用物理降温，温盐水灌肠，或酌加退热剂。

（2）躁动不安或反复惊厥者，采用冬眠疗法。氯丙嗪和异丙嗪1～2mg/kg，肌注，2～4小时可重复一次，共2～3次。必要时加苯巴比妥钠盐5mg/kg，肌注；或水合氯醛40～60mg/kg，灌肠；或安定0.3mg/kg，肌注或缓慢静推。

3. 循环衰竭的治疗

（1）扩充血容量，纠正酸中毒，维持水与电解质平衡。

（2）改善微循环：在充分扩容的基础上应用东莨菪碱、酚妥拉明、多巴胺或阿拉明等血管活性药物改善微循环。每天 1～2 次，疗程 3～5 天。纳洛酮能有效提高血压和心肌收缩力，剂量每次 0.01～0.02mg/kg，肌注或静注，必要时可重复使用。

4. 防治脑水肿与呼吸衰竭

（1）东莨菪碱或山莨菪碱的应用，既改善微循环，又有镇静作用。

（2）脱水剂：20% 甘露醇或 25% 山梨醇每次 1.0g/kg，4～6 小时一次，可与 50% 葡萄糖交替使用。

（3）地塞米松每次 0.5～1.0mg/kg，加入莫菲滴管中静滴，必要时 4～6 小时重复一次。

（4）吸氧 1～2L/min，慎用呼吸中枢兴奋剂。若出现呼吸衰竭应及早使用呼吸机。

【预防】

1. 搞好环境卫生，加强厕所及粪便管理。

2. 饭前便后洗手，不饮生水，不吃变质和腐烂食物，不吃被苍蝇沾过的食物。

3. 不要暴饮暴食，以免胃肠道抵抗力降低。

第八节　手足口病

📖 案例导入

患者，女，3 岁。其父代述病史：1 日前晨起发现患儿口中、手、足有多个散在斑丘疹、小疱疹，患儿进食困难，遂送来我院门诊就诊，患者自发病以来，无头晕，无恶心、呕吐等症状。精神、食欲尚可，大小便正常。预防接种及时。

体格检查：体温 37.2℃；脉搏 84 次/分；呼吸 23 次/分。手及足有多个散在斑丘疹、小疱疹，疱疹周围皮肤发红，发痒，疱内液体较少，其余皮肤及黏膜未见皮疹，浅表淋巴结未触及肿大。口腔两侧黏膜有大小不等 5 个小疱疹，基底部发红，咽部无充血，扁桃体无肿大，颈部软，气管居中，甲状腺无肿大。

辅助检查：血常规示血红蛋白 129g/L，白细胞 11.5×10^9/L，中性粒细胞 0.636，淋巴细胞 0.278。

思考题

1. 该患儿最可能的诊断是什么？

2. 该病的处理原则是什么？

·

手足口病又名夏季疱疹综合征，是以口腔黏膜溃疡及手、足、臀等处发生皮疹为主要特征的小儿传染病，多发于夏秋季，好发于学龄前儿童，大多数预后良好，少数病例可出现脑膜炎、脑炎、肺水肿、循环障碍等重症表现。

【病因及发病机制】

手足口病由肠道病毒引起。属于小 RNA 病毒，为单链 RNA。至少有 20 多种肠道病毒血清型能引起手足口病，我国以柯萨奇病毒 A 组 16 型（CoxA16）和肠道病毒 71 型（EV71）多见。该病毒对外界有较强的抵抗力，适合在湿热的环境中生存，对乙醚、来苏、氯仿等消毒剂不敏感，但对紫外线和干燥敏感，不耐强碱，高锰酸钾、漂白粉、甲醛、碘酒等能使其灭活。

人是唯一宿主，患者和隐性感染者均为本病的传染源。主要经粪 – 口或呼吸道飞沫传播，亦可经接触病人皮肤、黏膜疱疹液而感染。发病前数天，感染者咽部与粪便就可检出病毒，通常以发病后一周内传染性最强。在急性期，病人粪便排毒 3 ～ 5 周，咽部排毒 1 ～ 2 周。健康带毒者和轻型散发病例是流行间歇和流行期的主要传染源。病人粪便、疱疹液和呼吸道分泌物及其污染的手、毛巾、牙杯、玩具、食具、奶具、床上用品、内衣以及医疗器具等均可造成本病传播。人对肠道病毒普遍易感，显性感染和隐性感染后均可获得特异性免疫力。

病毒侵入人体后在局部黏膜或淋巴组织中增殖，由此进入血液循环导致病毒血症，并随血流播散至脑膜、脑、脊髓、心脏、皮肤、黏膜等组织继续复制，引发炎症性病变并出现相应的临床表现。

【临床表现】

本病的潜伏期多为 2 ～ 10 天，平均 3 ～ 5 天。急性起病，发热多先于发疹或与皮疹同时出现。皮疹多见于手掌、足跖和口腔，偶见于面部、胸背或臀部。口腔黏膜上的小水泡往往先于皮肤损害，直径为 1 ～ 3mm，数目多少不一，破裂后形成浅糜烂，自觉疼痛。手足皮疹开始为红色斑丘疹，或呈椭圆形灰白色小米粒至绿豆大小水泡，直径为 1 ～ 10mm，疱液清澈透明，周围可有炎性红晕，数目不多。多在一周内痊愈，预后良好，不留色素沉着。

出现脑膜炎、心肌炎等并发症时，有心悸、头痛、呕吐等症状表现。

【辅助检查】

1. 血液检查　白细胞总数偏低或正常，淋巴分类偏高。

2. 病原学检查

（1）病毒抗原及基因检测：咽拭子、呼吸道分泌物、疱疹液或粪便中 CoxA16、CoxA6 及 EV71 等肠道病毒特异性核酸阳性有诊断意义。

（2）特异性抗体检查：急性期与恢复期血清 CoxA16、CoxA6 及 EV71 等肠道病毒中和抗体有 4 倍以上的升高有诊断意义。

【诊断与鉴别诊断】

1. 诊断

（1）主要侵犯 5 岁以下的幼儿。

（2）口腔黏膜上的小水泡往往先于皮肤损害，直径为 1～3mm，数目多少不一，破裂后形成浅糜烂，自觉疼痛。

（3）手足皮疹开始为红色斑丘疹，很快变成小疱，直径为 1～10mm，疱液清澈透明，周围绕以红晕，数目不多。

（4）发病前有发热、全身不适、食欲不振等前驱症状。

（5）辅助检查示白细胞总数偏低或正常，淋巴细胞分类偏高。

2. 鉴别诊断

（1）水痘：由感染水痘病毒所致。疱疹较手足口病稍大，呈向心性分布，躯干、头面多，四肢少，疱壁薄，易破溃结痂，疱疹多呈椭圆形，且在同一时期、同一皮损区斑丘疹、疱疹、结痂并见为其特点。

（2）疱疹性咽峡炎：多见于 5 岁以下小儿，起病较急，常突发高热、口腔疼痛甚或拒食，病变在口腔后部，如扁桃体前部、软腭、悬雍垂等部位出现灰白色小疱疹，1～2 天内疱疹破溃形成溃疡，颌下淋巴结可肿大，但很少累及颊黏膜、舌、齿龈以及口腔以外部位皮肤，可供鉴别。

（3）丘疹性荨麻疹：皮疹分布在四肢及躯干，不累及口腔，皮疹为较硬的粟粒大丘疹，可有水疱，但触之较硬，皮疹反复出现，奇痒。

【治疗】

1. 对症治疗　高热者给予物理降温，必要时给予解热镇痛剂；烦躁不安者，给予异丙嗪每次 1mg/kg 肌注；皮肤瘙痒重者，给予炉甘石洗剂外涂；疱疹破溃时，涂以 2% 龙胆紫或冰硼散、锡类散等，每日数次；继发感染者，及时给予抗生素。口腔疱疹破溃者，用

1%～3%双氧水或2%碳酸氢钠溶液漱口，疼痛严重者，进食前可先涂2%地卡因或1%普鲁卡因溶液以止痛。重证患儿应加强支持疗法，适当补液，并补充B族维生素、维生素C。合并心肌炎者，按心肌炎治疗，合并脑炎者，参照乙脑救治。

2. 抗病毒药物 利巴韦林注射液每日10～15mg/kg，分2～3次口服或肌注。重证可予阿昔洛韦每日15～20mg/kg，静脉点滴，每日1次，连用3天。必要时，可延长用药。

【预防】

1. 加强本病流行病学监测，本病流行期间，勿带孩子去公共场所，发现疑似病人，应及时进行隔离。对密切接触者应隔离观察7～10天，给予板蓝根颗粒冲服；体弱者接触患儿后，可予丙种球蛋白肌注，以作被动免疫。

2. 注意个人卫生，养成饭前便后洗手的习惯。对被污染的日常用品、食具等应及时消毒处理，患儿粪便及其他排泄物可用3%漂白粉澄清液或84溶液浸泡，衣物置阳光下暴晒，室内经常通风换气。

3. 给予清淡无刺激、富含营养的流质或软食，温度适宜，多饮温开水。进食前后可用生理盐水或温开水漱口，清洁口腔，以减轻食物对口腔的刺激。

4. 注意保持皮肤清洁，对皮肤疱疹切勿抓挠，以防溃破感染。对已有破溃感染者，可用金黄散或青黛散麻油调后外敷患处，以收敛燥湿，助其痊愈。

第九节　流行性乙型脑炎

案例导入

患儿，男，4岁，于7月23日送达本院，入院时家长述患儿晨起自述头痛，高热不退，嗜睡，于中午开始呕吐，颈部发硬。

入院体温40℃，面色苍白无光泽，神志不清，时有惊厥，两侧瞳孔不等大，对光反射迟钝，呼吸深浅不均，节律不齐，听诊肺部有湿性啰音。1小时后患儿忽然一阵强烈抽搐，立即呼吸骤停，抢救无效死亡。抽取脑脊液呈微浊状，压力增高，白细胞总数增多。中性粒细胞略有增高。肉眼可见脑组织膨隆，血管充血。镜下可见血管扩张充血，其周有大量的淋巴细胞浸润，神经细胞部分出现变性和坏死，并可见部分区域有软化灶形成。

思考题

1. 该患儿最可能的诊断是什么？

2. 该病的处理原则是什么？

流行性乙型脑炎是由病毒引起的，以中枢神经系统病变为主的急性传染病，经蚊类媒介传播。临床表现为起病急骤，发展迅速，高热、意识障碍、惊厥、脑膜刺激征及其他神经系统症状。人群普遍易感，病人于隐性感染后可获得持久免疫力。患者多为 10 岁以下儿童，以 2 ～ 6 岁儿童发病率最高。

【病因及发病机制】

乙脑病毒属披盖病毒科中的黄病毒属，为 B 组虫媒病毒，具有较强的嗜神经性，对温度、乙醚、酸等都很敏感，能在乳鼠脑组织内传代，在鸡胚、猴、肾中可以生长并复制，适宜在蚊内繁殖的温度为 25 ～ 30℃。

流行性乙型脑炎是一种动物源性传染病，蚊子不仅仅是流行性乙型脑炎的主要传播媒介，并且还是病毒的长期储存宿主。在国内传播流行性乙型脑炎病毒的蚊种有库蚊、伊蚊和按蚊，其中三带喙库蚊是主要的传播媒介。人群普遍易感，患者或隐性感染后皆可获得持久免疫力。乙脑患者多为 10 岁以下的儿童，以 2 ～ 6 岁儿童发病率最高。约 90% 的病例发生在 7、8、9 三个月。近年由于儿童和青少年广泛接种乙脑疫苗，成人与老年人的发病率相对增加，但总的发病率仍有较大幅度下降。

病毒随蚊虫唾液进入人体，先在单核吞噬细胞系统中繁殖，随后形成病毒血症，之后的转归取决于病毒的数量、毒力以及人体免疫系统。免疫力强者迅速消除病毒血症，病毒无机会通过血脑屏障，形成隐性感染或轻型病例；免疫力弱，或者因高血压、脑寄生虫病等原因削弱血脑屏障，病毒容易侵入，形成显性感染。由于病毒经血流播散，若侵入血脑屏障则将引起广泛脑实质炎症。

【临床表现】

潜伏期 10 ～ 15 天。大多数患者症状较轻或呈无症状的隐性感染，少数出现中枢神经系统症状，表现为高热、意识障碍、惊厥等。典型病例的病程可分 4 个阶段。

1. 初热期 病程第 1 ～ 3 天，起病急，体温急剧上升至 39 ～ 40℃，头痛、嗜睡、呕吐，可有脑膜刺激征。

2. 极期 病程第 4 ～ 10 天，持续高热，意识障碍加深，由嗜睡、昏睡直至昏迷，或反射消失，肌张力增强，重症患者可出现全身抽搐、强直性痉挛或强直性瘫痪，少数也可软瘫。严重患者可因脑实质病变（尤其是脑干）、缺氧、脑水肿、脑疝、颅内高压、低血钠性脑病等病变而出现中枢性呼吸衰竭，表现为呼吸节律不规则、双吸气、叹息样呼吸、呼吸暂停、潮式呼吸和下颌呼吸等，最后呼吸停止。体检可发现脑膜刺激征、瞳孔对光反应迟钝、消失或瞳孔散大，腹壁及提睾反射消失，深反射亢进，病理性锥体束征可呈阳性。

3. 恢复期　一般 10 天后进入恢复期，体温渐降，神志渐清，多数患者逐渐康复。部分严重病例恢复较慢。

4. 后遗症期　少数重症病人在半年后仍留有神经精神症状等后遗症，主要有意识障碍、痴呆、失语及肢体瘫痪、癫痫等，如予积极治疗可有不同程度的恢复。

【辅助检查】

1. 血象　白细胞总数升高，中性粒细胞增至 80% 以上。

2. 脑脊液　无色透明，压力轻度增高，白细胞计数多，早期以中性粒细胞为主，蛋白质轻度增高，糖与氯化物正常。

3. 补体结合试验　病后 2～3 周内阳性；血凝抑制试验病后 5 天出现阳性，第 2 周达高峰。

【诊断与鉴别诊断】

1. 诊断

（1）有明显季节性，多见于 7～9 三个月内，南方稍早、北方稍迟。10 岁以下儿童发病率最高。

（2）临床表现：起病急，有高热、头痛、呕吐、嗜睡等表现。重症患者有昏迷、抽搐、吞咽困难、呛咳和呼吸衰竭等症状。体征有脑膜刺激征、浅反射消失、深反射亢进、强直性瘫痪等。

（3）结合辅助检查确诊。

2. 鉴别诊断　应与中毒型细菌性痢疾鉴别，中毒型细菌性痢疾起病急，突然高热、神昏、惊厥，肛门指诊或盐水灌肠检查大便可见脓血，培养可见痢疾杆菌。

【治疗】

1. 一般治疗　注意饮食和营养，给予足够水分，高热、昏迷、惊厥患者易失水，需补足量液体，成人一般每日 1500～2000mL，小儿每日 50～80mL/kg。但输液不宜多，以防脑水肿，加重病情。密切观察患儿的体温、呼吸、脉搏、血压、面色、瞳孔大小、意识状态等。

2. 对症治疗

（1）高热的处理：室温争取降至 30℃ 以下。对高温病人可采用物理降温或药物降温，使体温保持在 38 ～ 39℃（肛温）之间。避免用过量的退热药，以免因大量出汗而引起虚脱。

（2）惊厥的处理：可使用镇静止痉剂，如地西泮、苯妥英钠、水合氯醛、阿米妥钠等。根据发生惊厥的原因采取相应的措施：因脑水肿所致者，应以脱水药物治疗为主，可用 20% 甘露醇，在 20 ～ 30 分钟内静脉滴完，必要时 4 ～ 6 小时重复使用。可合用呋塞米、肾上腺皮质激素等，以防止应用脱水剂后的反跳；因呼吸道分泌物堵塞、换气困难致脑细胞缺氧者，则应给氧，保持呼吸道通畅，必要时行气管切开，加压呼吸；因高温所致者，应以降温为主。

（3）呼吸障碍和呼吸衰竭的处理：深昏迷病人喉部痰鸣音增多而影响呼吸时，可经口腔或鼻腔吸引分泌物、采用体位引流、雾化吸入等，以保持呼吸道通畅。因脑水肿、脑疝而致呼吸衰竭者，可给予脱水剂、肾上腺皮质激素等。因惊厥发生的屏气，可按惊厥处理。如因假性延髓麻痹或延脑麻痹而自主呼吸停止者，应立即做气管切开或插管，使用加压人工呼吸器。如自主呼吸存在，但呼吸浅弱者，可使用呼吸兴奋剂如山梗菜碱、尼可刹米、利他林、回苏林等（可交替使用）。

（4）循环衰竭的处理：因脑水肿、脑疝等脑部病变而引起的循环衰竭，表现为面色苍白、四肢冰凉、脉压小、中枢性呼吸衰竭，宜用脱水剂降低颅内压。如为心源性心力衰竭，则应加用强心药物，如西地兰等。如因高热、昏迷、失水过多造成血容量不足，致循环衰竭，则应以扩容为主。

（5）肾上腺皮质激素及其他治疗：肾上腺皮质激素有抗炎、退热、降低毛细血管通透性、保护血脑屏障、减轻脑水肿、抑制免疫复合物的形成、保护细胞溶酶体膜等作用，对重症和早期确诊的病人即可应用。待体温降至 38℃ 以下，持续 2 天即可逐渐减量，一般不宜超过 5 ～ 7 天。

【预防】

乙脑的预防应采取以防蚊、灭蚊及预防接种为主的综合措施。

1. 保持口腔卫生，及时清除咽喉分泌物，预防肺炎。

2. 如有抽搐，用包有纱布的压舌板放在患儿上下牙齿之间，防止舌咬伤。

3. 尿潴留者，可用手轻揉患儿下腹部以助排尿，必要时留置导尿管，但须严防感染。

4. 经常翻身并按摩受压部位，保持皮肤清洁干燥，预防褥疮。

5. 按计划接种乙脑疫苗。

复习思考

1. 简述麻疹、风疹、幼儿急疹、水痘、猩红热的皮疹特点。

2. 简述麻疹早期的诊断要点及典型临床表现。

3. 简述流行性腮腺炎腮腺肿大的特点。

4. 如何识别手足口病?

5. 中毒性菌痢的临床诊断要点有哪些?

6. 简述流行性乙型脑炎的临床表现。

扫一扫，知答案

扫一扫，看课件

第十四章

寄生虫病

【学习目标】

1. 掌握蛔虫病、蛲虫病的诊断及治疗。

2. 熟悉蛔虫病、蛲虫病的临床表现。

3. 了解蛔虫病、蛲虫病的病因及预防。

寄生虫病是小儿时期最常见的多发病，对小儿危害大，重者可致生长发育迟缓。人体寄生虫病对全球人类健康危害严重，广大发展中国家寄生虫病广泛流行；在经济发达的国家，寄生虫病也是公共卫生的重要问题。

第一节　蛔虫病

📚 案例导入

患者，女，12岁，以突发性哮喘为主诉就诊。其母述患儿多于白天出现呼吸短促、干咳，但夜间哮喘加重，甚至出现端坐呼吸。患儿皮肤上有时出现发痒性皮疹、风团，经过挠抓后成条索状隆起。两年前曾有过排虫史。体检：体温正常，两肺均闻及哮鸣音，X线见肺纹理增粗。血常规检查：嗜酸性粒细胞增加63%。痰液检查也发现有大量嗜酸性粒细胞。粪检中发现有某种寄生虫卵。

思考题

1. 本病例出现的临床症状和各类检查结果提示是哪种寄生虫感染最有可能？

2. 如何进一步确诊？

人蛔虫亦称似蚓线虫，简称蛔虫，成虫寄生于人体小肠，可引起蛔虫病，幼虫能在人体内移行引起内脏移行症或眼幼虫移行症。儿童特别是学龄前儿童感染率高。温暖、潮湿和卫生条件差的地区感染较普遍。农村感染率高于城市。

【病因及发病机制】

蛔虫是寄生人体肠道线虫中体型最大者，雌雄异体，形似蚯蚓，活虫略带粉红色或微黄色。成虫寄生于人体小肠，以肠内容物为食物，雌虫每天排卵可多达20万个，随粪便排出的蛔虫卵在适宜环境条件下5～10天发育成熟即具感染性。

蛔虫卵感染者或蛔虫病患者是本病的主要传染源，经口吞入感染性的蛔虫卵是主要的传播途径。蛔虫卵随粪便排出后，可污染土壤、蔬菜、瓜果等，小儿通过污染的手或生吃具有感染性虫卵的蔬菜、瓜果，均易受感染；蛔虫卵亦可随灰尘飞扬被吸至咽部而吞入。

虫卵被吞食后，幼虫破卵而出穿入肠壁通过门静脉系统循环而进入肺脏，穿破肺组织进入肺泡腔，沿支气管向上移行到气管又重新被吞咽。幼虫进入小肠逐步发育成熟为成虫。在移行过程中幼虫也可随血流到达其他器官，一般不发育为成虫，但可造成器官损害。蛔虫寄生于人体肠道，吸取营养，扰乱脾胃功能，从而出现不同程度的消化道症状，重者影响小儿的生长发育。蛔虫有扭结成团和钻孔的习性，若误入胆管、肝、胰腺、阑尾等邻近器官，可引起严重并发症，重则危及生命。

【临床表现】

1. 幼虫移行引起的症状

（1）蛔虫卵移行至肺脏使细支气管上皮细胞脱落、肺部出血而造成肺蛔虫病，表现为咳嗽、胸闷、血丝痰、血嗜酸性粒细胞增多，肺部体征不明显，X线胸片可见肺部点状、片状或絮状阴影，病灶易变或很快消失，称为蛔幼性肺炎或蛔虫性嗜酸性细胞性肺炎，即Loeffler综合征。症状1～2周消失。

（2）严重感染时，幼虫可侵入脑、肝、脾、肾、甲状腺和眼，引起相应的临床表现，如癫痫、肝大、腹痛等。

2. 成虫引起的症状 成虫寄生于空肠，以肠腔内半消化食物为食。临床表现为食欲不振或多食易饥，异食癖；最常见的症状是反复阵发性脐周腹痛或反复脐周隐痛。疼痛以脐或上腹部为主，可自行缓解，痛时喜按揉，可伴食欲减退或多食易饥、腹泻或便秘等消化功能紊乱的症状。大量而长期的蛔虫感染可引起消瘦、贫血、营养不良、生长发育延缓等；蛔虫的代谢产物或毒素刺激神经，可引起神志不宁、夜惊、磨牙、异食癖、烦躁、易怒等，重者可发生晕厥。虫体异性蛋白可引起荨麻疹、颜面浮肿、鼻及咽喉部瘙痒等过敏表现。

【并发症】

蛔虫有钻孔的习性，在人体不适（发热、胃肠病变等）或大量进食辛辣食物和服用驱虫药物剂量不当等因素刺激下，蛔虫钻入开口于肠壁的各种管道，不仅可引起胆道蛔虫症、蛔虫性肠梗阻，而且上窜阻塞气管、支气管造成窒息死亡，亦能钻入阑尾或胰管引起炎症。

1.胆道蛔虫症　以儿童及青壮年为多，女性较常见。诱因有高热、腹泻、妊娠、分娩等。是最常见的并发症，占严重合并症的64%，包括胆道大出血、肝脓肿、胆结石、胆囊破裂、胆汁性腹膜炎、肠穿孔等。成虫堵塞胆道的病例多发生在感染严重的儿童。临床表现起病急，右上腹偏中有剧烈阵发性绞痛，钻凿样感，患者辗转不安、恶心、呕吐，可吐出蛔虫。部分患儿可发生胆道感染，出现发热、黄疸、外周血白细胞数增高。

2.蛔虫性肠梗阻　大量感染成虫可因蛔虫团形成肠梗阻，或蛔虫毒素刺激肠壁引起痉挛所致。多见于10岁以下的儿童，又以2岁以下发病率最高。常为不完全性肠梗阻，起病急骤、脐周或右下腹阵发性剧痛、呕吐、腹胀、肠鸣亢进、可见肠型和蠕动波、可扪及条索状包块。腹部X线检查可见肠充气和液平面。

3.肠穿孔及腹膜炎　由于肠壁血循环障碍缺血、坏死而穿孔，发生腹膜炎，多继发于持续较久的蛔虫性肠梗阻或阑尾炎。表现为剧烈腹痛、明显的腹膜刺激症状，全身衰竭时可出现进行性腹胀。腹部X线检查见膈下游离气体。

【辅助检查】

1.病原学检查　粪便涂片法或盐水浮聚法可较容易查到虫卵。近年来常用改良加藤法。该法虫卵检出率较高。由于蛔虫产卵量大，采用直接涂片法，查一张涂片的检出率为80%左右，查3张涂片可达95%。对直接涂片阴性者，也可采用沉淀集卵法或饱和盐水浮聚法，检出效果更好。

2.血常规检查　幼虫移行时引起的异位蛔虫症及并发感染时，血液白细胞与嗜酸性粒细胞计数增多。

3.B超和逆行胰胆管造影　有助于异位蛔虫症的诊断。

【诊断】

根据临床症状和体征，有排蛔虫或呕吐蛔虫史，粪便查到蛔虫卵即可确诊。血中嗜酸性粒细胞计数增多，有助于诊断。厌食、腹痛、体重下降等应注意患蛔虫病的可能性。若出现上述并发症时，需与其他外科急腹症鉴别。

【治疗】

1. 驱虫治疗

（1）甲苯咪唑：是治疗蛔虫病的首选药物，为广谱驱虫药，能杀灭蛔、蛲、钩虫等，可抑制虫体对葡萄糖的摄入，进而导致 ATP 生成减少，使虫体无法生存，在杀灭幼虫、抑制虫卵发育方面亦起作用。＞2 岁驱蛔剂量为每次 100mg，每日 2 次，连服 3 天。本药副作用小，偶见胃肠不适、腹泻、呕吐、头痛、头昏、皮疹、发热等。

（2）枸橼酸哌嗪：安全有效的抗蛔虫和蛲虫药物，阻断虫体神经肌肉接头冲动传递，使虫体不能吸附在肠壁而随粪便排出体外，麻痹前不兴奋虫体，适用于有并发症的患儿。每日剂量 150mg/kg（最大剂量不超过 3g），睡前顿服，连服 2 日。本药毒性低，大量时偶有恶心、呕吐、腹痛、荨麻疹、震颤、共济失调等，肝肾功能不良及癫痫患儿禁用。在肠梗阻时，最好不用，以免引起虫体骚动。

（3）左旋咪唑：广谱驱肠虫药，可选择性抑制虫体肌肉中琥珀酸脱氢酶，抑制无氧代谢，减少能量产生，使虫体肌肉麻痹随粪便排出。口服吸收快，由肠道排泄，无蓄积中毒。驱蛔效果达 90%～100%，对钩虫、蛲虫也有效，同时也是一种免疫调节剂，可恢复细胞免疫功能。驱蛔虫每日剂量 2～3mg/kg，顿服。副作用有头痛、呕吐、恶心、腹痛，偶有白细胞减少、肝功损害、皮疹等，肝肾功能不良者慎用。

2. 并发症的治疗

（1）胆道蛔虫症：治疗原则为解痉止痛、驱虫、控制感染及纠正脱水、酸中毒及电解质紊乱。驱虫最好选用虫体肌肉麻痹驱虫药。内科治疗持久不缓解者，必要时可手术治疗。

（2）蛔虫性肠梗阻：不完全性肠梗阻可采用禁食、胃肠减压、输液、解痉、止痛等处理，疼痛缓解后给予驱虫治疗。完全性肠梗阻时应立即手术治疗。

（3）蛔虫性阑尾炎或腹膜炎：明确诊断后及早手术治疗。

【预防】

采取综合性措施，普及卫生知识，注意饮食卫生和个人卫生，做到饭前、便后洗手，不生食未洗净的蔬菜及瓜果，不饮生水，防止食入蛔虫卵，减少感染机会。最重要的是人粪便必须进行无害化处理后再当肥料使用和提供对污水处理的卫生设施才是长期预防蛔虫病的重要措施。

第二节　蛲虫病

蛲虫病是以引起肛门、会阴部瘙痒为特点的一种肠道寄生虫病。世界各地流行极广，我国南方、北方普遍流行，儿童感染率高于成人。尤其集体机构儿童感染率高。

【病因及发病机制】

蛲虫虫体细小如线头，长约1cm，呈乳白色，雌雄异体。成熟雌虫大都寄生在人体的盲肠、阑尾、结肠、直肠和回肠下段。交配后雄虫很快死亡，雌虫向肠腔下段移行，常在夜间小儿入睡后肛门括约肌松弛时，爬出肛门，在肛周、会阴部皮肤皱褶处边爬边产卵，每条产卵数千至万余，可引起该处奇痒。产卵后，雌虫多因干枯死亡，少数雌虫可由肛门蠕动移行返回肠腔。产出的虫卵大多在6小时内发育为感染性虫卵。小儿抓痒，手指和指甲沾染虫卵，经口吞入可引起自身再感染。感染性虫卵经口进入消化道，在胃或十二指肠内孵化出幼虫，幼虫在大肠内发育成熟。成虫寿命短，一般不超过2个月。在干燥环境中虫体自行破裂，或产卵时卵尽虫死。

蛲虫患者是唯一的传染源。感染性卵抵抗力强，在室内一般可存活3周，虫卵可散落在衣裤、被褥或玩具、食物上。主要传播途径为吸吮被虫卵污染的食物及手指，或吸入含虫卵的尘埃而感染。偶尔在肛周孵化的幼虫可再返爬回肛门入肠内发育为成虫而发生逆行感染。

【临床表现】

1.肛门周围或会阴部瘙痒　由蛲虫产生的毒性物质和机械刺激所产生，夜间尤甚，影响睡眠，小儿哭闹不安。局部皮肤可因瘙痒抓破后造成肛门周围皮肤脱落、充血、皮疹、湿疹，甚而诱发化脓性感染。

2.消化道症状　蛲虫钻入肠黏膜，以及在胃肠道内机械或化学性刺激可引起胃肠激惹现象，如食欲减退、恶心、呕吐、腹痛、腹泻等症状。

3.精神症状　由于寄生虫在体内排出的代谢产物，导致精神兴奋，失眠不安，小儿夜惊咬指等。小儿的异嗜症状，蛲虫病患者最为常见，如嗜食土块、煤渣、食盐等。

4.其他症状　由于蛲虫的异位寄生所引起，如：阴道炎、输卵管炎、子宫内膜炎等。也可侵入阑尾发生阑尾炎，甚至发生腹膜炎。

【辅助检查】

1.血常规检查　外周血白细胞、血红蛋白及血小板多无明显变化。

2. 粪便检查　粪便检查蛲虫卵的阳性率较低，直接涂片阳性率仅为 1%～2%，浓缩镜检阳性率为 5%。

3. 肛周检查成虫　因蛲虫有夜间爬出肛门外产卵的特性，故在儿童入睡后 1～3 小时内观察肛周皮肤皱襞、会阴等处可发现成虫或雌虫。

4. 肛周检查　可用棉签拭子或玻璃棒拭抹肛周皱襞污物镜检，一次检出虫卵为 50% 左右，三次检出率达 90% 以上。肛周查虫卵有下列几种方法：

（1）甘油棉拭涂片法：先将棉拭子置于消毒的生理盐水中备用。棉拭拧干后擦拭患者肛门周围，然后在滴 50% 甘油的载玻片上混匀并镜检。

（2）沉淀法：准备方法同前。将擦拭过肛周的棉拭子插入盛有生理盐水的试管中，充分振荡使虫卵洗入生理盐水中，沉淀后取沉渣镜检。

（3）棉拭漂浮法：准备方法同前。将擦拭过的棉拭子放入饱和生理盐水中，然后使虫卵漂浮再行镜检。

（4）胶黏拭法：把涂胶液的玻璃纸剪成小纸条，然后粘附于洁净的载玻片上备用。撕下玻璃纸条，将有胶的一面粘于患者肛周，再将玻璃纸取下仍粘回原玻片进行检查。

【诊断及鉴别诊断】

1. 诊断　主要依靠临床症状，并检出虫卵或成虫以确定诊断。因蛲虫一般不在肠内产卵，故粪便直接涂片法不易检出虫卵，必须从肛门周围皮肤皱襞处直接采集标本。可于每日凌晨用透明胶纸紧压肛周部位粘取虫卵，然后在显微镜下观察，很容易看到虫卵，有时需多次检查。

2. 鉴别诊断　蛲虫病肛门及会阴部瘙痒需与肛门湿疹相鉴别。肛门湿疹以肛门部有渗出、丘疹和瘙痒为主要症状，查不到蛲虫及虫卵。患者出现尿频、尿急等症时，需与尿路感染鉴别，检查尿常规及蛲虫卵即可区别。

【治疗】

1. 一般治疗　蛲虫的寿命一般为 20～30 天，如能避免重复感染，即使不治疗也能自行痊愈。患儿须穿满裆裤，防止手指接触肛门，每天早晨用肥皂温水清洗肛门周围皮肤。换下的内衣内裤应蒸煮或开水浸泡后日晒杀虫，连续 10 天。

2. 药物治疗

（1）噻嘧啶：为广谱高效驱虫药，可抑制虫体胆碱酯酶，阻断虫体神经肌肉接头冲动传递，麻痹虫体，安全排出体外。口服很少吸收，毒性极低。剂量为 10mg/kg（最大量 1g），睡前顿服。

（2）恩波吡维铵：剂量为 5mg/kg（最大量 0.25g），睡前顿服，药片不可咬碎。必要时可在 2 周后重复治疗。服药后 1 ～ 2 天粪便会染成红色。

（3）苄酚宁：剂量为 5mg/kg，睡前顿服（药片不可咬碎）。为了防止复发，间隔 14 日后再服一剂，疗效佳，副作用少，偶见恶心、呕吐反应。

3. 局部治疗　每晚睡前清洗会阴和肛周，涂擦蛲虫软膏（含百部浸膏 30%、龙胆紫 2%）杀虫止痒，或用噻嘧啶栓剂塞肛，连用 3 ～ 5 日。

【预防】

预防的原则是：治疗与预防同时进行，个人防治与集体防治同时进行。

1. 大力宣传蛲虫病的危害、感染的方式、预防和治疗的意义等。

2. 培养儿童良好的卫生习惯，饭前便后洗手，勤剪指甲，纠正吮手指习惯等。勤换洗内裤、被褥。集体儿童单位要严格分铺，床位间有一定的距离。

3. 婴幼儿尽早穿满裆裤，衣服、玩具、用具、食器定期消毒。

4. 对蛲虫病的预防强调应用综合性的防治措施，这样才可有效地防止再感染，达到消灭蛲虫病的目的。

复习思考

1. 简述蛔虫病的诊断和治疗方法。

2. 简述蛲虫病的临床表现及治疗。

扫一扫，知答案

扫一扫，看课件

第十五章

小儿急救

【学习目标】

1. 掌握心搏骤停、惊厥、感染性休克、心衰的临床表现、诊断和心肺复苏的流程。

2. 熟悉感染性休克、心衰的治疗。

3. 了解心搏骤停、惊厥、感染性休克、心衰的病因和发病机制。

第一节 小儿心肺复苏

案例导入

8岁男孩在游泳池内发生溺水，脸色苍白，呼叫没有反应，周围没有其他人可以帮忙。

思考题

你该如何对小男孩实施抢救？

心搏呼吸骤停是一种最危急和最严重的临床疾病状态，表现为呼吸、心搏停止，意识丧失或抽搐，脉搏消失，血压测不出。心肺复苏（cardiopulmonary resuscitation，CPR）是指在突然呼吸及循环功能停止时采取一系列急救措施，使生命得以维持的方法。是急救医学中重要而关键的抢救措施。

【病因及发病机制】

引起儿童心脏呼吸骤停的原因很多，主要分为疾病和意外伤害两类，其中意外伤害逐渐成为导致年长儿童的主要死亡原因。

1. 疾病因素

（1）呼吸系统：新生儿窒息、婴儿猝死综合征、早产儿并发症、气管异物、喉痉挛、严重肺炎及呼吸衰竭等。

（2）心血管系统：先天性心脏病、病毒性心肌炎或中毒性心肌炎、心律失常、阿斯综合征等。

（3）神经系统：颅脑损伤、脑水肿、脑疝等疾病的昏迷患者。

（4）医源性因素：心血管造影术、心导管检查、先天性心脏病手术过程中，由机械性刺激迷走神经过度兴奋引起心搏骤停。

2. 意外伤害　意外伤害包括溺水、交通事故、触电、药物或食品中毒、雷击等，应注意加强儿童安全知识的教育，防止意外事故的发生。

心搏骤停后，机体组织代谢并未立即停止，细胞仍在有限的时间内维持着微弱的生命活动。此时如能获得有效及时的抢救，仍有存活的可能。反之，随着组织器官内能量及氧的耗竭，细胞内环境破坏，蛋白质和细胞核变性，细胞核破裂，终至细胞坏死。

（1）缺氧与代谢性酸中毒：呼吸、心搏骤停时首先导致机体缺氧。严重缺氧时，心脏的正常传导受到抑制，引起心动过缓与心律紊乱。组织缺氧时的无氧糖酵解产生大量乳酸，从而引起代谢性酸中毒。酸中毒可直接减弱心肌收缩力，降低心室纤颤的电阈值，易发生心室纤颤停搏。心肌细胞无氧代谢可使 ATP 产生减少，能量不足，以至耗竭；钠泵运转障碍，使细胞内钠潴留，细胞外血钾增高，导致心肌细胞内水肿。当心肌缺血缺氧超过 3 ～ 10 分钟后，心肌即失去复苏的可能。

（2）二氧化碳潴留与呼吸性酸中毒：呼吸、心搏骤停后，体内二氧化碳（CO_2）潴留，可造成呼吸性酸中毒。CO_2 浓度增高可抑制窦房结和房室结的兴奋与传导，还可直接抑制心肌收缩力，引起心律紊乱，加重心肌损害。此外，还可引起脑血管的扩张和通透性的增加，造成脑水肿。CO_2 浓度持续过高可直接抑制呼吸中枢，造成 CO_2 麻醉。

（3）脑损伤：脑对缺氧最敏感。心搏停止 1 ～ 2 分钟，脑微循环的自动调节功能即丧失，4 ～ 6 分钟后脑细胞即发生不可逆性损害，即使复苏成功也多留有神经系统的后遗症。近年来发现脑细胞不可逆性损害，并非完全在心脏停搏、脑血流灌注停止时形成，而是与心复跳后相继发生的过度灌注及低灌注状态有关。后者与钙离子向细胞内转移，直接损伤脑、心肌细胞及钙离子进入小动脉周围引起血管痉挛有关。同时局部花生四烯酸增多，也是加重血管痉挛的因素，最终导致脑细胞损害渐趋加重，直至坏死。目前将上述脑循环的种种异常，统称为脑血流再灌注损伤。

【临床表现】

1. 突然昏迷　一般在心搏停跳 8 ～ 12 秒后出现，可有一过性抽搐。

2. 大动脉搏动消失　颈动脉、股动脉、肱动脉搏动消失，血压测不出。年幼儿可直接触摸心尖部以确定有无心跳。

3. 心音消失或心跳过缓　心音消失或年长儿心率低于 30 次 / 分，新生儿低于 60 次 / 分，初生新生儿低于 100 次 / 分，均需施行心脏按压。

4. 呼吸停止或严重呼吸困难　面色灰暗或紫绀，胸腹式呼吸运动消失，听诊无呼吸音。应注意呼吸过于浅弱、缓慢或呈倒吸气样时不能进行有效气体交换所造成的病理生理改变与呼吸停止相同。

5. 瞳孔扩大　心脏停搏 30 ～ 40 秒瞳孔开始扩大，对光反射消失。瞳孔大小可反映脑细胞功能受损的程度。

6. 心电图　表现为等电位线，电机械分离或心室颤动。

【诊断】

临床表现为突然昏迷，部分有一过性抽搐，呼吸停止，面色灰暗或发绀，瞳孔散大和对光反射消失。大动脉（颈、股动脉）搏动消失，听诊心音消失。如做心电图检查可见等电位线、电机械分离或心室颤动等。

当患儿突然出现昏迷及大血管搏动消失即可诊断心跳呼吸骤停。当紧急情况下不能在10 秒内判断大血管搏动是否消失时，不能反复触摸大动脉，防止延误抢救时间。

【儿童生存链】

1. 基本生命支持　包括一系列支持或恢复有效通气或循环的技能。任何一个受过训练的医务人员或非医务人员都可以进行基本生命支持。当心跳呼吸停止或怀疑停止时，应立即实行心肺复苏，同时需要迅速将患儿送到能给以高级生命支持的医疗机构。

2. 高级生命支持　为心肺复苏的第二阶段，需要有经验的医护人员参与，并且明确分工协调处理呼吸、胸外心脏按压、辅助药物应用、输液、监护和记录等。

3. 复苏后的处理　指为使复苏后的病人稳定而进行的治疗及护理。

【治疗】

一旦发生心跳呼吸骤停，应立即进行现场抢救，并且争分夺秒地进行，迅速和有效的CPR 对于自主循环恢复和避免复苏后神经系统后遗症至关重要。强调在 4 分钟内进行基本生命支持（黄金 4 分钟），8 分钟内进行高级生命支持。

1. 快速评估和启动医疗急救系统　先快速评估现场环境对抢救的安全性，患儿有无反应；如患儿无反应应立即同时检查呼吸（观察胸部起伏）、脉搏（触摸儿童颈动脉或股动脉，婴儿触摸肱动脉），并在 5～10 秒内做出判断；若无自主呼吸、无脉搏，应迅速实施心肺复苏，同时启动急救医疗服务系统。

2. 迅速实施心肺复苏　婴儿和儿童心肺复苏程序为 C-A-B 法，按照胸外按压（chest compressions，C）、开放气道（airway，A）、建立呼吸（breathing，B）三个步骤实施。

（1）胸外按压（chest compressions，C）

①指征：患儿无反应、无自主呼吸或仅有无效的喘息样呼吸时，无脉搏或婴儿心率 ＜ 60 次 / 分伴有灌注不良的体征，立即实施胸外按压。

②方法：患儿仰卧于硬板上，对新生儿或小婴儿按压时，可用一手托住患儿背部，将另一手两手指置于乳头线下一指处进行按压（图 15-1）；或两手掌及四手指托住两侧背部，双手大拇指按压（图 15-2）；对 1～8 岁儿童按压时，可用一只手固定患儿头部，以便通气；另一只手的手掌根部置于胸骨下半段（避开剑突），手掌根的长轴与胸骨的长轴一致（图 15-3）。对 ＞ 8 岁儿童按压时，可用双手按压，将一手掌根部交叉放在另一手背上，垂直按压胸骨下半部（图 15-4）；

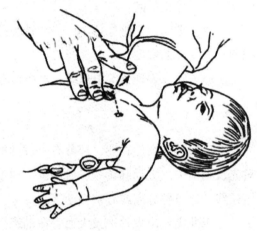

图 15-1　双指按压法（用于新生儿及小婴儿）

按压频率为 100～120 次 / 分，按压深度至少为胸廓前后径的 1/3（婴儿大约 4cm，儿童及青少年大约为 5cm）。保证每次按压后胸廓充分回弹，按压与放松时间一致，应尽量减少胸外按压的中断（＜ 10 秒），保持胸外按压的连续性。

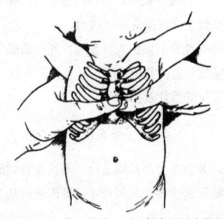

图 15-2　双拇指环抱法（用于新生儿及小婴儿）

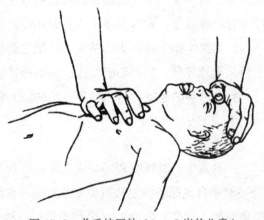

图 15-3　单手按压法（1～8 岁的儿童）

心脏按压时注意用力均匀、有规律进行，不能冲击式猛压，放松时手掌根部不能离开胸壁，但应使胸部充分松弛不承受压力，使血液顺利回到心脏。

心脏按压有效的指征为：可触及颈动脉或股动脉搏动，测得动脉收缩压＞60mmHg；原来扩大的瞳孔缩小，光反射恢复；口唇及甲床颜色转红；肌张力增强或有不自主运动；出现自主呼吸。

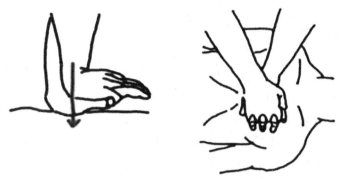

图 15-4　双手按压法（＞8 岁儿童）

（2）开放气道（airway，A）：首先清除气道内异物、分泌物，有条件时予以口、鼻等上气道吸引。开放气道采用仰头举颏（或仰头举颌），即一手置于前额使头部后仰，另一手的食指和中指置于下颌骨近下颏处或下颌处，抬起下颏（颌），使下颌尖与耳垂连线与地面垂直（图 15-5）。注意手指不要压迫患儿的颈前部、颏下组织，以防压迫气道，也不能使颈部过度伸展。当颈椎损伤完全不能运动时，通过提下颌来开通气道（图 15-6）。也可放置口咽导管，使口咽部处于开放状态。

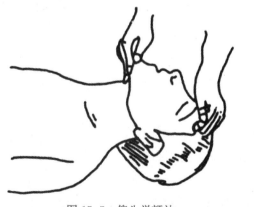

图 15-5　仰头举颏法

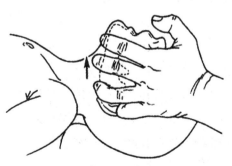

图 15-6　托颌法

（3）人工呼吸（breathing，B）

①口对口人工呼吸：此法适合于现场急救。在保持气道通畅后，操作者以置于患儿前

额的手，拇指与示指捏紧患者的鼻孔，深吸一口气后，如患儿是 1 岁以下婴儿，将嘴覆盖婴儿的鼻和嘴；如果是较大婴儿或儿童，用口唇紧贴并完全包住患儿的口唇做深而快的吹气，使患儿胸部上抬，然后停止吹气，放开鼻孔，让患儿自然呼气。吹气与排气的时间比为 1：2。人工呼吸频率在儿童为 18 ～ 20 次 / 分，婴儿可稍快。单人复苏时胸外心脏按压与人工呼吸的配合为 30：2，即胸外按压 30 次和开放气道后，给予 2 次有效的人工呼吸，而双人复苏时为 15：2。

对婴幼儿吹气不可过猛，以免致其肺泡破裂，产生纵隔气肿、皮下气肿、气胸等。如操作时间过长，术者极易疲劳，故应尽快使用简易呼吸器替代。

②球囊 – 面罩通气：在多数儿科急诊中，婴幼儿可用气囊面罩进行有效的通气。常用的气囊通气装置为自膨胀气囊，递送的氧浓度为 30% ～ 40%。气囊尾部可配贮氧装置，保证输送高浓度的氧气。带有贮氧装置的气囊可以提供 60% ～ 95% 浓度氧气。气囊常配有压力限制活瓣装置，压力水平在 35 ～ 40cmH$_2$O。将连接于复苏皮囊的面罩覆盖于患儿的口鼻，用中指、无名指、小指向面罩方向托住下颌，拇指、食指将面罩紧紧覆盖患儿的口鼻，在面罩通气时，应注意观察患儿胸廓起伏情况，以了解通气效果。

（4）除颤（defibrillation，D）：在有手动除颤仪或自动体外除颤器（automated external defibrillator，AED）的情况下，对目击的突发性心脏骤停或心电监护有室颤时，应尽早除颤；对院外发生的且未被目击的心脏骤停先给予 5 个周期心肺复苏，再用 AED 除颤。首剂 2J/kg，2 分钟后再评估心律，无效可加倍除颤剂量，最大不超过 10J/kg。除颤后应立即恢复进行心肺复苏，尽可能缩短除颤引起的胸外按压中断时间。

3. 迅速启动医疗急救系统 如果是双人实施心肺复苏，则一人实施心肺复苏，另一人迅速拨打"120"电话以启动医疗急救系统和获取 AED，如果只有 1 人实施心肺复苏，在实施 5 个周期（30：2 的胸外按压和人工呼吸）的心肺复苏后迅速启动医疗急救系统，并尽快恢复心肺复苏，直至患儿出现自主呼吸或医疗急救人员到达。

4. 高级生命支持 是在有效完成基础生命支持后及时转运到有条件的医疗急救中心，通过建立高级气道通气、血管输液通道、药物治疗、心电监护、复苏后的对症治疗等一系列措施，尽可能最大限度改善预后。

（1）高级气道通气：包括放置喉面罩通气道、口咽气道、鼻咽气道、气管插管等。

（2）吸氧：在未建立自主循环前，使用 100% 纯氧；建立自主呼吸后，逐步调整氧浓度，维持动脉氧饱和度 ≥ 94%。

（3）建立血管输液通道：应用药物、补充液体等必须建立血管通路，首选建立中央静脉通路，必要时可同时建立中心静脉和周围静脉通路。如在 90 秒内不能建立静脉通路，则应建立骨内通路，是能安全、快速建立，并且适用于任何年龄的一种给药途径。如骨内通路和静脉通路均未能建立，肾上腺素、阿托品、纳洛酮、利多卡因等可经气管内途径给药。

（4）药物治疗：大多数患儿，尤其是新生儿在呼吸道通畅，呼吸建立后心跳可恢复。如胸外心脏按压仍无效，可试用药物。在心跳骤停时，最好静脉内给药，但由于很难建立静脉通路，有些药物可在气管内给入，如阿托品、肾上腺素、利多卡因等。儿童气管内用药最佳剂量尚不肯定，气管内用药剂量应比静脉内用量大，才能达到同样的疗效。药物从骨髓腔注入能很好地被吸收，骨髓腔内注射与静脉内注射效果相同。

药物治疗主要是用于纠正休克、抗心律失常、维持水电解质和酸碱平衡以及复苏后稳定等。常用药物如下：

①肾上腺素：适用于各种类型的心脏停搏。静脉给药剂量为 0.01mg/kg（1：10000 溶液 0.1mL/kg），最大剂量 1mg；气管内给药剂量为 0.1mg/kg，最大剂量 2.5mg，必要时间隔 3～5 分钟可重复应用一次。

②碳酸氢钠：碳酸氢钠可促进 CO_2 生成，而 CO_2 比 HCO_3^- 更易通过细胞膜，可以引起短暂的细胞内酸中毒，从而导致心肌功能不全。鉴于这些潜在毒性，轻、中度酸中毒，特别是有通气不足存在时，不宜使用碳酸氢钠。改善通气和扩容一般可以解决酸中毒。碳酸氢钠首次剂量为 1mL/kg，可经静脉或骨髓腔给予。此后根据血生化或血气分析结果调整用量。

③阿托品：目前已不推荐作为心肺复苏的常规药物。主要适用于低灌注和低血压性心动过缓、预防气管插管引起的迷走神经性心动过缓、房室传导阻滞所引起的症状性心动过缓等。用法：每次 0.01～0.02mg/kg，静脉注射、骨髓腔内或气管内给药，最大剂量儿童不超过 1mg，青少年不超过 2mg，间隔 5 分钟可重复使用。

④葡萄糖：严重患儿应进行快速床边血糖检测。有低血糖时应立即注射葡萄糖，25% 葡萄糖液 2～4mL/kg，静脉注射。而出现一过性高血糖患儿，在心肺复苏期间用无糖液。

⑤钙剂：只适用于低钙血症、高钾血症、高镁血症、钙通道阻滞剂过量。剂量：10% 葡萄糖酸钙 100～200mg/kg（10% 葡萄糖酸钙 1～2mL/kg）或 10% 氯化钙 20mg/kg（10% 氯化钙 0.2mL/kg），单次最大剂量不超过 2g。

⑥纳络酮：用于阿片类药物过量。剂量：0.1mg/kg，静脉或气管内给药，最大剂量为 2mg。

⑦腺苷：对有症状性室上性心动过速的患儿有效，可抑制窦房结和房室结的活性。应在心电监护下用药，首次剂量为 0.1mg/kg，快速推注，最大剂量为 6mg；重复使用剂量为 0.2mg/kg，最大剂量为 12mg；然后快速滴注生理盐水。

⑧胺碘酮：可用于室性心动过速等多种心律失常。剂量：5mg/kg，静脉给药，可重复给药 2 次，单次最大剂量 300mg。

⑨利多卡因：当存在室颤时使用。剂量：负荷量 1mg/kg，维持剂量为 20～50μg/（kg·min），静脉给药。

（5）其他治疗

①改善心功能，纠正低血压：在补充血容量的基础上，选用血管活性药物，如酚妥拉明和多巴胺。多巴胺剂量为 $5 \sim 10\mu g/$（$kg \cdot min$），酚妥拉明剂量为 $2 \sim 6\mu g/$（$kg \cdot min$）加入 $5\% \sim 10\%$ 葡萄糖溶液 $50 \sim 100mL$ 中，静脉滴注，并根据病情随时注意调整滴速。

②缺氧性脑病的防治：脑完全缺血 $4 \sim 6$ 分钟可导致不可逆的损害，故应争分夺秒进行抢救。具体措施如下：

氧疗：可采用鼻导管、口罩或头罩给氧。鼻导管给氧流量为 $0.5 \sim 1L/min$；口罩给氧流量为 $2 \sim 3L/min$；头罩给氧流量为 $3 \sim 5L/min$。

人工冬眠疗法：病儿躁动不安，可加重缺氧及颅内压升高，可适当应用镇静剂，常用小剂量冬眠合剂或水合氯醛，前者剂量为每次 $1mg/kg$，后者剂量为每次 $30 \sim 40mg/kg$，禁用吗啡、哌替啶等抑制呼吸中枢的药物。

降低颅内压：常用甘露醇，剂量为每次 $0.5 \sim 1g/kg$，一般 $6 \sim 8$ 小时一次。

肾上腺皮质激素的应用：常用地塞米松，$0.5mg/$（$kg.d$）静滴，疗程一般不超过 $3 \sim 5$ 日。

促进脑细胞恢复：常用药物有细胞色素 C、ATP、辅酶 A 等。

③维持水电解质与酸碱平衡

体液供给：复苏病儿均存在水钠滞留，在供给其体液时，宜维持出入量略呈负平衡状态。

酸碱平衡：心肺复苏后，代谢性酸中毒尚未得到纠正时，应注意补充碱性液体。

电解质平衡：一般复苏后血钾偏高，可用 50% 葡萄糖 $1 \sim 2mL/kg$ 和普通胰岛素 $0.1U/kg$ 静脉滴注。若有高钠血症，补液宜用 1/5 或 1/6 张溶液。肾循环改善有尿后，应按尿量每 $1000mL$ 补充氯化钾 $1g$。

（5）防治感染：在缺氧昏迷和各种操作时，常合并肺炎、败血症等，应及时防治。

（6）积极治疗原发病：避免再次发生呼吸心跳骤停。

第二节　小儿惊厥

惊厥是多种原因引起的大脑神经元暂时性的功能紊乱，导致大脑皮层运动神经元异常放电所致的全身或局部骨骼肌突然发生阵挛或强直收缩，多数伴有意识障碍。惊厥是小儿时期常见的危急症状，5 岁以下小儿多见，年龄越小，发病率越高。

【病因及发病机制】

引起惊厥的原因很多，常分为感染性与非感染性两大类。

1. **感染性惊厥（热性惊厥）**

（1）颅内感染由细菌、病毒、真菌、寄生虫等引起的脑炎、脑膜炎、脑脓肿等。

（2）颅外感染包括因感染所致的高热惊厥和以中毒型菌痢、伤寒、百日咳、败血症、肺炎等为原发病的中毒性脑病。

2. **非感染性惊厥（无热惊厥）**

（1）颅内疾病：颅脑损伤（产伤、外伤、缺氧、窒息）、各种特发性癫痫、颅内占位性病变（如肿瘤、囊肿、颅内血肿）、颅内出血、先天发育畸形（如脑发育异常、脑退行性变）等。

（2）颅外疾病：①缺氧缺血性脑病：如分娩或生后窒息、溺水、心肺严重疾病等。②代谢性疾病：包括水电解质紊乱，重度脱水、水中毒、低血钙、低血镁、低血钠、高血钠和低血糖症均可引起惊厥。③肝肾功能衰竭和 Reye 综合征。④遗传代谢性疾病：常见如苯丙酮尿症、半乳糖血症等。⑤中毒：如灭鼠药、农药和中枢神经兴奋药中毒。

婴幼儿由于其大脑发育未成熟，皮质神经细胞分化不全，其分析鉴别及抑制功能较弱，加之神经髓鞘未完全形成，兴奋性冲动易于泛化。当各种刺激因素作用于神经系统时，引起大脑神经细胞突然大量异常放电而引起惊厥。

【临床表现】

惊厥为突然发生的全身性或局部肌群的强直性或痉挛性抽搐，常伴有不同程度的意识改变。发作大多在数秒钟或几分钟内自行停止，严重者可持续更长时间或反复发作。常见以下几种类型：

1. **典型惊厥** 发病急骤，患儿突然意识丧失，头向后仰，双手握拳，眼球固定上翻或凝视，双目发直，口吐白沫，牙关紧闭，全身骨骼肌不自主、持续地强直性收缩。严重者可有颈项强直，角弓反张，呼吸不规则，口唇青紫，二便失禁。发作时间可由数秒至数分钟不等，之后深呼吸，肌肉松弛，抽搐缓解，呼吸恢复，但不规则、浅促，继而转入嗜睡或昏迷状态，醒后可出现头痛、疲乏，对发作无记忆。

2. **不典型惊厥** 婴幼儿惊厥多不典型，常呈肢体和躯干的局限性运动性发作，表现为一侧肢体抽动，或面部肌肉抽搐，或手指、脚趾抽动，或眼球转动、阵颤或凝视，或屏气，发作持续时间不等，可数秒钟至数分钟。新生儿惊厥更不典型，表现为更细微的动作，发作时呈呼吸暂停，两眼凝视，眨眼或眼斜视等，还可有似游泳或踏自行车样的复杂动作，不易被发现。

3. **热性惊厥** 是小儿时期最常见的惊厥性疾病。发病年龄为 3 个月～5 岁，体温在 38℃以上时突然出现惊厥，排除颅内感染和其他导致惊厥的代谢性和器质性疾病，既往没有无热惊厥史，即可诊断为热性惊厥。临床可分为单纯型热性惊厥和复杂型热性惊厥两型。

（1）单纯型热性惊厥：又称典型热性惊厥，特点为：①多见于6个月～3岁小儿，6岁后少见，患儿往往体质较好；②病初于体温骤升期发生，常发生在＞39℃时；③发作呈全身性、时间短（＜15分钟）、次数少（1次热程发作＜2次）、恢复快；④发作前后无神经系统的异常症状和体征，热退2周后脑电图正常，预后良好；⑤可有热性惊厥家族史或既往发作史；⑥原发病以急性上呼吸道感染最常见。

（2）复杂型热性惊厥：特点为：①初发年龄＜6个月或＞6岁；②起初为高热惊厥，发作数次后，低热甚至无热时也可发生惊厥；③发作呈全身性或局灶性、持续时间长（＞15分钟），或反复多次发作（1次热程多次发作）；④发作前有神经系统的异常体征，热退2周后脑电图有异常波形，预后较差，转为癫痫的可能性为15%～30%。

4.惊厥持续状态 惊厥发作持续30分钟以上或两次发作间隙期意识不能完全恢复者，称惊厥持续状态。抽搐时间过长，可引起高热、脑缺氧性损害、脑水肿，甚至脑疝形成等。

【实验室检查】

1.血、尿、便常规检查 白细胞总数显著增高，中性粒细胞比例增高，提示细菌性感染；嗜酸性粒细胞显著增高，常提示脑型寄生虫病；大便镜检可诊断中毒性菌痢；尿常规可排除泌尿系感染。

2.血液生化检查 电解质紊乱时可见低钙血症、低钠血症、高钠血症、低镁血症。

3.脑脊液检查 患儿神萎、嗜睡，疑有颅内感染时应做脑脊液检查。高热惊厥与中毒性脑病时脑脊液常规正常，颅内感染时脑脊液化验大多异常。

4.影像学检查 癫痫在脑电图（EEG）上的表现为棘波、棘慢波和多棘慢波，以及阵发性高幅慢波。EEG对癫痫的诊断阳性率约为60%，对局限性脑病、脑瘤可定位、定侧。高热惊厥1周后检查有助于判断性质和预后。颅脑B超适用于前囟未闭的患儿，对脑室内出血、脑积水等诊断极为有用。CT、MRI检查对脑室大小、脑实质形态、各种颅内占位性病变及某些进行性神经系统疾病的诊断很有价值。

【诊断与鉴别诊断】

1.诊断 惊厥仅是一个症状，由多种原因所致，因此在急救的同时，应尽快找出病因，做出病因诊断。

（1）询问病史：应详细询问惊厥发作的细节情况，如发生年龄、季节、有无发热、意识状态、有无先兆、发作形式、持续时间、发生的具体时间、发作后的表现及伴随症状，还有惊厥家族史、药物及食物中毒史等，惊厥的治疗经历等。

（2）体格检查：应仔细做全面的体格检查，包括意识状态、生命体征（体温、脉搏、呼吸、血压、瞳孔）、囟门、颅缝、神经系统体征、脑膜刺激征、颅内高压征、眼底改变、皮肤异常色素或皮疹、感染灶（皮肤疖肿、外耳道分泌物、乳突压痛、肺部病灶）等。抽搐部位局限且恒定常有定位意义。

（3）实验室检查根据需要选择进行。

2. 鉴别诊断

（1）屏气发作：又称呼吸暂停症，多见于 6～18 个月的婴幼儿，一般在恐惧、发怒、剧痛时出现，哭喊时屏气、昏厥、意识丧失，持续 1～2 分钟恢复呼吸，脑电图正常。

（2）抽动症：临床表现为运动性抽动、发声性抽动、感觉性抽动和抽动 – 秽语综合征，约 50% 的患儿脑电图有非特异性改变，少数有异常放电，神经影像学检查无特异性表现。

【治疗】

1. 一般治疗　①保持安静，避免一切不必要的刺激；②保持呼吸道畅通，解开患儿衣领，及时清除口、鼻、咽喉分泌物和呕吐物，防止窒息或吸入性肺炎；③吸氧，以减少缺氧造成的脑损伤；④放置牙垫，用纱布包裹压舌板垫放在上、下磨牙之间，以防舌咬伤；⑤监测生命体征，及时发现病情变化，及早处置。

2. 控制惊厥

①地西泮（安定）：为惊厥的首选药物。每次 0.3～0.5mg/kg，年长儿最大剂量 ≤ 10mg、幼儿 ≤ 5mg、新生儿 ≤ 3mg，每分钟 1～2mg 快速静脉注射，5 分钟起效，作用时间短，15 分钟后可重复使用。应注意本药对呼吸、心跳的抑制作用。

②苯巴比妥：为新生儿惊厥的首选药物。首次量 10mg/kg，缓慢静脉或肌内注射，15 分钟内见效，止惊效果好，维持时间长，必要时可于 20～30 分钟后再给 10mg/kg，多于 12 小时后使用维持量 4～5mg/（kg·d）。应监测呼吸、血压、血气、脑电图。

③劳拉西泮：为惊厥持续状态的首选药物。每次 0.05～0.1mg/kg，最大剂量 ≤ 4mg，缓慢静脉注射，疗效更好，作用时间长，可间隔 15 分钟后重复 1～2 次。劳拉西泮降低血压及抑制呼吸的副作用较地西泮小。

④水合氯醛：10% 制剂每次 0.4～0.6mL/kg，用生理盐水稀释 1～2 倍后灌肠，本药作用较快，但持续时间较短，必要时 30 分钟重复 1 次。

⑤苯妥英钠：适用于惊厥持续状态经以上治疗无效时。首剂 15～20mg/kg 静脉注射，速度为每分钟 1mg/kg，最好有心电图监测。

3. 对症治疗

（1）高热：高热者可用退热药，也可物理降温，如用 25%～30% 酒精擦浴，或冷盐水灌肠，或浅表大血管部位（如颈旁、腋下、腹股沟等）冰袋冷敷。

（2）脑水肿：持续抽搐、视乳头水肿、瞳孔两侧不等大，提示脑水肿。可用地塞米松 $0.2 \sim 0.4mg/kg$，静注，每 6 小时 1 次。但对缺氧缺血性脑病引起者效果较差，应尽量避免应用。同时给予 20% 甘露醇 $0.5 \sim 1g/kg$，快速静滴，必要时 $4 \sim 6$ 小时再应用 1 次。若疗效不佳可同时选用呋塞米，以增强脱水效果。

（3）维持水和电解质平衡：惊厥患儿无严重体液丢失时，液体总量按 $60 \sim 80mL/$ $(kg \cdot d)$、钠 $1 \sim 2mmol/kg$、钾 $1.5mmol/kg$ 补充，使患儿保持轻度脱水及血钠正常偏低状态，以利于控制脑水肿。

4. 控制感染 感染性惊厥应选用抗生素。

5. 病因治疗 针对不同病因，给予相应治疗。

【预防】

凡遇到下列情况时，可考虑给予预防性抗惊厥药物：惊厥时间＞ 30 分钟；惊厥后 $1 \sim 2$ 周脑电图异常；家族中有癫痫史的热性惊厥患儿；1 年内热性惊厥发作＞ 5 次者。首选药物为苯巴比妥 $3 \sim 5mg/(kg \cdot d)$，分 2 次口服，或全日量睡前 1 次口服，疗程为 $1 \sim 2$ 年或最后 1 次惊厥后 1 年。

第三节　感染性休克

案例导入

患儿，女，8 个月，因"右小腿烫伤 10 天、发热 3 天"入院。患儿右小腿 10 天前被热水袋烫伤，在家自行外涂烫烧膏（具体药名不详），患儿 3 天前出现皮肤红肿，并出现发热，测体温在 $37 \sim 38℃$ 之间。

体检：体温 39.5℃，呼吸 45 次 / 分，脉搏 150 次 / 分。急性重病容，精神差，面色灰白，右小腿皮肤红肿、有黄色液体流出，皮肤花纹，四肢厥冷，双肺未闻及啰音。心律齐，心音低钝，未闻及杂音。腹软，无压痛及反跳痛，余检查无异常。

思考题

1. 该患儿最可能的诊断是什么？

2. 该病的治疗原则是什么？

感染性休克（septic shock）是在严重感染的基础上，由病原微生物及其产物引起急性循环障碍，导致有效循环血量减少、组织灌注不足而引起的一系列临床综合征。是儿科常见的危重症之一。感染性休克主要为分布异常性休克，在儿童常同时伴低血容量性休克。儿童感染性休克早期可以表现为血压正常，休克晚期呈难治性低血压。

【病因及发病机制】

1. 病因 多种病原微生物感染均可引起感染性休克，其中主要为细菌感染。细菌感染中尤以革兰阴性菌所致者最多见，占 1/3 ～ 1/2，如痢疾杆菌、脑膜炎球菌、大肠杆菌、绿脓杆菌、克雷白菌属等；其次为革兰阳性菌，如金黄色葡萄球菌、肺炎链球菌、溶血性链球菌等。小儿感染性休克常发生在中毒性痢疾、重症肺炎、流行性脑脊髓膜炎、败血症、急性坏死性肠炎等感染性疾病的过程中。

2. 发病机制 感染性休克的发病机制十分复杂，包括以下几方面：

（1）微循环障碍：致病性微生物进入人体后大量繁殖并释放毒素，血液中儿茶酚胺、血栓素 A_2（TXA_2）、肿瘤坏死因子（TNF）等物质增加，交感神经兴奋，全身小血管收缩，致使微循环灌流减少而致组织缺血缺氧，病情进一步发展，动静脉短路开放，缺血缺氧加重，血中乳酸过多而致酸中毒，此为缺血缺氧期；此时微静脉端呈痉挛状态，而微动脉舒张，出现微循环淤血，毛细血管通透性增高，大量血浆外渗，有效循环血量锐减，进入淤血缺氧期；至休克晚期，血液浓缩，流动减慢呈淤积状，红细胞破坏，血小板凝聚成微聚物而致弥漫性血管内凝血（DIC）。

（2）内源性炎性介质的作用：这些炎性介质包括自由基、蛋白酶、白细胞介素 –1（interleukin–1，IL–1）和肿瘤坏死因子。自由基可使细胞功能受损，中性粒细胞聚集，导致微血管损害，成为休克的发病基础；蛋白酶可使纤维连接蛋白的功能下降，凝血因子分解下降；白细胞介素可使血管内皮细胞产生前列环素（PGI_2）、血小板激活因子、纤溶酶原抑制因子，促使血小板黏附，引发 DIC；肿瘤坏死因子可增强内毒素的致死性，激活巨噬细胞产生 IL–1，加重休克。

（3）神经 – 体液调节障碍：休克时交感 – 肾上腺系统兴奋，血液中儿茶酚胺分泌增加，引起外周血管强烈收缩，心率增快，心肌耗氧量增加，肺泡通气量增加，中间介质如 5– 羟色胺、前列腺素、内啡呔增加均可引起血管扩张，加重休克。

【临床表现】

感染性休克临床可分为三期：

1. 休克早期（代偿期） 此期主要为脏器低灌注，主要表现为患儿表情淡漠、反应迟钝或烦躁不安，面色苍白、肢端凉，心率和呼吸加快，血压正常或偏低。实验室检查可出现高乳酸血症和低氧血症。

2. 休克中期（失代偿期） 此期主要为脏器低灌注进一步加重，出现低血压和酸中毒症状。患儿意识模糊，昏睡或昏迷，有时谵妄或惊厥，面色青灰，四肢厥冷，肛指温差＞6℃，唇、指（趾）端明显发绀，毛细血管再充盈时间＞3秒，呼吸心率明显增快，甚至出现呼吸节律不整，心音低钝，血压下降，脉压差改变，尿少，甚则无尿。此期可出现各脏器功能不全。

3. 休克晚期（不可逆期） 此期主要表现为血压明显下降，心音极度低钝，常合并多脏器功能衰竭，如心力衰竭、肺功能衰竭、急性脑水肿、急性肾衰竭、肝功能衰竭、弥漫性血管内凝血（DIC）等多脏器功能衰竭。常规抗休克治疗难以纠正。

【辅助检查】

1. 血、尿、便常规 血常规检查白细胞计数大多增高，在（10～30）×10⁹/L之间，中性粒细胞增多伴有核左移，提示细菌感染。尿常规检查可排除泌尿系统疾病。大便常规见到脓血或镜检见大量脓细胞、红细胞提示为中毒性痢疾。

2. 病原学检查 在应用抗菌药物前常规进行血液或其他体液、渗出液和脓液培养（包括厌氧菌培养），培养出致病菌后做药敏试验。

3. 尿常规和肾功能检查 发生肾衰竭时，尿比重较初期减低且固定在1.010左右，尿/血肌酐比值＞15，尿/血毫渗量之比＜1.5，尿钠排泄量＞40mmol/L。

4. 血清电解质、血清酶及血气分析 血钠多偏低，尿素氮及血钾增高应警惕急性肾衰竭；血清乳酸脱氢酶增高提示细胞缺氧或肝脏损害；二氧化碳结合力下降为代谢性酸中毒。

5. DIC的检查 发生DIC时，血小板计数进行性降低，凝血酶原时间及凝血活酶时间延长，纤维蛋白原减少、纤维蛋白分解产物增多、血浆鱼精蛋白副凝试验（3P试验）延长。

6. 其他 考虑为肺炎时应摄胸片，流行性脑脊髓膜炎时可作脑脊液检查。

【诊断】

诊断标准依据我国中华医学会儿科学会制定的儿童脓毒性休克（感染性休克）的诊治专家共识（2015版）。

1. 诊断 当患儿感染后出现以下6项表现中的3项即可确诊。

（1）心率、脉搏：外周动脉搏动细弱，心率、脉搏增快。

（2）皮肤改变：面色苍白或苍灰，唇周、指（趾）发绀、湿冷，大理石样花纹。如暖休克可表现为面色潮红、四肢温暖、皮肤干燥。

（3）毛细血管再充盈时间（CRT）延长≥ 3 秒（需除外环境温度影响），暖休克时CRT 可以正常。

（4）意识改变：早期烦躁不安或萎靡，表情淡漠。晚期意识模糊，甚至昏迷、惊厥。

（5）液体复苏后尿量仍＜ 0.5mL/（kg·h），持续至少 2 小时。

（6）乳酸性酸中毒（除外其他缺血缺氧及代谢因素等），动脉血乳酸＞ 2mmol/L。

2. 临床分型

（1）暖休克：患儿表现为轻度意识改变，尿量减少或代偿性酸中毒等，但面色潮红、四肢温暖、外周脉搏有力，毛细血管再充盈时间无明显延长，血压正常或减低。

（2）冷休克：患儿面色苍白或发绀，花斑纹，嗜睡，四肢冷湿，毛细血管再充盈时间延长，脉搏快、细弱，尿少，休克代偿期血压可正常，失代偿期血压降低。在儿科以冷休克多见。

表 15-1 暖休克与冷休克的临床特点

特征	暖休克	冷休克
毛细血管再充盈时间（s）	≤ 2	＞ 2
外周脉搏搏动	有力	减弱
皮肤花斑	无	有

3. 鉴别诊断

（1）低血容量性休克：大量出血、失水（如呕吐、腹泻、肠梗阻）、失血浆（如大面积烧伤）等使血容量突然大量减少所致。

（2）过敏性休克：由于机体对某些药物（如青霉素或生物制品）发生过敏反应所致。

（3）心源性休克：心脏搏血功能低下所致，常继发于急性心肌梗死、急性心包堵塞、严重心律失常、各种心肌炎和心肌病、急性肺源性心脏病等。

（4）神经源性休克：由外伤、剧痛、脑脊髓损伤、麻醉意外引起，因神经作用使外周血管扩张，有效血容量相对减少所致。

【治疗】

感染性休克的早期识别、及时诊断、及早治疗是改善预后、降低病死率的关键。

1. 液体复苏　感染性休克时，微循环障碍，血液淤滞在微循环内，毛细血管通透性增加使大量的血管内液体渗漏到组织间隙。血液分布异常，使有效循环血量急剧减少，心输出量明显下降。因此，不论患儿有无额外体液丢失，液体复苏都是重要治疗措施。在感染性休克早期，往往需大容量的液体复苏，每日的液体输入量远高于出量（即正平衡）。充分液体复苏是逆转病情、降低病死率最关键的措施。

（1）快速输液扩容阶段：首选生理盐水，首次给予20mL/kg于10～20分钟内静脉推注，然后评估患儿的外周循环和组织灌注的情况（心率、血压、脉搏、毛细血管充盈时间等）。如外周循环未改善，可继续给予每次10～20mL/kg，总量不超过40～60 mL/kg。在液体复苏期间严密监测患儿对容量的反应性，如出现肝大和肺部啰音（容量负荷过度）则停止液体复苏并利尿。第1小时输液不用含糖液，若有低血糖可用葡萄糖0.5～1 g/kg纠正。

（2）继续和维持输液：由于血液重新分配及毛细血管渗漏等，感染性休克的液体丢失和持续低血容量可能要持续数日。因此要继续和维持输液。继续输液用1/2～2/3张液体，可根据血电解质结果调整，6～8小时输液速度为5～10mL/（kg·h）。维持输液用1/3张液体，24小时内输液速度为2～4mL/（kg·h）。24小时后根据患儿情况调整。在此阶段需注意观察循环状态和输液量，随时调整输液方案。

（3）纠正酸中毒：在保证通气的前提下，根据血气分析结果，对严重酸中毒，应积极应用纠酸药物。一般用1.4%碳酸氢钠，计算公式为：碳酸氢钠mmol=-BE×0.3×体重（kg），以上剂量先用半量，剩余半量根据具体情况应用。

2. 血管活性药物　在液体复苏的基础上，血压仍低或灌注不足时可应用血管活性药物。用药原则是：小剂量、联合用、早停药。即要求在扩容、纠酸、强心、抗呼吸衰竭等措施下合用。

（1）肾上腺素：具有增强心肌收缩力，兴奋心脏传导系统，增加心肌供氧的作用。首次剂量：0.01mg/kg（1：10000溶液0.1mL/kg），静脉给药；气管内给药剂量为0.1mg/kg，必要时间隔3～5分钟可重复应用一次。

（2）多巴胺：具有扩张心、肾、脑血管，增强心肌收缩力，增加心排血量的作用，并可使外周阻力降低，改善内脏血管灌流，增加尿量。适用于血容量已补足，外周阻力高，心输出量仍低的患者。剂量为2～5μg/（kg·min）持续静脉泵注，最大不宜超过10μg/（kg·min）。

（3）去甲肾上腺素：暖休克或有多巴胺抵抗时首选。剂量：0.05～3μg/（kg·min）持续静脉泵注。但应注意对儿茶酚胺的反应个体差异大。

（4）山莨菪碱（654-2）：具有调节微循环舒缩紊乱的作用，既能解除儿茶酚胺所致的血管痉挛，又可对抗乙酰胆碱的扩血管作用。每次用量0.5～1mg/kg，静脉注射，每10～15分钟1次，待面色转红、四肢转温、血压回升后可逐渐减量，并延长给药间隔，静滴维持24小时。新生儿不主张应用。

3. 控制感染　根据药敏试验选择敏感抗生素，病原体未明确前选择高效广谱抗生素静脉用药。同时注意及时清除感染病灶。

4. **肾上腺皮质激素** 对液体复苏无效、儿茶酚胺（肾上腺素或去甲肾上腺素）抵抗型休克，或有暴发性紫癜、因慢性病接受肾上腺皮质激素治疗、垂体或肾上腺功能异常的感染性休克患儿应及时应用肾上腺皮质激素替代治疗，可用氢化可的松 3～5 mg/（kg·d），最大剂量可至 50 mg/（kg·d）静脉输注（短期应用）。也可应用甲泼尼龙 1～2 mg/（kg·d），分 2～3 次给予。一旦升压药停止应用，肾上腺皮质激素逐渐撤离。

5. **纠正凝血障碍** 早期用小剂量肝素 5～10μg/kg 静脉注射，每 6 小时一次。若已发生 DIC，按 DIC 治疗。

6. **其他治疗** 保证供氧和有效通气，必要时气管插管和机械通气；维持各脏器的功能和内环境的稳定；保证能量营养供给，注意监测血糖和电解质。

【疗效判断】

感染性休克治疗有效的标准是：毛细血管再充盈时间＜2 秒；外周及中央动脉搏动均正常；四肢温暖；意识状态良好；血压正常；尿量＞1mL/（kg·h）。

第四节　充血性心力衰竭

案例导入

患儿，男，10 个月，因"发热、咳嗽 4 天，加重伴呼吸急促 1 天"入院。患儿 4 天前受寒后发热伴咳嗽，在家服用"小儿止咳糖浆"和"泰诺林"，未见明显好转，今晨突然出现呼吸困难，面色青紫，急诊入院。体检：体温 39.1℃，呼吸 62 次/分，脉搏 182 次/分。

急性重病容，精神差，面色灰白，唇周发绀，鼻扇，三凹征（+），两肺满布湿啰音，肝肋下 3cm，质软，无压痛。心律齐，心音低钝，未闻及杂音。腹软，无压痛，余检查无异常。

思考题

1. 该患儿最可能的诊断是什么？

2. 该病的治疗原则是什么？

充血性心力衰竭（congestive heart failure）是由于各种病因引起心脏收缩和（或）舒张功能下降导致心输出量不足，不能满足全身组织代谢需要，导致脏器淤血等一系列病理生理改变。是儿童时期的危重症之一，如不及时诊断和处理，可危及患儿的生命。

【病因及发病机制】

1.心源性 心衰以1岁以内发病率最高，其中尤以先天性心脏病引起者最多见。心力衰竭也可继发于后天的心脏疾病，如病毒性或中毒性心肌炎、心肌病、川崎病等。儿童时期以风湿性心脏病所致多见。

2.肺源性 常见的有重症肺炎、毛细支气管炎、喘息性支气管炎、哮喘、支气管扩张等。

3.肾源性 急性肾炎、慢性肾炎与肾血管畸形等所致的高血压。

4.其他 严重贫血、甲亢、维生素B_1缺乏、大量输血、输液、电解质紊乱、缺氧等皆可引起心衰。

心力衰竭的发病机制十分复杂，许多问题尚不清楚。心衰不仅有血流动力学障碍，同时还有神经体液因素参与。心力衰竭的病理生理，最主要与心肌收缩力减弱，心脏前、后负荷加重，心脏搏出量减少及体循环压力升高有关。心衰早期，机体可通过加快心率、心肌肥厚和心脏扩大等以调整排血量，满足机体组织器官的需要，此期为心功能代偿期。若基本病因持续存在，即使通过代偿亦不能满足机体的需要，即出现心力衰竭，出现如静脉回流受阻、体内水分潴留、脏器淤血等心脏失去代偿功能的表现。

【临床表现】

1.婴幼儿 婴幼儿心衰常见症状为呼吸快速、表浅、频率快，可达50～100次/分，喂养困难，体重增长缓慢，烦躁多汗，哭声低弱，肺部可闻及湿啰音或哮鸣音，肝脏呈进行性增大，水肿首先见于颜面、眼睑等部位，严重时鼻唇三角区呈现青紫。

2.年长儿 心衰的临床表现与成人相似。主要表现为：

（1）心排血量不足：安静时心率增快，活动后气急、乏力、食欲减低、心率加快、呼吸浅快。心脏听诊除原有疾病产生的心脏杂音和异常心音外，常可听到心尖区第一心音低钝，可出现收缩期杂音和舒张期奔马律，甚至发生心源性休克和心搏骤停。

（2）肺循环淤血：呼吸急促，口周及指、趾端发绀，病情较重者可出现鼻翼扇动、三凹征、端坐呼吸，听诊肺底部满布湿啰音和哮鸣音，咯吐大量白色或粉红色泡沫样痰。

（3）体循环淤血：肝脏肿大或进行性增大。年长儿可诉肝区疼痛或压痛；颈静脉怒张、肝－颈静脉回流征阳性，年长儿此体征明显，婴幼儿由于颈部短，皮下脂肪多，不易显示；年长儿下垂性水肿是右心衰竭的重要体征，婴儿则因容量血管床相对较大故水肿不明显。但每天测体重均有增加，是体液潴留的客观指标。

【辅助检查】

1. X线检查 心影扩大，搏动弱，肺纹理增多，肺门或肺门附近阴影增加，肺部淤血。

2. 心电图检查 对心律失常和和心肌缺血引起的心衰有诊断价值，可指导洋地黄的用药治疗。

3. 超声心动图 可见心房、心室扩大，M 型超声心动图显示心室收缩时间延长、射血分数降低等。心脏舒张功能不全时，二维超声心动图对诊断和引起心力衰竭的病因判断有帮助。

【诊断】

临床表现是诊断心力衰竭的主要依据，但应注意患儿的症状、体征会因年龄的不同而有所不同，因此还需结合辅助检查和既往心脏病史等综合分析。

临床诊断依据如下：

1. 安静时心率加快，婴儿 >180 次 / 分，幼儿 >160 次 / 分，不能用发热或缺氧解释者。

2. 呼吸困难，青紫突然加重，安静时呼吸达 60 次 / 分以上。

3. 肝大达肋下 3cm 以上，或进行性增大，不能以横膈下移等原因解释者。

4. 心音明显低钝，或出现奔马律。

5. 突然烦躁不安，面色苍白或发灰，不能用原有疾病解释。

6. 尿少、下肢水肿，除外营养不良、肾炎、维生素 B_1 缺乏等原因所造成者。

上述前四项为临床诊断的主要依据，尚可根据其他表现和 1 ～ 2 项辅助检查综合分析。

【治疗】

1. 一般治疗

（1）休息：卧床休息可减轻心脏负担和减少心肌耗氧量，年长儿可取半卧位，小婴儿可抱起，使下肢下垂，减少静脉回流。

（2）镇静：对烦躁和哭闹的患儿，可适当应用镇静剂，但需警惕抑制呼吸。

（3）吸氧：有呼吸困难者应给予吸氧，采用 40% ～ 50% 氧气湿化后经鼻导管或面罩吸入。

（4）饮食：给予营养丰富、易于消化的食物，宜少量多餐。急性心力衰竭或严重浮肿者，应限制食盐及液体入量，大约每日钠盐应减少到 0.5g，每日液体入量为 50 ～ 60mL/kg。

2. 病因治疗 病因为先天性心脏畸形，应于适当时机手术根治；用抗生素控制感染性心内膜炎或其他部位的感染；输红细胞纠正严重贫血；应用抗心律失常药控制心律失常；心包引流缓解心包填塞；急性风湿性心脏炎或心包心肌炎患者，给予肾上腺皮质激素和抗风湿药治疗。纠正电解质紊乱和酸碱平衡失调。

3. 洋地黄类药物 应用洋地黄能增强心肌收缩力，减慢心率，减少心肌耗氧，改善心肌功能。小儿时期以急性心力衰竭常见，应选用快速洋地黄制剂，使迅速洋地黄化。首选地高辛，急救用毛花苷丙（西地兰）静注，但毒毛花苷 K 更方便，适用于基层，用法简单，一次静注即可达全效量。小儿常用剂量和用法见（表 15-2）。

表 15-2 洋地黄类药物的临床应用

洋地黄类制剂	给药方法	洋地黄化总量（mg/kg）	每日维持量	显效时间（分）	效力最大时间
地高辛	口服	＜ 2 岁 0.05～0.06　＞ 2 岁 0.03～0.05（总量不超过 1.5mg）	1/5 化量，分 2 次	120	4～8h
	静脉	口服量 1/2～2/3		10	1～2h
毛花苷丙（西地兰）	静脉	＜ 2 岁 0.03～0.04　＞ 2 岁 0.02～0.03	1/4 化量	10～30	1～2h

（1）洋地黄的用法：小儿心力衰竭大多急而重，故一般采用快速饱和量法，即首次给洋地黄化量的 1/2，余量分成两次，每隔 4～6 小时一次，多数患儿可于 8～12 小时内达到洋地黄化。通常从首次给药 24 小时后（或洋地黄化后 12 小时）给维持量，维持量为饱和量的 1/5～1/4。对轻度或慢性心力衰竭患儿，也可开始就采用地高辛每日维持量法，经 5～7 天以后缓慢洋地黄化。

（2）使用洋地黄的注意事项：①应用洋地黄药物治疗前必须询问患儿在 2 周内有无用过洋地黄类药物，如已经用药则应酌情减量，防止过量引起中毒；②各种病因引起的心肌炎患儿对洋地黄耐受性差，一般按常规剂量减去 1/3，且饱和时间不宜过快；③未成熟儿和 ＜2 周的新生儿因肝肾功能尚不完善，易引起中毒，洋地黄化剂量应减小，可按婴儿剂量的 1/3～1/2 计算；④钙剂对洋地黄有协同作用，应避免同时使用。⑤低钾血症可促使洋地黄中毒，应予注意。

（3）洋地黄毒性反应：小儿洋地黄中毒最常见的表现为心律失常，如室性早搏、房室传导阻滞等；其次为恶心、呕吐等胃肠道症状；而神经系统症状如嗜睡、头昏、色视等较少见。

洋地黄中毒时应立即停用洋地黄和利尿剂，同时补充钾盐。小剂量钾盐能控制洋地黄引起的室性早搏和阵发性心动过速，但肾功能不全及传导阻滞禁用静脉补钾。

（4）疗效判断：使用洋地黄类药物达到疗效的主要指标：①心率、呼吸减慢；②肝脏回缩，边缘变锐；③尿量增加，水肿消退或体重减轻；④食欲、精神好转。

4. 利尿剂　在应用一般治疗及洋地黄类药后心力衰竭仍未控制时，或对严重水肿、急性肺水肿的病例，应在使用洋地黄类药物的同时兼用快速利尿剂如呋塞米或依他尼酸，通过快速利尿作用，减少循环血量，减轻心脏前负荷。慢性心力衰竭一般联合使用噻嗪类与保钾利尿剂，如氢氯噻嗪和螺内酯，并采用间歇疗法，防止电解质紊乱。

5. 血管扩张剂　血管扩张剂通过扩张小动脉降低心脏后负荷，增加心搏出量，同时扩张静脉降低前负荷，缓解淤血症状，从而达到改善心功能，治疗心力衰竭的目的。常用药物有：①卡托普利（巯甲丙脯酸）：剂量为每日 0.4～0.5mg/kg，口服，分 2～4 次，首剂 0.5mg/kg，以后根据病情逐渐加量。②依那普利（苯脂丙脯酸）：剂量为每日 0.05～0.1mg/kg，一次口服。③硝普钠：剂量为每分钟 0.2μg/kg，以 5% 葡萄糖稀释后静脉滴注，以后每隔 5 分钟，可增加 0.1～0.2μg/kg，直到获得疗效或血压有所降低。最大剂量不超过每分钟 3～5μg/kg。如出现血压过低应立即停药。④酚妥拉明（苄胺唑啉）：剂量为每分钟 2～6μg/kg，以 5% 葡萄糖稀释后静滴。

6. 其他药物治疗　心衰伴有血压下降时可应用多巴胺，每分钟 5～10μg/kg，这有助于增加心排出量、提高血压而心率不一定明显增快。能量合剂及极化液、激素、大剂量维生素 C 等，可改善心肌代谢，作为辅助治疗。

7. 急性左心衰竭、肺水肿的处理　①镇静与吸氧：镇静首选吗啡每次 0.1mg/kg，皮下或肌肉注射，但休克、昏迷、呼吸衰竭者忌用。吸氧时，氧气应经过 50%～60% 的酒精过滤，以利消除肺泡内的泡沫，增加气体与肺泡壁的接触面积，从而改善气体交换。②减少回心血量：患儿应立即取半卧位或抱坐位，两腿下垂以减少静脉回心血量。严重者可采用束臂带同时束缚 3 个肢体，压力维持在收缩压与舒张压之间，每 15 分钟轮流将一个肢体的束臂带放松 15 分钟，换缚未束的肢体。③洋地黄类药物、利尿剂及 β-肾上腺能受体兴奋剂的应用。

复习思考

1. 简述心搏骤停的抢救步骤。
2. 小儿典型惊厥的表现是什么？
3. 简述感染性休克的诊断标准。
4. 如何诊断急性心力衰竭？

扫一扫，知答案

主要参考书目

[1] 卫生部医师资格考试委员会国家考试中心.医师资格考试大纲（临床执业助理医师）.北京：人民卫生出版社，2017.

[2] 唐建华.儿科学.第4版.北京：科学出版社，2017.

[3] 江载芳，申昆玲.诸福棠实用儿科学.第8版.北京：人民卫生出版社，2015.

[4] 刘奉.儿科学.北京：中国中医药出版社，2015.

[5] 金荣华.西医儿科学.北京：人民卫生出版社，2014.

[6] 王卫平.儿科学.第8版.北京：人民卫生出版社，2013.

[7] 王雪峰.中西医结合儿科学.北京：中国中医药出版社，2012.

[8] 吴力群.中西医结合儿科学.北京：科学出版社，2012.

[9] 陈忠英.儿科学.西安：第四军医大学出版社，2012.

[10] 汪受传，虞坚尔.中医儿科学.第9版.北京：中国中医药出版社，2012.

[11] 刘湘云，陈荣华，赵正言.儿童保健学.南京：江苏科学技术出版社，2011.

[12] 杨思源，陈树宝.小儿心脏病学.第4版.北京：人民卫生出版社，2011.

[13] 邵肖梅，叶鸿瑁，丘小汕.实用新生儿学.第4版.北京：人民卫生出版社，2011.

[14] 薛辛东.儿科学.第2版.北京：人民卫生出版社，2010.

[15] 陈沅.儿科症状鉴别诊断.上海：上海科学技术出版社，2005.

[16] 沈小明，王卫平.儿科学.第7版.北京：人民卫生出版社，2007.